杏 林 笔 录

——王素美学术思想及临证经验集

主审　王素美

主编　葛　菁　赵　娟　朱容容
　　　贾　茜　井杏雨　张　丹

山东大学出版社
SHANDONG UNIVERSITY PRESS
·济南·

图书在版编目(CIP)数据

杏林笔录:王素美学术思想及临证经验集 / 葛菁等
主编.—济南:山东大学出版社,2023.9
　　ISBN 978-7-5607-7948-5

　　Ⅰ.①杏… Ⅱ.①葛… Ⅲ.①中医学－临床医学－经
验－中国－现代　Ⅳ.①R249.7

中国国家版本馆 CIP 数据核字(2023)第 192395 号

策划编辑　徐　翔
责任编辑　蔡梦阳
封面设计　张　荔

杏林笔录
XINGLIN BILU

出版发行　山东大学出版社
社　　址　山东省济南市山大南路 20 号
邮政编码　250100
发行热线　(0531)88363008
经　　销　新华书店
印　　刷　济南新雅图印业有限公司
规　　格　720 毫米×1000 毫米　1/16
　　　　　13.25 印张　2 插页　240 千字
版　　次　2023 年 9 月第 1 版
印　　次　2023 年 9 月第 1 次印刷
定　　价　68.00 元

专家简介

王素美,泰安市中医医院内分泌诊疗中心主任,国家重点中医专科学科带头人,主任医师,山东中医药大学兼职教授,硕士研究生导师。山东省名中医药专家,山东省中医专科专病内分泌诊疗中心负责人,山东省第三批五级师承教育项目指导老师,中华中医药学会内科专业委员会常务委员,中华中医药学会糖尿病专业委员会委员,中国老年病学会中医委员会委员,山东中医药学会常务理事,山东省中医药学会糖尿病专业委员会副主任委员,山东省中西医结合学会糖尿病专业委员会副主任委员,山东省中医药学会内科专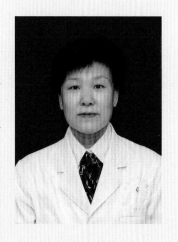业委员会副主任委员,山东省中西医结合学会内分泌委员会委员,泰安市中医药学会中西医结合内分泌专业委员会主任委员。临床上擅长内分泌疾病的中西医诊治,精通中医经典,具备扎实的中西医理论基础和深厚的功底,掌握内分泌专业的最新诊疗技术,对内分泌专业的危、急、重、疑难病症,运用中西医综合治疗,积累了丰富的临床经验。

王素美教授带领的泰安市中医医院内分泌诊疗中心是国家卫健委临床重点中医专科、国家中医药管理局重点中医专科、山东省名老中医药专家传承工作室、山东省内分泌专科专病区域诊疗中心、泰山国医工作站、泰安市劳模创新工作室、泰安市中医医院内分泌专科联盟牵头单位、山东省护理服务示范病房,是集医疗、教学、科研于一体的特色专科。科室始终坚持突出中医特色,设有重点专科研究室、重点专科检测室、重点专科中医特色治疗室、中医传承示教室、重点专科宣教室等,积极开展穴位注射、耳穴压豆、中药足浴、艾灸、督灸、眼部中药熏洗、拔罐、中药灌肠、耳穴综合疗法等中医适宜技术,结合现代医学诊疗模式,率先引进先进的胰岛素泵、动态血糖监测仪、快速血糖监测仪、血酮监测仪、糖化血红蛋白检测仪、尿微量蛋白检测仪、免散瞳眼底照相仪、多普勒诊断系统、肌电诱发电位仪、多普勒彩超、超声骨密度仪、红外红光治疗仪、空气波压力治疗仪、艾灸治疗仪、骨质疏松治疗仪、医用臭氧治疗仪等设备,在临床广泛应用,疗效显著。

王素美教授博采众长,融贯中西,继承创新,不断探索,一直致力于内分泌疾病的诊治与研究,擅长糖尿病及甲状腺疾病的治疗,特别是对糖尿病及其各种急慢性并发症(如糖尿病肾病、糖尿病性心脏病、糖尿病性脑血管病、糖尿病视网膜病变、糖尿病周围神经病变、糖尿病周围血管病变、糖尿病植物源性膀胱病变、糖尿病酮症等)、甲状腺疾病(如甲亢、甲减、甲状腺炎、桥本氏病等)、胰岛素抵抗综合征、痛风、高尿酸血症、肥胖症、面部色斑、痤疮、脱发、围绝经期综合征等疾病的治疗有着丰富的临床经验和独特的中医特色优势,取得了令人满意的临床疗效。王素美教授深入钻研中西医理论和中医经典,不断学习、掌握新知识、新理论和科技发展新动态。她始终秉承"大医精诚"理念,在临床上始终坚持"以传统中医辨证论治为核心,突出中医特色,中西医结合,做到中医精、西医通"的学术思想,对专业疾病的诊治深入研究、探索和总结,将传统中医病机与现代病理相结合,传统中药功效与现代药理相结合,走中西医结合之路,创立了一套特色疗法和思路。在医疗工作中,她以四诊八纲,理、法、方、药,辨证论治为指导,积极采用现代科学技术,不断提高诊治水平。根据多年来临床用药经验,充分利用泰山道地药材"泰山四宝"以益气养阴、滋肾清肝,研发了"通脉止渴胶囊""消渴降脂胶囊""平消益肾合剂"等自制制剂,广泛应用于临床,取得了显著疗效,从而控制和延缓了糖尿病并发症的发生和发展,使许多糖尿病患者得到了良好治疗和控制,甚至避免了失明、截肢、肾衰竭的风险,提高了患者的生存质量,收到了良好的社会效益。针对瘿病的治疗,她在辨证用药上始终顾护心肝脾肾,以平肝潜阳、镇惊安神、养心敛汗为主要治则,并将理气化痰散结活血法贯彻始终,创制了"龙骨小麦系列"协定处方,配合应用自制制剂"泰山散瘿膏"外敷,以内治外治相结合,整体治疗与局部治疗相结合,共达益气活血、化痰散结、标本兼治的目的。这些治疗减轻了西药的不良反应,弥补了单用西药治疗的不足,降低了疾病的复发率,提高了有效治愈率,形成了一套中医内分泌疾病诊疗新思路、新方法和特色诊治方案。

王素美教授科研成果突出,曾获山东省自然科学学术创新奖,山东省科技进步三等奖2项,山东省中医药科学技术进步二等奖1项,山东省保健科技协会科学技术进步奖二等奖1项,泰安市科技进步二等奖5项,泰安市科技进步三等奖6项;制定协定处方20余个,研制具有山东省批准文号的自制制剂4种;获得发明专利2项,取得了良好的社会效益;在国家级核心期刊发表专业论文60余篇,编著出版专著8部。

《杏林笔录——王素美学术思想及临证经验集》
编 委 会

主 审 王素美

主 编 葛 菁 赵 娟 朱容容 贾 茜
       井杏雨 张 丹

副主编 邱 娟 刘继新 高 珊 程伟荣
       吴延平 刘明娟 栾俊霞 赵 琳
       张春燕

编 委 （按姓氏笔画排序）

       马 帅 泰安市中医医院

       井杏雨 泰山护理职业学院

       孔玉洁 泰安市中医医院

       朱容容 泰安市中医医院

       刘 云 泰安市中医医院

       刘 营 泰安市中医医院

       刘 婵 泰安市中医医院

       刘玮璇 泰安市中医医院

       刘明娟 泰安市中医医院

       刘继新 泰安市中医医院

       刘舒悦 泰安市中医医院

安文秀 泰安市中医医院

李　娟 泰安市中医医院

李　燕 泰安市中医医院

李　璐 泰安市中医医院

李君泽 泰安市中医医院

李冠蓝 泰安市中医医院

吴延平 泰安市中医医院

邱　娟 泰安市中医医院

张　丹 泰安市中医医院

张　曼 泰安市中医医院

张春燕 泰安市中医医院

张瑞萍 泰安市中医医院

尚菲菲 泰安市中医医院

赵　娟 泰安市中医医院

赵　琳 泰安市中医医院

赵玉珍 泰安市中医医院

赵东方 泰安市中医医院

贾　茜 泰山护理职业学院

栾俊霞 泰安市中医医院

高　珊 泰安市中医医院

葛　菁 泰安市中医医院

董艳艳 泰安市中医医院

韩　敏 泰安市中医医院

程伟荣 泰安市中医医院

前　言

　　王素美，山东省名中医药专家，山东省第三批五级师承教育项目指导老师。多年来，王素美教授坚持走中西医结合之路，长期从事中医、中西医结合内分泌代谢性疾病的研究工作，广收博采，融汇中西，具有高深的理论造诣和精湛的医疗技术，在不断的学习钻研、临床实践中，积累了丰富的临证诊疗经验，发挥自己的优势，形成了自成一格的学术思想。根据此学术思想立方处方，临床应用效果佳，得到了患者的广泛认可。王素美教授还发表了很多高质量的学术论文，出版了许多专业论著，临床经验丰富，科研工作成绩突出。

　　王素美主任医师与中医结缘数十载，深知"悬壶济世、仁心仁术"之理，努力做好医门传薪以促进中医药的继承发展。近几年来，传承带徒，学术交流，把医门传薪视为自己的天职，把个人经验和学术思想毫无保留地传授给后辈。目前，王素美教授的临证经验和学术思想总结只见零散报道，尚未有全面系统的总结与整理。

　　《杏林笔录——王素美学术思想及临证经验集》是王素美教授团队跟随其数年来，学习和继承后整理、撰写而成，是团队学习心得及对王素美学术思想的理解和总结。本书立足于此，以王素美教授的实际案例为写作对象，通过回顾性整理、经验挖掘等方法对消渴病、消渴病痹症、消渴病肾病、瘿病、绝经前后诸症等从病因、病机到诊断，从辨证论治到特色疗法，进行系统整理分析，总结共性规律，思辨共识，分析其学术思想之个性特色及独特诊治经验、技术专长；归纳现代传承模式，总结学术创新规律并进一步推广、应用，加强中医药传承创新发展。

本书内容丰富，重点突出，融合了王教授多年积累的丰富临床经验。本书分为三章：第一章介绍中医的主要学术思想，第二章介绍归纳整理的专家个人学术思想，第三章介绍内分泌科主要相关疾病专家的临证经验及验案分析，全书合计 20 万余字。第三章在每一节末都列举了几则经典医案，点明临床中医诊治思维，可使更多中医临床工作者从中汲取经验，提高医疗诊断水平，更好地诊治疾病，造福广大患者。

本书适合内分泌相关专业人员，尤其是有中医学术背景之读者阅读。本书编者来自泰安市中医医院、泰山护理职业学院，在工作之余通力合作，搜集经典医案，系统整理王教授多年学术经验，多次组织学术研讨会，合力编著此书。由于水平所限，本书难免有诸多不足之处，望广大读者批评指正。

编 者

2023 年 9 月

杏林笔录

XINGLINBILU

王素美学术思想及临证经验集

目 录

第一章　中医学术思想 ⋯⋯⋯⋯⋯⋯⋯⋯⋯⋯⋯ 1

　　第一节　中医哲学观 ⋯⋯⋯⋯⋯⋯⋯⋯⋯⋯ 1

　　第二节　整体观 ⋯⋯⋯⋯⋯⋯⋯⋯⋯⋯ 11

　　第三节　辨证论治 ⋯⋯⋯⋯⋯⋯⋯⋯⋯⋯ 18

　　第四节　防治原则 ⋯⋯⋯⋯⋯⋯⋯⋯⋯⋯ 31

第二章　专家学术思想 ⋯⋯⋯⋯⋯⋯⋯⋯⋯⋯⋯ 42

　　第一节　久消必瘀,瘀血阻络 ⋯⋯⋯⋯⋯⋯⋯ 42

　　第二节　动补兼施,通补并行的辨证模式 ⋯⋯⋯⋯ 47

　　第三节　注重脏腑辨证,内治外治相结合 ⋯⋯⋯⋯ 51

　　第四节　顾护心肝脾肾 ⋯⋯⋯⋯⋯⋯⋯⋯⋯ 57

　　第五节　治未病理念 ⋯⋯⋯⋯⋯⋯⋯⋯⋯⋯ 61

第三章　临证经验及验案 ⋯⋯⋯⋯⋯⋯⋯⋯⋯⋯ 70

　　第一节　消渴病 ⋯⋯⋯⋯⋯⋯⋯⋯⋯⋯ 70

　　第二节　消渴病痹症 ⋯⋯⋯⋯⋯⋯⋯⋯⋯⋯ 82

　　第三节　消渴病肾病 ⋯⋯⋯⋯⋯⋯⋯⋯⋯⋯ 94

　　第四节　消渴病目病 ⋯⋯⋯⋯⋯⋯⋯⋯⋯ 108

　　第五节　瘿类病 ⋯⋯⋯⋯⋯⋯⋯⋯⋯⋯ 117

　　第六节　瘿病(亚急性甲状腺炎) ⋯⋯⋯⋯⋯⋯ 128

第七节　绝经前后诸证 ……………………………………… 135

第八节　痛　风 …………………………………………… 141

第九节　痤　疮 …………………………………………… 151

第十节　肥　胖 …………………………………………… 158

第十一节　不寐病 ………………………………………… 170

第十二节　骨　痿 ………………………………………… 179

第十三节　郁　病 ………………………………………… 187

第十四节　淋　证 ………………………………………… 196

参考文献 …………………………………………………… 204

第一章　中医学术思想

第一节　中医哲学观

　　源于易、儒、道、释合流形成的中医学,展现了中国式的世界观和方法论,是中国传统文化的重要组成部分,富有独特的东方哲理和时代特征。中医学立足于健康领域,对生命现象的理解与满足临床需要的独特指导思想显然不同于易、儒、道、释哲学,若仅仅只是简单延伸,没有对临床实践、诊疗模式、个体化经验的哲学思考和凝练,显然不足以体现中医学的本质特征。"大道之源""群经之首"的《周易》曰"与天地合其德,与日月合其明,与四时合其序";《庄子·齐物论》载"天地与我并生,而万物与我为一"。可见"天人合一"为中国哲学思想,易、儒、道、释等诸家各有阐述,非中医学所独有。

　　人类自古以来对事物的认识,均始于物而归于物,物之静态为"物",动态为"事",统称为"事物"。物分无形与有形,中国古代哲学用"阴、阳""无、有"代之。阴象征无形之物,阳象征有形之物;无指代无形之物,有指代有形之物。《易》哲学基本术语用阴、阳代之,老庄论"道"哲学基本术语用有、无代之。

　　自然科学是关于物质运动规律的理论知识体系。哲学是关于世界观的学说,是人们对整个世界(自然、社会和思维)根本观点的体系。任何一门自然科学的形成和发展都离不开哲学,必然受哲学思想的支配和制约,特别是在古代社会,哲学与自然科学尚未彻底分开之时,显得尤为密切。中医学属于古代自然科学范畴,其理论体系始终没有脱离古代自然哲学。中医学以中国古代朴素的唯物论和自发的辩证法思想,即气一元论、阴阳五行学说构建其理论体系。哲学既是世界观,又是方法论,气一元论和阴阳五行学说不仅为中医学提供了朴素的唯物辩证的自然观和生命观,还确立了中医学的整体的研究方法,使中医学以联系的、发展的、全面的观点去认识自然、认识生命,借以阐明人与自然、生命本质、健康与疾病等。中医学运用哲学的概念和范畴去观察事物,借以阐明中医学中的一系列问题,并贯穿于中医学理论体系的各个方面,使之成为中医理论体系的重要组成部分。这些哲学概念和范畴通过中医学的诊疗实践,得到了探索、验证和深化,从而又丰富和发展了中国古代哲学理论。中医学虽然来自长期的经验积累,但并没有像其他经验科学一样被科学实验方法所淘汰,其根本原因在于中医学理论充满了朴素的唯物论和自发的辩证法思想,具有深刻的哲学渊源。

一、中医学与哲学的关系

哲学是自然、社会和思维知识的概括和总结,又是指导各门具体科学的世界观和方法论,中医学和中国古代哲学关系十分密切。恩格斯在《自然辩证法》中说过:"不管自然科学家们采取什么样的态度,他们总还是在哲学的支配之下。"[①]中医学就是在中国古代哲学思想,即朴素的唯物论和自发的辩证法观点指导下,遵循辩证逻辑,对大量感性直观经验加以整理概括,并且经过世代临床实践检验而形成的一门独具特色的东方医学科学。不同的时代有着不同的哲学表现形态。19世纪40年代,在欧洲无产阶级革命斗争蓬勃兴起的岁月中,产生了一种崭新的世界观,这就是由马克思、恩格斯共同创立的辩证唯物主义和历史唯物主义,即马克思主义哲学。它集中体现了迄今为止整个人类思想的精华,第一次真正科学地揭示了客观世界的发展规律,而且为各门科学的突飞猛进发展提供了进一步研究的出发点和供这种研究使用的方法。中国古代朴素唯物主义和自发辩证法思想虽然对中医学的发展起了积极的促进作用,但是,由于时代的限制和对于自然的认识还处于一个很低级的阶段,人们在观察和分析事物时,就常常"用理想的、幻想的联系来代替尚未知道的现实的联系,用臆想来补充缺少的事实,用纯粹的想象来填补现实的空白"[②]。

古代五行学说认为,宇宙万物是由水、火、木、金、土五种物质元素构成的,并且认为这五种元素不仅具有相互滋生、相互制约的关系,而且处于不断运动、变化之中,故称为"五行"。阴阳学说认为,宇宙间的任何事物都包含着阴阳相互对立的两个方面,由于阴阳两方面的运动变化,推动着万物的发展变化。中医学运用阴阳、五行学说来说明人体的组织结构、生理功能、疾病的发生发展规律,并指导临床诊断和治疗,以及疾病的预防和养生保健

---

① 恩格斯.自然辩证法[M].北京:人民卫生出版社,2015.
② 恩格斯.路德维希·费尔巴哈和德国古典哲学的终结[M].北京:人民出版社,2018.

杏林笔录
XINGLINBILU
王素美学术思想及临证经验集

2

等。在古代哲学的指导下,中医学迅速发展。从《黄帝内经》到《伤寒杂病论》,逐步形成了中医以整体观和辩证论治为核心的理论体系,并使阴阳学说和五行学说在中医学中得到了进一步的发展。中医学的理论体系产生以后,又使得哲学从中医学的特殊规律中吸取了丰富的材料,加以正确地概括和总结,充实了哲学库藏。例如,《素问·阴阳应象大论》指出的"阴阳者,天地之道也,万物之纲纪,变化之父母,生杀之本始,神明之府也"等丰富的唯物主义观点和辩证法思想给哲学的发展提供了科学依据。哲学如果离开了中医学及其他科学,就成了一个空架子,中医学的进步推动着哲学的发展,二者相辅相成,相互促进。

科学与哲学有着不可分割的联系,是普遍的、必然的。在这一点上,东方和西方、过去和现在皆如此,其中道理无须多述。而且,古代西方与东方一样,也曾有过哲学与原始科学混融在一起的时期。但是后来,西方的各门具体科学陆续从哲学的母体中分离出去,成为了独立的知识系统,从此与哲学划清了学科界限,在理论和概念上不再纠缠不清。应当说,中国古代的哲学与科学也走过从混融到逐步分离的过程。至迟到西周,中医学已成为独立的知识系统。但是中医学至今仍保留着阴阳、五行、气而与哲学相贯,这一点与西医和西方科学很不相同。有人据此认为,中医学始终没有摆脱古代的朴素性,仍然停留在前科学的阶段,中医学要现代化,要成为科学,就必须与哲学彻底分离,甩掉那些哲学范畴。这种主张看上去很有道理,但仔细分析起来,却是一概以西方学术为标准而忽略了中医学和中国哲学的特点。粗略地说,中国哲学是自然整体哲学,中医学是自然整体医学。中国哲学和中医学所坚持的整体是完全的、最高的整体,是自然演生的(即时间的)整体,故特称为自然整体(西医构建的是合成-空间整体)。这样的整体有一个重要特性,就是全息。意思是,整体的每一局部都含有整体的全部性质。基于这种观点,中国哲学和中医学认为人是一个小宇宙,人身上的基本特性与生出人的天地宇宙有对应关系,可以相互参照。关于这一点,张介宾说:"人身小天地,真无一毫之相间矣。今夫天地之理具乎易,而身心之理独不具乎易乎?矧天地之易,外易也;身心之易,内易也……医之为道,身心之易也,医而不易,其何以行之哉?"(《类经附翼·医易义》)易指《周易》之易,即变易及变易之理。天地之易与身心之易有一致性,所以可以也应当运用天地之易来行医道。

天人相与、医易相通,并不是由于中医学和中国哲学朴素、幼稚,而是因为它们建立在自然整体观的基础之上,是自然整体观引出的结果。如果不是建立在自然整体观的基础之上,其哲学之理与具体科学之理也不可能如此相通。自然生成的整体观强调整体决定局部,部分由整体生出,因而主张从整体看局部,又称"以大观小"。这样做,就是把事物放在自然整体的联系之中加以观察,从而能够揭示事物内外的自然整体关系。为了全面彻底地贯彻这一原则,揭示事物(包括人)与天地万物的整体联系,说明事物内外如何受到外部大环境的决定和影响,就必须运用一些自然整体性哲学的范畴居高临下地来考察事物。阴阳五行理论对事物进行整体归类,就体现了从自然整体看局部的原则。应当看到,阴阳五行一类的自然整体哲学范畴,概括的是天地整体,所以具有极大的普遍性,但它们与西方哲学范畴不同。它们不是抽象范畴,而是意象范畴。它们的功能不在于代表某种严格固定的高度抽象的共性,而是以某种具体的动态性能为标准,为某类事物规定了一个范围。凡具有该种具体的动态性能的事物,以其自身之全部归属于那一类。

　　基于此,阴阳五行一类的整体性哲学范畴不仅适用于天地大宇宙,也适用于人身小宇宙。由于它们所规定的是某种具体的动态性能,所以无论将其应用于天地大宇宙还是人身小宇宙,都能说明一定的具体关系。而且,由于是整体划分和归类,凡具有该种具体的动态性能的事物就以其自身之全部归属于那一类。因此,被归属的那些具体事物的特殊性自然也都被容纳到该范畴之中。这样,就使得阴阳五行一类的哲学范畴具有了两重性:一方面,它们能概括天地万物,具有极大的普遍性,因而无愧为哲学范畴;另一方面,当它们被运用于具体事物时,又能有所适应而容纳和显示该种具体事物的特殊关系,成为关于该种具体事物之知识体系的组成部分。正因如此,通过这些范畴,可以将那些具体事物与天地整体联系起来,从而实现对事物完全的、自然的整体观察。西方高度抽象的哲学范畴当然也可以应用于具体事物。但是这种范畴无论应用到什么地方,都只代表一种严格固定的、内容极为空疏的抽象共性,而不涉及具体事物的特殊性,所以不能说明实际事物的任何具体特性和具体规律。这正是西方哲学与具体科学各自独立、分离的表现。由上可见,自古以来,中医学与中国哲学之间特殊紧密的关系并不是缺点,而是自然整体医学的特点。长远未来的中医学肯定会有大的发展、突破和变革,阴阳五行等也可能被新的理论代替,但是中医学与未来的自然整体哲学保持特殊紧密的相互渗透关系,这一点不会改变。如果改变了,中医学就不再是自然整体医学了。

杏林笔录
XINGLINBILU
王素美学术思想及临证经验集

二、中医哲学理论精髓

中医学从产生一直发展到现在,之所以没有消失在历史的长河中,尤其是未被西医学吞并,关键是它本身有许多独特的精髓部分,有着西医学及其他学科根本没有的宝贵特色和思维方法。

(一)阴阳学说

阴阳学说原本是中国哲学中对自然界任一事物、任一现象对立双方进行的相对属性的分类方法,应用于医学就是对人体解剖、生理、病理、药性等的研究对象,进行的对立双方属性之概括,如脏与腑、气与血、表与里、寒与热、酸与碱、兴奋与抑制、正与负、合成与分解等。可见,它的这种分类方法具有非常广泛的适用性,但又是相对的、可变换的。因此,这很符合人们对事物或机体特定属性的简单认识,很符合辩证唯物主义矛盾的对立统一规律。因而,在中国的古代,它便是人们认识科学、建造学科体系的主要理论学说。所以说,"阴阳者,天地之道也,万物之纲纪,变化之父母,生杀之本始……"(《黄帝内经·素问》)自然界中任何事物不仅都可以概括为相互对立、相互联系、相互依存的阴和阳两类,而且其阴阳之中仍有阴阳可分,故说:"阴阳者,数之可十,推之可百,数之可千,推之可万……"(《黄帝内经·素问》)人的身体之所以能进行正常的生命活动,就是阴与阳相互为用、相互消长,取得平衡统一的结果,如果失去平衡,即形成疾病。"阴盛则阳病,阳盛则阴病""重阴必阳,重阳必阴""阴损及阳,阳损及阴""阳胜则热,阴胜则寒,阳虚则寒,阴虚则热"(《黄帝内经·素问》)。另外,在诊断治疗上,中医学一般也是按色、脉、症之性质"先别阴阳",详分"八纲",再配以五行、脏腑及药物之色、味、效之性质,全方面、多角度地进行阴阳、气血、正邪、寒热(或酸碱、正负)等相对属性的辨别与调理。可见,无论是宏观还是微观,中医还是西医,阴阳的概念及理论都具有一定的适用性和科学性。

(二)气化学说

气化学说的含意是说"气是不断地运动和变化着的物质,万物之内皆有气",这是我国古人在没有任何先进仪器和设备来认识事物内部活动规律及原因的情况下,对自然界万事万物的内部及外表、功能与代谢、物质与结构、形态与颜色之本质特征进行总体上的模糊认识与概括。气是运动着的物质实体,"其细无内,其大无外"(《管子·内业》)。一切事物都是由气运动变化而生,又由气的运动变化而灭,这种现象或规律又称为"气化"。所以说,气化运动也是人体生命活动的基本特征,气既是维持机体生命活动的物质基础，也是维持人体生命活动之代谢方式和功能方式的具体表现形式。在中医学上，气便成为对人体各系统、脏器、细胞的各种功能与代谢活动本质进行的哲学概括与分类认识方法，如宗气、卫气、元气、正气、肺气、肾气……可见，气既代表着人体的各种物质，又代表着人体的各种由物质而产生的功能，是二者的综合性概念。因为，一切物质必定都有其各自多种不同形式的功能，各种功能必定都有其产生的基础物质。因此，物质与功能也是对立统一的矛盾整体，不能离开物质形态去谈功能，更不能抛开功能状况去说物质；物质与功能的总和，便是中医的气化。因此，自然界中所有物体内部及人体内部组织结构的物质与功能、物质与物质、功能与功能之间的相互转化运动，便都是气化运动，而运动变化是自然界的一大普遍规律，这又完全符合辩证唯物主义的"运动是绝对的"这一科学论断。因此，气化学说也是中医学正确、客观、辩证地认识人体生命活动的各种规律，发现病理原因，指导临床调节机体之气化平衡，达到治疗疾病的目的的重要理论。气化的理论及其过程和机制，是中医学理论中称绝之处，在辩证论治时，临床每能据食气化精、形能转化、营卫水气循环和升降出入之理，创造出新奇的治法来。"升降出入，无器不有"，"升降出入"也就是气的基本运动形式，所以，气和气的升降出入活动，就是人体生理、病理代谢活动的抽象总结。不管是中医学还是西医学，它对人体各种物质的各种代谢及各种功能活动的认识应当是一致的。现代中医学应当更深入、更具体地揭示出各脏腑、细胞、系统的生理和病理的各种物质、各种代谢、各种功能间的相互关系、活动方式等，从而探讨各种气和气化运动的本质特征。这样，可以既简单又深入，既准确又全面地认识人体各种功能与代谢活动规律。可见，这里说的气，并非通常所说的气体的气。因此，这一名词很容易产生歧义，应当变更为物能学说，以利于中医学在世界范围内的推广。

（三）其他精髓

中医之所以流传了千百年，其根本原因便是其能在临床上直接发挥治疗作用，并有奇特疗效的中草药起作用。且不管古人说它是寒是热，是酸是苦的正确与否，关键是它能治愈疾病，这是事实。尤其是许多有确切疗效而广为流传的经典方和秘验方，值得我们积极地保护开发，因为它们能促进人们对相应疾病病理和药理的认识与创新。此外，还有针灸学及其理论，就是医学与中国古代历法及地理等学科相互融合形成的子午流注和五运六气等理论，这又是中医学的一大发明创造。目前，水针、火针、电针、磁针及小针刀都在临床上广泛应用，并取得了独特而神奇的临床疗效。还有五行学说

杏林笔录
XINGLINBILU
王素美学术思想及临证经验集

利用生克制化原理,阐述机体各脏腑间相互关系和普遍联系的规律,在中医生理、病机、药性、治则等许多方面都得到广泛应用。还有全息藏象理论,它极大丰富了中医及针灸学的诊断和治疗理论与方法,揭示了生物体的统一性,不仅可以解释针刺麻醉的机理,发现新穴位,而且在方法论上提出了局部反映整体和整体最优的特性,它对以还原论为特征的西医学,对现代生物学乃至于自然科学都有所启发,如全息胚理论、全息生物学等。还有临床治疗方法的理论性经验,如"善补阳者,必于阴中求阳……善补阴者,必于阳中求阴……"(《新方八略引》),"治风先治血,血行风自灭"(《医宗必读》),"腰以上肿,当发其汗;腰以下肿,当利小便"(《金匮要略》)等,都体现和隐含了一定医理与哲理的深刻理论与密切联系。还有系统化、条理化的思维方法,天人相应之整体观念,辨证论治和"治未病"的思想等。

三、哲学视角中医与西医思维方式的比较

中医源于中华文化,西医源于西方文化。尽管共同致力于治疗疾病、康复身心,但是,由于哲学思想不同、基础理论不同,两者分属不同体系。

(一)中医重合,系统论思维

西医认识问题是从宏观到微观,最终局限于某个部位、某一节点乃至某一元素。中医认识问题是从微观到宏观,越来越大,最终上升到全局层面、整个系统。中医重"合",整合是其根本。合起来看,越合越活,合到最后融为一体,逼近真实世界。这是因为,事物之间普遍联系,它们之间相互依存相互制约,构成一个系统。在解决问题上,其必然是放在一个大系统中考量:上病下治,下病上治;内病外治,外病内治。根据中医理论,眼睛有病治肝,耳朵有病治肾,鼻咽有病治肺,口腔有病治脾。更多情形,则是在更大系统中求解,包括人的自身和谐、人与社会和谐、人与自然和谐。

西医在方法上是解剖的、实验的、实证的、统计的、微观的,在联系上注重有形联系。中医在方法上是整体的、经验的、实践的、人文的、宏观的,在联系上既注重有形联系,更注重无形联系,并将有形联系和无形联系贯通起来思考,它更适合多系统、多因素、复杂性情景。

西医重"分",在人才培养上注重专才、专科,在组织形态上是集成化的医院。中医重"合",在人才培养上注重通才、全科,在组织形态上是个体化的诊所。中医根据系统论、整体观来开方配伍,此即"君臣佐使"。根据中医理论,君药起主治作用,臣药起辅助作用,佐药起帮衬作用,使药起引导作用。因此,所谓单方是不成立的,一般采用复方治疗。

（二）中医为人本体医学，以人为本

根据医学理论，作为病原体，一是指微生物，包括病毒、衣原体、立克次体、支原体、细菌、螺旋体和真菌等；二是指寄生虫，包括原虫和蠕虫等。中医可增强免疫力、抵抗力，以不变应对万变。根据中医理论，中医治病针对的主要不是病毒而是人体，即通过增强人体的免疫力、抵抗力，让其调动内源性能量跟病毒做斗争，最终依靠人体自身战胜疾病；强调功夫下在平常，固本扶正，身心调节，恢复阴阳平衡。因此，中医在本质上不是疾病之学而是生命之学，维护生命，保护生命，提升生命。

（三）中医辨证论治

西医依赖仪器检测，根据"症状"制定治疗方案。中医依赖医者研判，有主观成分，根据"证型"制定治疗方案。这里，医者研判，凭借四诊八纲。"四诊"是指望、闻、问、切，"八纲"是指阴阳、表里、寒热、虚实。根据中医理论，相同疾病，先分虚实。体质强者、正气强者，在治疗中以祛病为主；体质弱者、正气弱者，在治疗中以扶正为主。中医认为，相同疾病可能出现不同证型，不同疾病可能出现相同证型，在治疗时需要采取同病异治、异病同治的方法。根据中医理论，感冒分为风寒、风热、暑湿等，尽管症状相同，但是证型不同，需要采取不同方法治疗；心律失常与闭经看上去是两种疾病，但若证型都是血瘀，则可采用同一方法治疗。面对疾病黑箱，西医基于输入思维，输入因素不同，治疗方法也就不同。因此，西医以变应变。面对疾病黑箱，中医基于输出思维，不管是什么因素输入，输入因素有多少种，最终人体肯定是有反应的。通过四诊八纲，这些人体反应可辨识为证型，不同证型在中医中都有成熟的治疗方法，即有许多方剂组合与之应对，此即中医"模糊的药到病除"。这里，中医绕开具体而复杂的病因探索，而以辨识证型为主，即可以简驭繁。

（四）中医为和谐式治疗

西医把治疗关系定格为对抗关系，采取手术、放疗、化疗三大疗法。中医文化用一个字来概括就是"和"。根据中医理论，一个人健康的最高标准就是和谐，包括人的自身和谐，即形神合一；人与社会和谐，即人我合一；人与自然和谐，即天人合一。中医在治病时关注的是患者的阴阳、表里、寒热、虚实等诸种关系，通过治疗使得这些关系恢复平衡。因此，中医是"中和"医学，即把阴阳关系调成平衡状态，"正安邪自去，邪去正乃安"，不良反应小。根据中医理论，在治疗中必须把保护患者机体放在首位，把"阴阳平衡"作为

杏林笔录
XINGLINBILU
王素美学术思想及临证经验集

总的治病原则。

（五）中医重养，自组织管理

西医奉行的是外在干预占主导的治疗观，在管理学上称为"他组织管理"。中医奉行的是内在调节占主导的治疗观，在管理学上称为"自组织管理"。

中医治疗，就是利用人体"小宇宙"的原理，将外来的介入式干预转变成人体的自助式调节，启动人体自应急、自防御、自修复、自痊愈的功能，让人体发挥出自组织的最大抗病能力和修复能力，从自身内部来攻破疾病，恢复机体正常运行。需要指出的是，越来越多的西医认同人体是一个自组织，通过依靠人体自身的力量，60%～70%的疾病能够自愈。

中医认为治病"三分治七分养"，药食同源，"谷肉果菜，食尽养之"。就养而言，问题的关键是增强患者的免疫力、抵抗力，具体有三个方面。一是养身，增强体质层面的免疫力、抵抗力，鼓励患者多摄入以补充营养和能量，待免疫力、抵抗力提高后，熬死病毒。二是养心，增强精神层面的免疫力、抵抗力，患者心态阳光，通达乐观，求生欲强。三是养心养身互动，引导精神层面的正能量向体质层面传导，以心治身；同时，防止心病传导身病、身病传导心病。这样一来，不是医生把病毒祛除了，而是通过医生的指导和辅助，患者自身开启的免疫力、抵抗力把病毒打败了，最终得以康复。

（六）中医治未病，前管理思维

西医源于应对传染病，在本质上是治已病的。中医源于应对所有病，在本质上是治未病的。不治已病治未病，不治已乱治未乱，这是中医的至高精髓。中医治未病理论有三个层次，即未病先防、既病防变、愈后防复。预防胜于治疗，避免问题的"低低手"胜于解决问题的"高高手"。这里，西医重在如何给人治病，中医重在如何让人不病。现代西医提倡预防医学，但是注重外部防御，如无菌、消毒。传统中医注重内在体质，其源头是增强免疫力、抵抗力，就是以不变应对万变，成本最低，成效最高。由此看来，中医实质上是以康养为中心，把重心由医院内转向医院外，医院成为辅助机构。

（七）中医：仁心，人文精神

中医把人放在首位，注重心理治疗，医生和患者交融，首先治心，更加注重人文关怀。美国亚特兰大疾病控制中心发现，90%的疾病都和精神压力有关。病由心想，病由心生；病在身，根在心。心治好了，病就没了。医者仁心，以心治心。根据中医理论，作为医生，必须把患者的病痛看作自己的病痛,拥有慈悲之心、同理之心,医德为大,德才兼备。作为患者,如果崇敬医生、相信医生,把自己的正念力和正能量投注到医生身上,一般都能痊愈;反之,如果不信任医生、抵触医生,不断发出负念力和负能量,就算医生再用心,都可能会无济于事。

需要指出的是,西医靠仪器、化验、解剖,讲究精确化,属于"白箱"思维。中医靠体悟、直觉、观察,模糊化,属于"黑箱"思维。广义地讲,中医融入了文化、艺术、教育、体育、美学、美食、太极、气功、娱乐、旅游等,进行综合治疗。

(八)中医:天人合一

中医治病,除依靠医生、患者力量外,还要借助自然力量,因时而宜、因地而宜、因人而宜,此即"三因制宜"。例如,寒者热之,热者寒之;用寒远寒,用热远热。人力,包括医生力量与患者力量,指的是人的主观努力;天力,包括时间能量、空间能量,指的是自然客观规律。若想尽快治愈疾病,既要依靠人力,更要依靠天力。人力加持天力,人道加持天道,此即"天人合一"。也就是说,人体运行状态要与自然节律一致。物质层面,日出而作,日落而息;春种夏长,秋收冬藏。精神层面,与天地合其德,与日月合其明;厚德载物,上善若水。根据中医理论,中医不仅将人体自身视为一个有机整体,即小周天;而且将人体与天地之间也视为一个有机整体,即大周天。不仅小周天要形成良性循环,大周天也要形成良性循环。

天人合一,其根本为:宇宙是大人体,人体是小宇宙。宇宙的每一处在人体中都有对应之点,宇宙和人体在本质上是相通的。根据中医理论,一年四季,人体四肢与之相对应;一年十二个月,一天十二个时辰,人体十二经络与之相应;一周七天,人体七窍与之相应;天有五行,人有五脏与之相应;天有六气,人有六腑与之相应。天有道,人亦有道,人道需要契合天道、顺应天道。可见,天地日月星辰的运动规律就是人体生理变化的时间节律。

(九)西医中医相互趋近,优势互补,大道相同,殊途同归

中医道的层面(哲学思想基础理论)从未改变,术的层面(看病技术方法用药)一直在变。中医在技术层面上在向西医趋近,如中药在有效成分、作用机制、活性测度上的定量化、精准化,中药在现代化、数字化、规范化、标准化上在向西医学习。西医在理念层面上向中医趋近,如西医在由疾病医学转向健康医学、治病医学转向预防(防病)医学、治疗医学转向康复医学、技术医学转向人文医学、专科医学转向全科医学。现代医学最新前沿,与中医相比,尽管说法不同,但理念趋同。

西医在治疗病因明确的疾病、急性病和手术方面,优势更加明显。中医在治疗病因不明的疾病、慢性病、疑难杂症和养生方面,优势更加明显。据统计,现代社会中,慢性病消耗了80%以上的卫生资源,成为了人类的"头号杀手"。可以预见,今后中医的地位和作用将大大提高。

综上所述,西医、中医都是(经验)科学,但是两者分属不同体系。从历史看,中西医在实践中可以相济相补,协调发展;从未来看,中西医结合、中西医融合在理论上是有可能的。基于中国智慧,西医和中医完全可以存异求同,达到"异曲同工"之妙。大道相同,治病救人。无论过去、现在,还是未来,西医和中医都不是替代关系而是互补关系;两者并重发展,相互取长补短。最终,殊途同归,九九归一。

第二节 整体观

整体观是中医学关于人体自身的完整性及人与自然、社会环境的统一性的认识。整体观念认为,人体是一个多层次结构构成的有机整体。构成人体的各个部分之间,各个脏腑形体官窍之间,结构上不可分割,功能上相互协调、相互为用,病理上相互影响。人生活在自然和社会环境中,人体的生理机能和病理变化必然受到自然环境、社会条件的影响。人类在适应和改造自然与社会环境的过程中维持着机体的生命活动。整体观念是中国古代哲学思想和方法在中医学中的具体体现,是同源异构及普遍联系思维方法的具体表达,要求人们在观察、分析、认识和处理有关生命、健康和疾病等问题时,必须注重人体自身的完整性及人与自然社会环境之间的统一性和联系性。整体观念贯穿于中医学的生理、病理、诊法、辨证、养生、防治等各个方面,是中医学基础理论和临床实践的指导思想。

中医学的整体观念主要体现于人体自身的整体性和人与自然、社会环境的统一性两个方面。

一、人体是一个有机整体

人体是一个内外联系、自我调节和自我适应的有机整体。人体是由若干脏腑、形体、官窍组成的,而各个脏腑、形体和官窍各有不同的结构和机能,但它们不是孤立的、肢解的、彼此互不相关的,而是相互关联、相互制约和相互为用的。因此,各个脏腑形体官窍,实际上是人体整体结构的一部分;各个脏腑形体官窍的机能,实际上是整体机能的一部分。

（一）生理上的整体性

人体自身在生理上的整体性，主要体现于两个方面：一是构成人体的各个组成部分在结构与机能上是完整统一的，即五脏一体观；二是人的形体与精神是相互依附、不可分割的，即形神一体观。

1.五脏一体观

人体由五脏（心、肝、脾、肺、肾）、六腑（胆、胃、小肠、大肠、膀胱、三焦）、形体（筋、脉、肉、皮、骨）、官窍（目、舌、口、鼻、耳、前阴、后阴）等构成。各个脏腑组织器官在结构上彼此衔接、沟通。它们以五脏为中心，通过经络系统"内属于脏腑，外络于肢节"的联络作用，构成了心、肝、脾、肺、肾五个生理系统。心、肝、脾、肺、肾五个生理系统之间，又通过经络系统的沟通联络作用，构成一个在结构上完整统一的整体。每个生理系统中的任何一个局部都是整体的一个组成部分。结构的完整为机能的统一奠定了基础。精、气、血、津液是构成人体的重要组成部分，又是维持人体各种生理机能的精微物质。精、气、血、津液分布、贮藏、代谢或运行于各个脏腑、形体、官窍中，支撑了它们各自的机能，并使它们之间密切配合，相互协调，共同完成人体的各种生理机能，从而维持了五个生理系统之间的协调有序。同时，脏腑的机能活动又促进和维持了精、气、血、津液的生成、运行、运输、分布、贮藏和代谢，从而充实了形体，支持了脏腑、形体、官窍的机能。这种以五脏为中心的结构与机能相统一的观点，称为五脏一体观。

根据五脏一体观，人体正常的生命活动，一方面要靠各脏腑正常地发挥自己的功能，另一方面要依靠脏腑间，即五个生理系统间的相辅相成的协同作用和相反相成的制约作用，才能维持协调平衡。人体的脏腑、组织、器官各有不同的机能，但都在心的主持下，协调一致，共同完成机体统一的机能活动。因此，人体又是一个以心为主导，各脏腑密切协作的有机整体。

心因其藏神而为五脏六腑之大主。心神是机体生命活动的主宰。神能驭气，气有推动和调控脏腑机能的作用，故心神能够控制和调节全身脏腑、经络、形体、官窍的机能。诸如心气推动和调控心脏的搏动以行血，肝气疏泄以调畅气机、舒畅情志，肺气宣降以行呼吸和水液，脾气运化水谷和统摄血液，肾气主生殖、司水液代谢和纳气等，都有赖于心神的统一主导。故《素问·灵兰秘典论》说："主明则下安，主不明则十二官危。"

人体的生命活动正常与否，除心为主导外，还取决于五脏之间是否协调。在完成整体机能方面，五脏之间是密切配合、协调统一的。如血液的循行，虽由心所主，还需要肺、肝、脾等脏的协助。心脏的搏动推动血液运行全身,肺主气而辅助心运血,肝主疏泄而促进血液于脉中。此四脏紧密配合,才能维持正常的血液循环。五脏既各司其职,又相互协调,是维持人体复杂机能的保证。由于人体外在的形体官窍,分别归属于以五脏为中心的五个生理系统,而这五个生理系统之间又存在协调统一的关系,因而这些外在形体、官窍的机能,不仅与其内在相应的脏腑密切相关,而且与其他脏腑也有联系。如筋的作用是联缀关节而主司运动,主要依赖于肝血的滋养,故称肝主筋。但筋的机能还依靠全身气血津液的濡养。因某种原因致使气血津液耗伤过多,也往往出现筋脉拘挛、抽搐等表现。这说明筋不但与肝有关,而且与心、脾等脏器也有密切的关系。又如目是主司视觉的,而目之所以能视万物,主要依靠肝血的濡养。肝血亏虚而不能养目时,就会出现两目干涩、视物昏花等现象。但《灵枢·大惑论》又有"五脏六腑之精气,皆上注于目"之论,故目之视觉功能,不但与肝血盈亏有关,而且与其他脏腑的精气是否充足亦有关。由此可见,人体外在的形体官窍与内在脏腑密切联系,它们的机能实际上是整体机能的一个组成部分。这充分体现了人体内外的整体统一性。

2.形神一体观

形体与精神是生命的两大要素,二者既相互依存,又相互制约,是一个统一的整体。形体,是构成人体的脏腑、经络、五体和官窍,还有运行或贮藏于其中的精、气、血、津液等。它们以五脏为中心,以经络为联络通路,构成一个有机整体,并通过精、气、血、津液的贮藏、运行、输布、代谢,完成机体统一的机能活动。精神有广义与狭义之分:广义的神,是指人体生命活动的总体现或主宰者;狭义的神,是指人的意识、思维、情感、性格等精神活动。形神一体观即形体与精神的结合与统一。在活的机体上,形与神是相互依附、不可分离的。形是神的藏舍之处,神是形的生命体现。神不能离开形体而单独存在,有形才能有神,形健则神旺。而神一旦产生,就对形体起着主宰作用。形神统一是生命存在的保证。精是构成人之形体的最基本物质,也是化气生神的物质基础,精藏于脏腑之中而不妄泄,受神和气的控制和调节。气是人体内活力很强、不断运动的精微物质,是推动和调节人体生命活动的根本动力。气也是化生神的基本物质,气充则神旺,而气的运行,又依赖于神的控制和调节,即所谓"神能驭气"。精、气、神为人身三宝:精为基础,气为动力,神为主宰,构成"形与神俱"的有机整体。由于精与气是构成人体和维持人体生命活动的基本物质,人体又是以五脏为中心构成的有机整体,因而精神活动与五脏精气有着密切的关系。中医学认为,精神活动由五脏精气产生,由五脏共同主持,但总由心来统领。五脏精气充盛,机能协调,则精力充沛,思维快捷,反应灵敏,言语流利,情志活动处于正常范围,既无亢奋,也无抑郁。若五脏精气不充,机能失调,则会出现精神方面的异常变化。反之,精神活动的异常也可影响五脏的机能,突然强烈或长期持久的情志刺激,超越了人体的生理调节能力,常易影响五脏气机,引起五脏精气的相应病变。

(二)病理上的整体性

中医学在分析病证的病理机制时,着眼于局部病变引起的整体性病理反应,把局部病理变化与整体病理反应统一起来。既重视局部发生病变的脏腑经络形体官窍,又不能忽视病变之脏腑、经络对其他脏腑、经络的影响。人体是一个内外紧密联系的整体,因而内脏有病,可反映于相应的形体官窍,即所谓"有诸内,必形诸外"(《孟子·告子下》)。在分析形体、官窍疾病的病理机制时,应处理好局部与整体的辩证关系。一般地说,局部病变大都是整体生理机能失调在局部的反映。如目的病变,既可能是肝血、肝气的生理功能失调的反映,也可能是五脏精气的功能失常的表现。因而对目病之病理机制,不能单从目之局部去分析,而应从五脏的整体联系去认识。脏腑之间,在生理上既是协调统一、密切配合的,在病理上也必然是相互影响的。如肝气的疏泄功能失常时,不仅肝脏本身出现病变,而且常影响到脾气的运化功能而出现脘腹胀满、不思饮食、腹痛腹泻等症,也可影响肺气的宣发肃降而见喘咳,还可影响心神而见烦躁不安或抑郁不乐,影响心血的运行而见胸部疼痛。因此,五脏之中,一脏有病,可影响他脏。在分析某一脏病的病机时,既要考虑到本脏病变对他脏的影响,也要注意到他脏病变对本脏的影响。由于人体又是形神统一的整体,因而形与神在病理上也是相互影响的。形体的病变,包括精、气、血、津液的病变,可引起神的失常,而精神活动的失常,也可损伤形体而出现精、气、血、津液的病变。

(三)诊治上的整体性

人体的局部与整体是辩证统一的,各脏腑、经络、形体、官窍在生理与病理上是相互联系、相互影响的,因而在诊察疾病时,可通过观察分析形体、官窍、色脉等外在病理表现,推测内在脏腑的病理变化,从而作出正确诊断,为治疗提供可靠依据。如《灵枢·本藏》说:"视其外应,以告知其内脏,则知所病矣。"验舌诊病是一种由外察内的诊病方法。由于舌直接或间接地与五脏六腑相通,因而内在脏腑的机能状态可反映于舌。验舌不但可知脏腑精气的虚实,而且还可推断疾病的轻重缓急和逆顺转归。面部色泽是内在脏腑

杏林笔录
XINGLINBILU
王素美学术思想及临证经验集

精气的外荣,故诊察面部色泽可知脏腑精气的盛衰以及病邪之所在。验舌与面部色诊都是中医学整体诊病思想的具体体现。

在疾病的治疗方面,中医学也强调在整体层次上对病变部分进行调节,使之恢复常态。调整阴阳,扶正祛邪,"从阴引阳,从阳引阴,以右治左,以左治右""病在上者下取之,病在下者高取之",都是在整体观念指导下确立的治疗原则。局部病变常是整体病理变化在局部的反映,故治疗应从整体出发,在探求局部病变与整体病变内在联系的基础上确立适当的治疗原则和方法。如对口舌生疮的治疗,由于心开窍于舌,心与小肠相表里,口舌生疮多由心与小肠火盛所致,故可用清心火的方法治疗。处方遣药时,酌加利水之品,以让火热随小便而出。心火与小肠火得泻,口舌生疮自愈。再如久泻不愈,若属肾阳虚衰,其病虽发于下,但可以艾灸巅顶之百会穴以调之,督脉阳气得温,肾阳得充,泄泻自愈,即所谓"下病上取"。眩晕欲仆,若为水不涵木,其病虽发于上,但可以针灸足心之涌泉穴以调之,肾水得充,涵养肝阳,眩晕自减,即所谓"上病下取"。人体是形神统一的整体,形病可引起神病,神病亦可致形病,故中医学强调形神共养以养生防病,形神共调以康复治疗疾病。在养生方面,既要"饮食有节,起居有常,不妄作劳",并加强身体锻炼以养其形,使形健而神旺,又要"恬淡虚无",怡畅情志以养神,使神清而形健。在康复治疗疾病时,若因躯体病变引致精神病变,当以治疗躯体疾病(治形)为先;若为精神的伤害引致躯体疾病,则当先调理精神的失调(治神)。但由于"神乃形之主",躯体疾病多伴有程度不同的精神损害,而这些精神损害又常阻碍躯体疾病的治疗和康复,故重视调理精神在整个疾病治疗和康复过程中的作用,强调首先治神。

二、人与自然环境的统一性

人类生活在自然界中,自然界存在着人类赖以生存的必要条件。大自然存在的阳光、空气、水、温度、磁场、引力、生物圈等,构成了人类赖以生存、繁衍的最佳环境。同时,自然环境的变化又可直接或间接地影响人体的生命活动。这种人与自然环境息息相关的认识,即是天人一体的整体观。人类是宇宙万物之一,与天地万物有着共同的生成本原。中国古代哲学家认为,宇宙万物是由道、太极或气产生的。以气作为宇宙万物初始本原的思想,即气一元论。气分阴阳,以成天地。天地阴阳二气交感,万物化生。如《周易·系辞上》说:"天地氤氲,万物化醇。"《素问·宝命全形论》载"天地合气,命之曰人",又曰"人以天地之气生,四时之法成"。人体的生命过程,必然受到大自然的影响,而自然环境的各种变化,如寒暑的更替、地域的差异也必然对人体的生理病理产生直接或间接的影响。故《灵枢·邪客》说:"人与天地相应也。"

自然环境主要包括自然气候和地理环境,古人以"天地"名之。天地阴阳二气处于不断的运动变化之中,故人体的生理活动必受天地之气的影响而有相应的变化。气候是由自然界阴阳二气的运动变化而产生的阶段性天气征象。一年间气候变化的规律一般是春温、夏热、秋凉、冬寒。自然界的生物在这种规律性气候变化影响下,出现春生、夏长、秋收、冬藏等相应的适应性变化,而人体生理也随季节气候的规律性变化而出现相应的适应性调节。如《灵枢·五癃津液别》说:"天暑衣厚则腠理开,故汗出……天寒则腠理闭,气湿不行,水下留于膀胱,则为溺与气。"同样,气血的运行,在不同季节气候的影响下也有相应的适应性改变。

人体的脉象可随季节气候的变化而有相应的春弦、夏洪、秋毛、冬石的规律性变化,如《素问·脉要精微论》说:"四变之动,脉与之上下。""春日,如鱼之游在波;夏日在肤,泛泛乎万物有余;秋日下肤,蛰虫将去;冬日在骨,蛰虫周密。"明代李时珍《濒湖脉学》也指出了四时脉象的规律性变化:"春弦夏洪,秋毛冬石,四季和缓。"表明人体的生理机能随季节气候的变化自有相应的适应性调节。另外,人体经络气血的运行还受风雨晦明的影响。据《素问·八正神明论》所言,天温日明,阳盛阴衰,人体阳气也随之充盛,故气血无凝滞而易运行;天寒日阴,阴盛阳衰,人体阳气亦弱,故气血凝涩而难行。不仅气候变化对人体生理活动有影响,一日之内的昼夜晨昏变化,对人体生理也有不同影响,而人体也要与之相适应。《素问·生气通天论》说:"故阳气者,一日而主外,平旦人气生,日中而阳气隆,日西而阳气已虚,气门乃闭。"这种人体阳气白天趋于体表,夜间潜于内里的运动趋向,反映了人体昼夜阴阳二气的盛衰变化而出现的适应性调节。地域环境是人类生存环境的要素之一,主要指地势的高低、地域性气候、水土、物产、人文地理、风俗习惯等。地域气候的差异,地理环境和生活习惯的不同,在一定程度上也影响着人体的生理活动和脏腑机能,进而影响体质的形成。如江南多湿热,人体腠理多稀疏;北方多燥寒,人体腠理多致密。长期居住某地的人,一旦迁居异地,常感到不适应,或生皮疹,或生腹泻,习惯上称为"水土不服"。

三、人与社会环境的统一性

人生活在纷纭复杂的社会环境中,其生命活动必然受到社会环境的影响。人与社会环境是统一的、相互联系的。人不单是生物个体,而且是社会中的一员,具备社会属性。人体的生命活动,不仅受到自然环境变化的影响,而且受到社会环境变化的制约。政治、经济、文化、宗教、法律、婚姻、人际关系等社会因素,必然通过与人的信息交换影响着人的各种生理、心理活动和病理变化,而人也在认识世界和改造世界的过程中,维持着生命活动的稳定、有序、平衡、协调,此即人与社会环境的统一性。

（一）社会环境对人体生理的影响

社会环境不同,造就了个人的身心机能与体质的差异。这是因为社会的变迁会给人们的生活条件、生产方式、思想意识和精神状态带来相应的变化,从而影响人的身心机能的改变。一般来说,良好的社会环境,有力的社会支持,融洽的人际关系,可使人精神振奋,勇于进取,有利于身心健康;而不利的社会环境,可使人精神压抑,或紧张、恐惧,从而影响身心机能,危害身心健康。金元时期,李杲曾指出处于战乱时期的人民身心健康受到严重损害:"向者壬辰改元,京师戒严,迨三月下旬,受敌者凡半月。解围之后,都人之有不病者,万无一二;既病而死者,继踵而不绝。"(《内外伤辨惑论·论阴证阳证》)政治经济地位的高低,对人的身心机能有重要影响。政治经济地位过高,易使人骄傲、霸道、目空一切,如《灵枢·师传》指出养尊处优的王公大人、血食之君"骄恣纵欲,轻人"。政治经济地位低下,容易使人产生自卑心理和颓丧情绪,从而影响人体脏腑的机能和气血的流通。政治经济地位的不同,又可影响个体体质的形成,如明代李中梓指出:"大抵富贵之人多劳心,贫贱之人多劳力;富贵者膏粱自奉,贫贱者藜藿苟充;富贵者典房广厦,贫贱者陋巷茅茨;劳心则中虚而筋柔骨脆,劳力则中实而骨劲筋强;膏粱自奉者脏腑恒娇,藜藿苟充者脏腑坚固;典房广厦者玄府疏而六淫易客,茅茨陋巷者腠理密而外邪难干。"(《医宗必读·富贵贫贱治病有别论》)因此,由于个人所处的环境不同,政治经济地位不同,因而在身心机能和体质特点上有一定差异。

（二）社会环境对人体病理的影响

社会环境常有变更,人的社会地位、经济条件也随之而变。剧烈、骤然变化的社会环境,对人体脏腑经络的生理机能有较大的影响,从而损害人的身心健康。《素问·疏五过论》指出:"尝贵后贱"可致"脱营"病,"尝富后贫"可致"失精"病,并解释说:"故贵脱势,虽不中邪,精神内伤,身必败亡;始富后贫,虽不伤邪,皮焦筋屈,痿为挛。"这说明社会地位及经济状况的剧烈变化,常可导致人的精神活动的不稳定,从而影响人体脏腑精气的机能而致某些身心疾病的发生。不利的社会环境,如家庭纠纷、邻里不和、亲人亡故、同事之间或上下级之间的关系紧张等,可破坏人体原有的生理和心理的协调和稳定,不仅易引发某些身心疾病,而且常使某些原发疾病如冠心病、高血压、糖尿病、肿瘤的病情加重或恶化,甚至死亡。故《素问·玉机真藏论》说:"忧恐悲喜怒,令不得以其次,故令人有大病矣。"

(三)社会环境与疾病防治的关系

由于社会环境的改变主要通过影响人体的精神活动而对人体的生理机能和病理变化产生影响,因而预防和治疗疾病时,必须充分考虑社会因素对人体身心机能的影响,尽量避免不利社会因素对人的精神刺激,创造有利的社会环境,获得有力的社会支持,并通过精神调摄提高对社会环境的适应能力,以维持身心健康,预防疾病的发生,并促进疾病向好的方面转化。

综上所述,中医学不仅认为人体本身是一个有机整体,而且认为人与自然、社会也是一个统一体。它以人为中心,以自然环境与社会环境为背景,用同源性和联系性思维对生命、健康、疾病等重大医学问题作了广泛的讨论,阐述了人与自然、人与社会、精神与形体以及形体内部的整体性联系,认为人体自身的结构与机能的统一,形与神俱,以及人与自然、社会环境相适应是其健康的保证,而这种人体自身的稳态及其与自然、社会环境协调的被破坏则标志着疾病的发生。因此,中医学在讨论生命、健康、疾病等重大医学问题时,不仅着眼于人体自身,而且重视自然环境和社会环境对人体的各种影响。在防治疾病的过程中,要求医者"上知天文,下知地理,中知人事"(《素问·著至教论》),既要顺应自然法则,因时因地制宜,又要注意调整患者因社会因素导致的精神情志和生理功能的异常,提高其适应社会的能力。若以整体观念与现代医学模式相比较,可见中医学早就从宏观上勾画出了现代医学模式的全部构架,并且给这一现代模式增添了新的内容——天人一体观。

第三节 辨证论治

一、词语溯源

(一)来源

《黄帝内经》是中医辨证的思想来源,其虽无"辨证"名词的明确记载,但有"揆度"一词,其含义与辨证类似。《素问·玉版论要》载:"黄帝问曰:余闻揆度奇恒,所指不同,用之奈何? 岐伯对曰:揆度者,度病之浅深也。"《素问·病能论》进一步解释道:"揆度者,切度之也。所谓揆者,方切求之也,言切求其脉理也;度者,得其病处,以四时度之也。"因此,揆度可以理解为切脉辨证,可能是张仲景"平脉辨证"一词的来源。

"辨证"一词首载于东汉张仲景的《伤寒杂病论·序》:"乃勤求古训,博采众方,撰用《素问》《九卷》《八十一难》《阴阳大论》《胎胪药录》,并平脉辨证,为《伤寒杂病论》合十六卷。"在《伤寒杂病论》的正文中,又以"辨……脉证并治"为篇名。很明显,从词语记载方面,张仲景在广泛研究中医经典理论的基础上,结合阴阳、经络、脉学、脏腑和临床用药,不仅建立了六经辨证体系,还付诸临床实践。《伤寒杂病论·卷第六·辨太阳病脉证并治上》中明确指出:"观其脉证,知犯何逆,随证治之。"

(二)发展

南宋陈言《三因极一病证方论》用"脉病证治""名体性用",首次将病因病机、脉象证候、处方用药联系起来,完整阐述了中医辨证论治的具体内涵。其在《三因极一病证方论·卷之二·五科凡例》中云:"凡学医,必识五科七事。五科者,脉病证治,及其所因;七事者,所因复分为三。故因脉以识病,因病以辨证,随证以施治,则能事毕矣。"又详细解释道:"凡古书所诠,不出脉病证治四科,而撰述家有不知此,多致显晦,文义重复。要当以四字类明之,四字者,即名体性用也。"

"辨证施治"一词首见于明代周之干《慎斋遗书》,其对每一疾病的表述均具备病症、病因病机、治疗原则和处方用药等典型的辨证施治要素。如《慎斋遗书·卷二·辨证施治》载:"凡读书人,精神恍惚,汗出不睡,或泄泻,或多痰,病虽不一,要之皆发于心脾。盖思虑多则心火乘脾,君不主令,相火用事,倘不清其原,正其本,阳气愈陷,病气愈盛,归脾汤之类,是为对证。"更为重要的是,该书整体体现出对辨证施治的完整应用。《慎斋遗书》还包括"阴阳藏府""亢害承制""气运经络""望色切脉""辨内外伤""二十六字元机""用药权衡""炮制心法"及"病症治疗"等篇,非常接近现代中医内科学的理法方药的表现形式。

(三)完善

完整的"辨证论治"和"辨症论治"名词出现于清代,其中与现代用词完全相同的"辨证论治"一词,首见于清代章虚谷的《医门棒喝》。《医门棒喝·卷三·论景岳全书》载:"即此数则观之,可知景岳先生,不明六气变化之理,辨证论治,岂能善哉。""辨症论治"在清代有叶天士《临证指南医案》和吴亦鼎《神灸经纶》两书记载。

1955 年，任应秋率先发表了《中医的辨证论治的体系》一文；1957 年，秦伯未发表《中医"辨证论治"概说》，吴德钊发表《中医的"辨证论治"》；1958 年，朱式夷发表《中医辨证施治规律的探讨》；1959 年，方药中发表《中医辨证论治的基本规律》。这些医家的论文系统建立了现代中医学的辨证论治体系，并于 1960 年载入第一版中医学院试用教材《中医内科学讲义》。至此，"辨证论治"作为中医学的基本特点载入史册，并不断得到充实与完善，开启了现代中医药学的新篇章。

二、基本理论

辨证论治原则是张仲景在《黄帝内经》的基础上发展而来的，并且升华出了"证"这个重要的概念。其在《伤寒杂病论》中首先以"脉证"分篇立目，进行疾病分类，强调临证时要"观其脉证，知犯何逆，随证治之"。汉代以后，《伤寒杂病论》"证"的概念普遍应用于临床，辨证手段不断发展和深化，演化出了八纲辨证、气血津液辨证、脏腑辨证、卫气营血辨证和三焦辨证等。辨证论治既是中医诊断和防治疾病最重要的指导思想，也是中医认识疾病和治疗疾病的基本原则。属于中医学对疾病的一种特殊研究和处理方法的辨证论治，包括辨证和论治两个过程。

辨证即是认证识证的过程。证是对机体在疾病发展过程中某一阶段病理反应的概括，包括病变的部位、原因、性质以及邪正关系，反映这一阶段病理变化的本质。因而，证比症状更全面、更深刻、更正确地揭示疾病的本质。所谓辨证，就是根据四诊（望诊、闻诊、问诊、切诊）所收集的资料，通过分析、综合，辨清疾病的病因、性质、部位，以及邪正之间的关系，概括、判断为某种性质的证。

论治又称"施治"，是根据辨证的结果，确定相应的治疗方法。辨证和论治是诊治疾病过程中相互联系、不可分离的两部分。辨证是决定治疗的前提和依据，论治是治疗的手段和方法。通过论治的效果，可以检验辨证的正确与否。辨证和论治，是诊治疾病过程中相互联系、不可分割的两个方面，是理论和实践相结合的体现，是理法方药在临床上的具体运用，是指导中医临床的基本原则。

三、辨证方法

临床常用的辨证方法大概有以下几种，即八纲辨证、气血津液辨证、脏腑辨证、六经辨证、卫气营血辨证、三焦辨证、经络辨证。

（一）八纲辨证

中医学在历史上所形成的辨证分类方法有很多种，其中最基本的方法就是八纲辨证。八纲辨证源自《黄帝内经》，经后世医家不断发展而成。八纲是辨证的总纲，包括阴、阳、表、里、寒、热、虚、实。八纲辨证就是运用八纲，通过四诊所掌握的各种临床资料进行分析综合，以辨别病变的部位、性质、邪正盛衰及病症类别等情况，从而归纳为表证、里证、寒证、热证、虚证、实证、阴证、阳证。

1.辨阴阳

《素问·阴阳应象大论》指出："察色按脉，先别阴阳。"实际上已经指出阴阳是辨证的总纲。《黄帝内经》的理论根植于阴阳观，认为疾病的发生是阴阳失调所致，治病的过程就是调整阴阳，从而达到"阴平阳秘"。正如《素问·阴阳应象大论》所谓："阳病治阴，阴病治阳。"《素问·至真要大论》云："谨察阴阳所在而调之，以平为期。"《黄帝内经》重视阴阳辨证观，强调临床先辨阴阳，古今大量论述都将阴阳作为辨证的总纲，确定了阴阳在中医辨证中的地位。

2.辨虚实

《素问·通评虚实论》中所说的"邪气盛则实，精气夺则虚"，至今仍被认为是八纲中虚实的定义，对后世医家影响颇大。辨虚实即从正邪交争的角度来看待人体正气的虚实、多寡。《素问·逆调论》曰："荣气虚，卫气实也，荣气虚则不仁，卫气虚则不用。""荣气虚，卫气实"即虚实之辨。临床辨证之中的虚实之辨对于疾病的诊治尤为重要。

3.辨寒热

寒热辨证在《黄帝内经》中有多处论述，如《素问·阴阳应象大论》指出"阳胜则身热……阴胜则身寒"；《素问·至真要大论》曰"诸病水液，澄澈清冷，皆属于寒；诸呕吐酸，暴注下迫，皆属于热"，就是对寒热辨证的具体论述。《素问·至真要大论》提出的"寒者热之，热者寒之"则表明了《黄帝内经》是以寒热为辨证指导思想的，指出了临床需要辨寒热，然后给予相应的治疗。

4.辨表里

《韩非子·喻老》关于桓侯忌医的记载，桓侯之疾在腠理、肌肤、肠胃、骨髓，即是病位逐渐深入、由表入里的过程，反映早在《黄帝内经》成书前，就有了表里的病位观。表里之病位，即将病证反应的部位划分为表里，病位不在表,就在里。《黄帝内经》中外来六淫之邪多伤表,内伤脏腑之邪多伤里。《素问·咳论》说:"皮毛者,肺之合也,皮毛先受邪气,邪气以从其合也。"这种皮毛先受邪气的认识,是八纲表里辨证层次概念的体现。辨外感内伤,实际上就是辨表里。又如《素问·生气通天论》中所论:"阴者,藏精而起亟也;阳者,卫外而为固也。"此处"藏精"为里,"卫外"为表,虽言阴阳,实为表里。

中医对消渴的病机认识主要以阴虚燥热为主,中医学将其总结为以阴虚为本、燥热为标为基本病机。阴虚为本、燥热为标的基本病机包括:热是始动因素,热则伤阴耗气,阴虚是基本病理。两者贯穿于整个消渴病的发展。《景岳全书·三消·干渴》将消渴从虚实辨证,言:"凡治消之法,最当先辨虚实。若察其脉证,果为实火,致耗津液者,但去其火,则津液自生而消渴自止。若由真水不足,则悉数阴虚。"许叔微的《普济本事方·诸嗽汗消渴》指出,消渴病机在于"真火不足",这一理论亦是从八纲之虚实辨证而论。

(二)气血津液辨证

气血津液是脏腑正常生理活动的产物,受脏腑支配,同时它们又是人体生命活动的物质基础。一旦气血津液发生病变,不仅会影响脏腑的功能,亦会影响人体的生命活动。反之,脏腑发生病变,必然也会影响气血津液的变化。气血津液辨证可分为气病辨证、血病辨证和津液辨证。

1.气病辨证

《景岳全书》提出"所以病之生也,不离乎气",因此当疾病发生时,气首当其冲。气包括两个方面的内容:一是指体内流动着的富有营养的精微物质(如营气、卫气);二是指脏腑之气的活动能力,脏腑之气主要是依靠气、血、津液为基础。临床上常见的有气虚、气郁、气陷、气逆等病证。

气虚是由于先天不足、后天饮食失调、久病、劳累或年老体虚使全身或某一脏腑之气的功能出现了"亏衰"的病理现象,一般常见气虚证,如肺气虚、脾气虚、心气虚、肾气虚等病证。

气陷是气虚的发展,指气虚无力升举,清阳不升反而下降,内脏位置不能维固而下垂,表现为自觉下坠感、内脏位置下垂等。

气郁为气机阻滞之证。气在正常生理情况下,运行周身畅通。气郁是由于情志内郁,饮食失调,外伤闪挫,或痰、湿、食积、瘀血、砂石等阻滞,影响气的流通,形成全身或局部的气机阻滞。临床常见的脏腑病证有肝气郁、脾胃气郁、肺气郁等。

气逆是在气郁基础上的一种表现形式,是指气机升降失常,气上冲逆不调的病理变化。临床上常见的有胃气上逆的呃逆、气短、恶心呕吐等症,肺气上逆之咳喘等症。

气脱是气虚的进一步发展,指元气虚脱已极,气息奄奄欲脱的危重证候。

2.血病辨证

《黄帝内经》曰:"中焦受气取汁,变化而赤,是谓血。"血是指经脉之血,心主血,肝藏血,脾统血,循行于脉中,环绕不休,运行不息。临床常见血虚、血瘀、出血、血热等病证。

血虚,就是人体内血液亏损不能濡养脏腑、经脉而出现的病理现象。其常由失血过多,或脾胃虚弱生化不足,以及机体亏衰,暗耗阴血等引起。一般常见肝血虚、心血虚等病证。

血瘀,是指离经之血不能及时排出消散而瘀滞于某一处,或血行阻滞,瘀积于经脉或脏腑之内,常由疾病或外伤出血未能及时消散而形成,一般常见的证有心血瘀阻、血瘀肝脉、下焦蓄血、血瘀脉络以及气滞血瘀等。所谓"久病成瘀",血瘀证的出现多见于疾病的后期。

出血是指血液溢出于经脉之外的一种病证,主要原因包括热伤脉络、血失统摄以及外伤等。临床常见的脏腑病证有气虚不能统摄血液,肝不藏血,脾不统血,心移热于小肠,常见咯血、吐血、便血、尿血、崩漏、外伤等出血病症。

血热是指血分有热或热邪侵犯血分的病证,主要原因为外感热邪或五志化火。常见脏腑证有肝郁化火、痰火扰心、邪热入血,临床常见神昏谵语、躁扰发狂、月经提前、量多色红、各种出血、皮肤紫癜等表现。

《灵枢·痈疽》说"津液和调,变化而赤为血",说明精津血同源,营血互化。宋代齐仲甫在《妇科百问》中有云:"妇人之渴,多因损血,血虚则热,热则能消饮,所以多渴。"血虚则津液亦不足,津亏则敷布无源,发为消渴。现代医学认为糖尿病病理机制是体内胰岛素的相对或绝对不足,引起人体内糖、脂肪、蛋白质等代谢紊乱,从而出现高血糖、高脂血、高黏血等临床表现。血液呈高度凝、聚、浓、黏状态,使其易于形成血瘀倾向,已被认为是糖尿病的特征性改变。研究发现,当痰浊滞留在脉络,日久互结于脉络壁形成固定不移、有形可征的脉络瘤痕,致使管壁增厚,管腔狭窄,脉络闭阻,引起各种并发症的出现,与中医"久病入络""久病必瘀"之说相吻合。

3.津液辨证

《素问·六节藏象论》言:"五味入口,藏于肠胃,味有所藏,以养五气,气和而生,津液相成,神乃自生。"津液是人体一切正常水液的总称,包括各脏腑组织器官的内在体液及其正常分泌物,是构成人体和维持人体正常生命活动的基础物质之一。津液病证大致可分津液亏损和津液凝聚两类。

津液亏损,是指各种病因致使体内发生津液亏损,脏腑、组织、官窍等失去滋润、濡养、充盈等所表现出的证候。

若津液循流障碍或排泄失常,则水液滞留而成痰饮。痰和饮都是脏腑病理变化的结果,是积存于体内的津液变化为对人体有害的物质,停积于不同部位而有不同的证候。水、饮、痰三者的区别在于稠浊为痰,清稀为饮,更清者为水,所谓"积水成饮,积饮成痰",痰饮之产生与心、肺、脾、肾等脏的病症关系密切。

《医方考·消渴门》指出:"故消渴责之无水。""无水"是消渴发生的根本原因,其病又分为消渴、消中、消肾,与上、中、下三焦相对应,其病机又有虚实的不同,变化多端,治疗各异。《扁鹊心书》明确述为:"消渴虽有上中下之分,总由于损耗津液所致,盖肾为津液之原,脾为津液之本,本原亏而消渴之证从此致矣。"喻昌有论述曰:"始如以水沃焦,水入犹能消之。既而以水投石,水去而石自若。至于饮一溲一,饮一溲二,则燥火劫其真阴,操立尽之术,而势成熇熇矣。"故将消渴的总病机概括为津液耗伤,最终损及肾,阴损及阳,致使肾之阴阳失调,肾气亏虚,无权固摄,水液泄下;或肾阳不足,阳不化气,无力温煦,气化无权,水液不能蒸腾于上,布散四旁,百骸脏腑失于濡润,终必成消渴。

(三)脏腑辨证

脏腑辨证是临床最常用的辨证方法,就是结合八纲、气血津液辨证等其他辨证方法,对疾病的症状、体征及有关的病情资料进行分析归纳,从而确定病变的脏腑部位、性质等,并据此论治。

脏腑辨证主要包括五脏辨证、腑病辨证及脏腑兼病辨证。其中以五脏辨证最为重要,包括辨心病证候、辨肺病证候、辨脾病证候、辨肝病证候及辨肾病证候。

1.辨心病证候

藏象理论认为:心主血脉,推动血液在脉道中运行不息,以濡养全身脏器、组织;心主神明,为人体精神和意识思维活动的中枢。因此,心的病变主要反映在血液运行功能与意识思维等精神活动的异常,临床以心悸、怔忡、心痛、心烦、失眠、健忘、神识错乱、脉律不齐为常见征象。心病的证型有虚、实两类,虚证包括心血虚证、心阴虚证、心阳虚证等,实证主要有心火亢盛证、心脉痹阻证、痰蒙心神证、瘀阻脑络证等。

杏林笔录
XINGLINBILU
王素美学术思想及临证经验集

2.辨肺病证候

肺主气司呼吸,又主宣发肃降,通调水道,是维持身体水液代谢的重要脏器。肺的病变主要表现在呼吸功能与水液代谢失常,临床常见的表现包括咳嗽、咳痰、气喘、胸痛、咽喉不适、鼻塞流涕或肢体浮肿。肺的证候也有虚、实两类,虚证主要有肺气虚证、肺阴虚证等,实证有风寒犯肺、风热袭肺、燥邪伤肺、肺热炽盛、痰热壅肺、饮停胸胁、风水相搏等证。

3.辨脾病证候

脾主运化:一为运化水谷,维持消化及营养物质吸收的功能;二为运化水湿,与肺、肾共同维持机体水液代谢。张景岳说血"源源而来,生化于脾",言脾为气血生化之源。脾能统血,《沈注金匮要略·卷十六》言:"人五脏六腑之血,全赖脾气统摄。"脾的病变主要表现为运化失常,气血生成与水液代谢失常的症状、体征。常见的临床表现包括腹胀、腹痛、腹泻、便秘、食欲缺乏、消瘦贫血、肢体浮肿、慢性出血、脏器下垂等。脾病的证候亦有虚实之分,虚证主要有脾气虚证、脾阳虚证、脾气下陷证、脾不统血证,实证有湿热蕴脾、寒湿困脾等证。

4.辨肝病证候

《读医随笔·卷四》言:"凡脏腑十二经之气化,皆必藉肝胆之气化以鼓舞之,始能调畅而不病。"肝主疏泄,调畅气机,以保持全身气机疏通畅达,通而不滞,散而不郁。肝通过其疏泄功能对气机的调畅作用,可调节人的精神情志活动。肝对脾胃消化吸收功能的促进作用,是通过协调脾胃的气机升降,以及分泌、排泄胆汁而实现的。肝主藏血,贮藏血液、防止出血和调节血量。此外,肝可调节女子冲任、男子精室的功能。肝的病变主要表现为消化功能障碍,精神情志异常,女子月经不调,男子泄精失调,肢体、器官失去血液濡养等。临床常见两胁、少腹胀痛,精神抑郁或烦躁,头晕头痛,肢体震颤,手足抽搐,眼花目赤,月经不畅,睾丸胀痛等。肝病有虚实两类,以实证居多,有肝郁气滞、肝火炽盛、肝阳上亢、肝风内动、肝经湿热、寒滞肝脉等证。虚证有肝血虚证、肝阴虚证等。

5.辨肾病证候

《医碥》记载:"精者,一身之至宝,原于先天而成于后天者也,五脏俱有而属于肾。"肾藏精,贮存、封藏人身精气,主管人体生长、发育、生殖。肾主水,是水液代谢最重要的脏器;此外,肾有纳气功能,与肺协同维持正常呼吸。肾的病变主要表现为生长、发育、生殖功能障碍,水液代谢失常,呼吸功能减退,脑、骨、发、耳功能异常等。临床的主要表现有生长迟缓、早衰、脱发、耳鸣齿摇、阳痿不育、经闭不孕、肢体浮肿、气短气急等。肾病以虚证为多，常见的证型有肾阳虚证、肾阴虚证、肾精不足证、肾虚水泛证、肾气不固证等。

中医认为脾为后天之本，气血生化之源，脾胃同居中焦，若脾气虚，不能运化水谷精微于四肢肌肉，出现四肢乏力，久之可出现形体消瘦；脾虚不能运化水湿，水湿潴留，停聚而为痰浊。肥甘厚味蕴结于胃，日久则胃热，耗伤阴液则胃阴虚，阴虚则津液不能上承，故出现口干唇燥、渴欲饮水。《灵枢·经脉》云："胃足阳明之脉……其有余于胃，则消谷善饥。"

唐宋时期，医家对糖尿病的认识多承《黄帝内经》"肾虚内热"的观点，现代医家也提出，糖尿病病初之时，肾为主，肺脾次之。肾气虚，失于封藏、固摄，少火生气功能下降，水液不能正常蒸腾汽化，该升而降，有降无升，故尿多。子病及母，肾气虚致肺气虚，不能将吸入之清气下纳于肾，也不能将脾之水谷精微输布于全身，而发为消渴多食症状，出现糖尿病多饮、多食等症状。

对于甲状腺功能亢进的病机，历代医家也多从脏腑辨证论述。《杂病源流犀烛》曰："瘿之为病，其症皆隶五脏，其源皆由肝火。"皇甫谧在《针灸甲乙经》中论述："气有所结发瘤瘿。"现代医家余江毅教授认为，气滞、痰凝、血瘀是其主要病机，病位主要在肝脾，与心相关，肝郁则气滞，脾伤则气结，气滞则津停，痰气交阻，血行不畅，则气、血、痰壅结而成瘿病。

现代医学家王旭教授认为，甲状腺功能亢进症多始于肝气郁结，气郁生热，郁热伤阴。方朝晖教授认为，肝气郁滞，郁而化火，火旺浊痰，气滞痰热，交于颈前，表现为瘿肿。

（四）六经辨证

六经辨证体系根于《黄帝内经》，《伤寒杂病论》一书的完成标志着六经辨证体系的成形及应用于临床，随后，历代医家均有补充。六经辨证体系融合了八纲辨证、脏腑辨证、气血津液辨证，以及疾病发展、治法、方药在内的综合性临床辨证论治体系，可以说是所有辨证体系的基础，故有后世医家认为"六经阐百病"。

六经辨证论治方法，是东汉张仲景在《素问·热论》所谓"伤寒一日，巨阳受之……二日，阳明受之……三日，少阳受之……四日，太阴受之……五日，少阴受之……六日，厥阴受之……"的认识基础上，结合外感病的临床病变特点总结出来的，为中医临床辨证之首创，为后世种种辨证方法的形成奠定了基础。六经辨证将外感病发生、发展过程中所表现出的各种不同证候，

杏林笔录
XINGLINBILU
王素美学术思想及临证经验集

按疾病的不同性质分为三阳病证和三阴病证,实际上是以阴阳为纲,三阳指太阳病证、阳明病证、少阳病证,三阴指太阴病证、厥阴病证、少阴病证。通俗来讲,凡抗病力强、病势亢盛的是三阳病证;反之,抗病力衰减、病势虚弱的为三阴病证。

张仲景总结《黄帝内经》的医学理论、《周易》的哲理,认为"伤寒"病的发生、发展、预后存在着阴阳两种属性。于是,他先把复杂的"伤寒"病,根据表里、寒热、虚实的不同而一分为二,归属为阴阳两大证型。同时,将"伤寒"各类分属在六经病中。这样,再将整个"伤寒"病的治疗总分为阴阳两途:病见于阳的因阴不足而阳有余,在治疗上就投以清热方药,着重存阴;病见于阴的因阳不足而阴有余,在治疗上则投以辛热的方药,着重回阳。分则阴阳各三个层次:病见太阳的,治以汗法;病在阳明的,投以清下;病在少阳,法以和解;病在太阴的,投以温脾;病在少阴的,重在回阳;病在厥阴的,寒热并用。全论把整个复杂多变的"伤寒"病以六经统括,纲目清晰,自成体系,立三阴三阳之规矩,以求治病证之根本。

近年来,诸多医家结合古代文献,结合现代临床研究,认为六经辨证可以应用于糖尿病治疗,并且认为糖尿病主要与阳明、少阴、少阳、厥阴、太阴有关。在六经体质学框架内,最容易发生糖尿病的体质类型主要也与上述五经相对应的体质相关。

太阴消渴,太阴处于中焦之地,以脾土为主。脾主升清,运化水谷精液津液,与胃一升一降,为升降之枢纽。《侣山堂类辨·消渴论》曰:"有脾不能为胃行其津液,肺不能通调水道而为消渴者,人但知以凉润之药治渴,不知脾喜燥而肺恶寒……以燥脾之药治之,水液上升即不渴矣。"这段文字说明了太阴则肺脾失于对气血津液的生成与运行,太阴生化不足则导致津液不足,最终发展为太阴消渴。

少阴消渴,少阴为阴气衰弱,少阴经包括手少阴心经、足少阴肾经。少阴肾经属水,少阴心经属火,故少阴又被称为水火交济之地。因此,少阴病可定位为水火失常之病。少阴病可以有两种致病特点:一是少阴心肾虚寒,阳气失温煦,气化运行失常,导致津液停聚失运;二是少阴君火过盛,肾相火妄动,虚火煎熬津液,导致阴虚燥热伤津,而成少阴消渴。

厥阴消渴,厥阴作为六经中的最后一经,是阴极阳生、阴尽阳衰的意思,厥阴可定义为阴气将尽。《伤寒论》云:"厥阴之为病,消渴,气上冲心,心中疼热,饥而不欲食。"这揭示了厥阴消渴的机制,即厥阴将尽,肝火上炎,灼耗津液,可成消渴。同时,厥阴将尽,阴尽阳来,阳气较弱,津液气化不足,津液停滞不行,而致消渴。

少阳消渴,少阳包括手少阳三焦经、足少阳胆经,两经归两腑。中医认为,三焦为决渎之官,水道出焉,三焦通利水道,运输津液。三焦生理功能正常,津液才得以敷布全身。胆为中正之官,疏利一身之气机,其气机疏利,气机运动正常,津液才能正常运转。少阳为津液运转之枢,当枢机不利时,则津液不能上承,或下趋膀胱,致使津液运化失常而发为少阳消渴。《东垣试效方·消渴门》曰:"少阳渴,脉弦而呕者,小柴胡加瓜蒌汤主之。"这说明少阳可致消渴。

(五)卫气营血辨证

叶天士在《湿热论》中创卫气营血辨证,卫气营血辨证是六经辨证的发展,也是外感热病常用的辨证方法,它代表病证深浅的四个不同层次或阶段,用以说明某些温热病发展过程中的病情轻重、病变部位、各阶段病例变化和疾病的变化规律。这就是中医常说的"卫之后方言气,营之后方言血"的道理。

温病的发展,一般是按卫、气、营、血这四个阶段传变的。病在卫分或气分为病浅,病在营分或血分则为病深。"卫"主一身之表(体表的防卫力),是温热病的初期阶段。虽然由于季节和气候的不同,证候的表现亦不同,但都有其共同的主要证候,如风温、暑温、湿温、秋燥等表证,均有发热恶寒、热重寒轻、苔白、口微渴或不渴、咳嗽、脉浮或濡数等证候。气分证的出现多晚于卫分证,是温热病邪由表入里、阳热亢盛的里热证候,多由卫分证转化而来,病位较深。营分证为温热病邪内陷营阴的深重阶段,病位多在心与心包络,以营阴受损,心神被扰为特点。血分证为邪热深入血分而引起耗血动血的证候,是卫气营血病变的最后阶段,也是温热病发展演变过程中最为深重的阶段,累及脏腑,以心、肝、肾为主。

卫气营血四证反映了温病过程中病情浅、深、轻、重不同的四个层次,病证的传变规律一般由卫分开始,依次逐渐加深传入气分、深入营分、血分。卫气营血的传变过程体现了病邪由表入里、由浅入深,病情由轻而重的发展趋势。因此,运用卫气营血辨证,抓住各个阶段的证候特点,就可从总体上把握外感温热病的病机演变规律。但由于所感病邪性质有别,患者体质强弱及反应各异,以及治疗可否及时恰当,临床上又有不少特殊情况。如有的病在卫分、气分,经治疗邪从外解而病愈,不再内传营、血;或初起不见卫分证,一发病即在气分,甚至径见病入营血之证;或卫分证未罢,又兼见气分证而致"卫气同病",甚至气分证尚在,同时出现营分证或血分证,而成"气营两燔"或"气血两燔"。更有严重者,热邪充斥表里,遍及内外,出现卫气营血同时受累的局面。因此,卫气营血四个阶段的划分不是绝对的,而是四证互有联系,错杂出现;既有病程发展的一般规律,又有病情变化的特殊形式。

(六)三焦辨证

三焦辨证为清代温病学家吴鞠通所确立,但其理论渊源可以上溯到《黄帝内经》。历代对三焦的认识不尽相同,但大多以上、中、下三焦划分人体上、中、下三个部分,即横膈以上的胸部为上焦,包括心、肺两脏;横膈以下、脐以上的脘腹部为中焦,内居脾胃;脐以下为下焦,包括小肠、大肠、肝、肾和膀胱等。汉代张仲景在《伤寒论》《金匮要略》中即论述过三焦病证,其后历代医家有所发挥,但尚未构成完整的体系。清代吴鞠通著《温病条辨》,三焦辨证得以确立。他根据《黄帝内经》有关三焦部位的概念,结合温病发生、发展变化的一般规律,以及病变累及三焦所属脏腑的不同表现,以上焦、中焦、下焦为纲,以温病病名为目,将六经、脏腑及卫气营血辨证理论贯穿其中,重点论述三焦脏腑在温病过程中的病机变化,并以此概括证候类型,按脏腑进行定位、诊断和治疗,创立了三焦辨证这一温病辨证纲领。

1.上焦病证

温病由口鼻而入,鼻通于肺,故温病开始即出现肺卫受邪的症状。温邪犯肺以后,有两种传变趋向:一种为顺传,病邪由上焦传入中焦,出现脾胃经的证候;另一种为逆传,从肺卫传入心包,出现邪陷心包的证候。上焦病证的临床表现为发热、微恶风寒、自汗、口渴或不渴而咳、午后热甚、脉浮数或两寸独大,治宜辛凉解表,方用银翘散、桑菊饮等。

2.中焦病证

温病顺传到中焦,则见脾胃之证。胃喜润恶燥,邪入中焦而从燥化,则出现阳明经(胃、大肠)的燥热证候;脾喜燥而恶湿,邪入中焦而从湿化,则见太阴(脾)的湿热证候。中焦病证的临床表现为阳明燥热,则面红目赤、发热、呼吸俱粗、便秘腹痛、口干咽燥、唇裂舌焦、苔黄或焦黑、脉沉实;太阴湿热,则面色淡黄、头胀身重、胸闷不饥、身热不扬、小便不利、大便不爽或溏泄、舌苔黄腻、脉细而濡数。阳明燥热,则通腑泄热,方用三承气汤;太阴湿热,则清热化湿,方用三仁汤。

3.下焦病证

温邪深入下焦,多为肝肾阴伤之证。临床表现为身热面赤、手足心热甚于手背、口干、舌燥、神倦耳聋、脉象虚大;或手足蠕动、心中憺憺大动、神倦脉虚、舌绛苔少,甚至时时欲脱。治宜滋阴潜阳,方用加减复脉汤、三甲复脉汤等。此外,三焦病证亦可以相兼互见。如湿温初起,多上、中二焦同时发病。

以三焦理论阐释消渴病病变机制者,首推唐代孙思邈,其在《备急千金要方》提到"凡积久饮酒,未有不成消渴……遂使三焦猛热",指出三焦热是消渴的病机,并根据不同脏腑的虚实热证提出不同的治法。唐代医家王焘所著《外台秘要方》记载了三焦辨证方法,分别以"口渴多饮""饥饿多食""小便频数"三症作为上、中、下三焦消渴证。刘完素与朱丹溪均认为:消渴之疾为三焦受病,有上消、中消和肾消,分别对应上、中、下三焦,其所对应的脏腑为肺、胃、肾。他们认为上焦、中焦病机均是由于燥和热。刘完素在《素问病机气宜保命集·消渴论》提出,上焦烦渴治宜辛甘润肺,可用蜜煎生姜汤;中消为热结也,可予甘辛降火之剂,宜顺气散。

(七)经络辨证

经络辨证,是以经络学说为理论依据,对患者所反映的症状、体征进行综合分析,以判断病属何经、何脏、何腑,并进而确定发病原因、病变性质及其病机的一种辨证方法。划分病变所在的经络病位,源于《黄帝内经》,后世多有发挥。《灵枢·经脉》载有十二经病证。奇经八脉病证则以《素问·骨空论》《难经·二十九难》及李时珍《奇经八脉考》论述甚详,至今仍为经络辨证的主要依据。

经络分布周身,运行全身气血,联络脏腑肢节,沟通上下内外,使人体各部分相互协调,共同完成各种生理活动。当人体患病时,经络又是病邪传递的途径。外邪从皮毛、口鼻侵入人体,首先导致经络之气失调,进而内传脏腑。反之,如果脏腑发生病变,同样也循经络反映于体表,在体表经络循行的部位,特别是经气聚集的腧穴之处,出现各种异常反应,如麻木、酸胀、疼痛,对冷热等刺激的敏感度异常,或皮肤色泽改变等,由此辨别病变所在的经络、脏腑。

各经病证包括经脉循行和所属脏腑的病变。它们的临床表现有三个特点:一是经脉受邪,经气不利,出现的病症多与其循行部位有关,如足太阳膀胱经受邪,可见项背、腰脊、腘窝、足跟等处疼痛;二是脏腑病候与经脉所属部位的症状相兼,如手太阴肺经病证可见咳喘气逆、胸满、臑臂内侧前缘疼痛等;三是一经受邪可影响其他经脉,表现多经合病的症状,如脾经有病可见胃脘疼痛、食已作呕等胃经病症,足厥阴肝经受病可见胸胁满、呕逆、飧泄、癃闭等病症。

奇经八脉为十二正经以外的八条经脉,即冲、任、督、带、阳维、阴维、阳跷、阴跷诸脉。奇经八脉具有联系十二经脉,调节人体阴阳气血的作用。奇经八脉的病证,由其所循行的部位和所具有的特殊功能所决定。其中,督脉总督一身之阳,任脉总任一身之阴,冲脉为十二经之海,三脉皆起于下极而一源三歧,与足阳明胃经、足少阴肾经联系密切,因此冲、任、督脉的病证常与人的先天、后天真气有关,并常反映为生殖功能的异常。带脉环绕腰腹,其病常见腰脊绕腹而痛、子宫脱垂、赤白带下等。阳跷为足太阳之别,阴跷为足少阴之别,能使机关跷健,其病多表现为肢体痿痹无力、运动障碍。阳维脉起于诸阳会,以维系诸阳经,阴维脉起于诸阴交,以维系诸阴经,所以为全身之纲维。阳维脉为病,多见寒热;阴维脉为病,多见心胸、脘腹、阴中疼痛。奇经八脉病证与十二经脉也有密切关系,尤其是冲、任、督、带所见病证,与肝、脾、肾诸经尤为密切。"冲为血海,任主胞胎",说明冲任为病,与月经、胎妊相关。冲、任、督同起胞中,"一源而三歧",均与生殖有关。因此,临床常用"调理冲任"以治月经病,用"温养任督"以治生殖机能衰退等。

第四节 防治原则

防治原则是预防和治疗疾病原则的总称。它是在中医整体观念和辨证论治精神的指导下,对疾病预防和治疗所制定的基本准则,是中医基础理论的重要组成部分。中医学强调预防为主,主张未病之先,要注意养生和预防病邪侵害;已病之后,要根据病情采取积极、有效的措施,防止疾病的传变,促使疾病痊愈,并防止其复发。这种防治结合、以防为主的防治思想和原则,对控制疾病的发生、发展和传变具有重要指导意义。

一、预防原则

预防原则是指根据疾病发生、发展和传变的规律,确定防止疾病发生、发展和传变的准则。中医学历来重视预防,《黄帝内经》即提出了"治未病"的预防思想,对后世预防医学的形成和发展具有重要的影响。治未病是指采取一定的措施,预防疾病的发生和传变。预防原则主要包括未病先防、既病防变和病后防复。

(一)未病先防

《丹溪心法》提出:"是故已病而后治,所以为医家之法;未病而先治,所以明摄生之理。"未病先防,即在未病之先,采取各种措施,以防止疾病发生。未病先防旨在提高抗病能力,防止病邪侵袭,主要包括养生和防止邪气侵袭两个方面。

1.养生

养生,又称"道生""摄生""养性"等,即保养生命,其目的在于指导人们通过各种调摄保养措施,增强体质、减少疾病、延缓衰老、健康长寿。

(1)天人合一,顺时养生。《素问·宝命全形论》载:"人以天地之气生,四时之法成。"生、长、壮、老、已是生命发展的必然规律,顺应自然,尽养天年是养生的基本规律。自然界有四时的生长收藏,人的生命有生长、衰老。人的生命活动的变化规律和自然界的变化规律是息息相通的,自然界的变化,如季节气候、昼夜晨昏、地域位置等都可以影响人的生命活动,人体内也会因此而产生相应的变化,以适应外部环境,这种自然界和人相应的思想就是天人相应的整体观。《素问·六节藏象论》记载"天食人以五气,地食人以五味",说明了天、地、人之间的相互关系。《素问·上古天真论》记载上古之人能度百岁而动作不衰,是因为上古之人能做到"法于阴阳,合于术数,食饮有节……故能尽终其天年"。其中,"法于阴阳"即是顺应自然界寒暑往来的阴阳变化规律。在众多的养生原则中,"法于阴阳"位居其首。由此可知古人对顺时养生的重视程度之高。

《素问·四气调神大论》曰:"夫四时阴阳者,万物之根本也。所以圣人春夏养阳,秋冬养阴,以从其根。"原文论述了春生、夏长、秋收、冬藏的特点,又指出在不同的季节里,人们的形体锻炼、起居、情志都有不同的要求。如要求人们在天地俱生、万物已荣的春三月夜卧早起,披发缓行,广步于庭以顺应少阳春生之气;在情志上要做到志意生发,适应万物的生发之气,以达到养肝的目的,使其生发、调达、舒畅。在天地气交的夏三月则告诫人们注意情绪,不要轻易动怒,保持旺盛的精力,顺应阳盛的夏季以养心。而在天气以急、地气以明的秋三月,则要求在起居上做到早卧早起,早卧以顺应秋收之气,情志上则要收敛神气,无外其志,无不体现秋"收"的特点,达到养肺的目的。在水冰地坼的冬三月则要求人们早卧晚起,使志若伏若匿,若有私意地"藏",顺应冬藏之性而养肾。人们顺应四季阴阳消长的变化则"苛疾不起",反之则"灾害生"。故有"从阴阳则生,逆之则死,从之则治,逆之则乱"。

(2)调神养生。《素问·阴阳应象大论》曰:"人有五脏,化五气,以生喜怒悲忧恐。"人的情志变化以五脏为场所,且以五脏之气为物质基础。疾病的发生不仅与自然界息息相关,与人的精神情志也联系密切。人有七情六欲,这些与人体的脏腑气血密切相关。五脏功能失常易致七情异常,而七情太过也会直接影响五脏之气,即"喜怒伤气"。

杏林
笔录
XINGLINBILU

王素美学术思想及临证经验集

《素问·生气通天论》曰"大怒则形气绝，而血菀于上，使人薄厥"，《素问·举痛论》曰"怒则气上，悲则气消，恐则气下"，不良情志会引起相应脏腑气机的失调，从而导致不同疾病的发生。

《素问·上古天真论》曰"恬淡虚无，真气从之，精神内守，病安从来"，指出保持思想娴静、无欲无求有利于人体真气的运行。故要求人们做到"志闲而少欲，心安而不惧"，才能"气从以顺"。《素问·阴阳应象大论》曰："圣人为无为之事，乐恬憺之能，从欲快志于虚无之守，故寿命无穷，与天地终。"因此，要注意保持思想娴静，做到心无杂念，内无所蓄，外无所逐。《千金要方》指出："故欲不节则精耗，精耗则气衰，气衰则病至，病至则身危。"《灵枢·本神》曰："心怵惕思虑则伤神，神伤则恐惧自失……毛悴色夭，死于冬。"可见，思、欲太过都可致人的精神损耗而危及人们的健康，因此，要淡泊宁静，达到寡欲以养精，寡言以养气，寡思以养神的效果。

《诸病源候论·妇人杂病诸候三·瘿候》中记述："瘿病者，是气结所成……忧恚思虑……结宿所生。"忧为忧愁，属肺志，悲忧过甚，可伤肺气，肺宣发肃降失调，气机不利，或上冲于颈，气滞于颈前，发为瘿病；恚为愤怒，属肝志，老百姓常言"气得肝疼"，即怒由肝之气所化，大怒不解，可伤肝气，肝气憋闷，不得疏通发泄，气机失于通畅，或上逆于颈，气滞于颈前，发为瘿病；思虑，属脾志，思虑活动以气血为物质基础，而脾为气血生化之源，故脾的功能常与思虑活动相互影响，思索过甚，或思而不得，可影响脾气的运化，导致脾气的郁结，痰气相搏，阻于颈前，终发瘿病。故调畅情志可预防瘿病的发生。

（3）饮食有节。食物是人类赖以生存的物质基础，而这物质基础在人体内的生化、传输，主要由被称为"后天之本"的脾胃来完成。历代医家十分重视饮食有节、顾护脾胃。李东垣认为："饮食自倍，则脾胃之气既伤，而元气不能充，而诸病之所由生也。"张景岳认为："土气为万物之源，胃气为养生之主……有胃则生，无胃则死。"由此可见，胃气的强弱是人体生命活动的根本。

《素问·生气通天论》说："阴之所生，本在五味。"其认为五脏之精，生于五味，调和饮食，则可以补益精气，强调调和饮食是获取长寿的根本措施之一。《素问·生气通天论》载述："味过于酸，肝气以津，脾气乃绝；味过于咸，大骨气劳，短肌，心气抑；味过于甘，心气喘满，色黑，肾气不衡；味过于苦，脾气不濡，胃气乃厚；味过于辛，筋脉沮弛，精神乃央。"进一步阐明饮食偏嗜确为养生之大忌。

《素问·奇病论》曰:"夫五味入口,藏于胃,脾为之行其精气,津液在脾,故令人口甘也。此肥美之所发也,此人必数食甘美而多肥也,肥者令人内热,甘者令人中满,故其气上溢,转为消渴。治之以兰,除陈气也。"明确指出了消渴的成因和治疗方法,其成因有两个前提,即饮食和体形肥胖,其中饮食的因素是主因。

(4)起居有常。起居的内容较多,包括劳作、休息、居住环境、衣着等。起居有常是指要有规律的生活方式,要根据四时的气候变化和自身的实际情况进行调节。中医认为,一日之内,随着昼夜晨昏、阴阳消长的变化,人体的阴阳气血也在进行相应的调节以与之相适应。人体的阳气白天运行于外,推动着人体的脏腑器官进行各种功能活动。一年四季具有春温、夏热、秋凉、冬寒的特点,生物体也相应具有春生、夏长、秋收、冬藏的变化。人体在四季气候条件下生活,也应顺应自然界的变化而适当调节自己的起居规律。

2.防止邪气侵袭

邪气是导致疾病发生的重要条件,是危害人体健康的主要因素。因此,防止邪气的传播和侵害,是未病先防的重要内容之一。防止邪气侵害要避免六淫、疫疠、七情、饮食、劳逸等致病因素的侵袭。

(二)既病防变

既病防变,是指在疾病发生初期,采取积极的诊断和治疗措施,以防止疾病的发展和传变。

1.早期诊治

《素问·阴阳应象大论》说:"邪风之至,疾如风雨,故善治者治皮毛,其次治肌肤,其次治筋脉,其次治六腑,其次治五脏。治五脏者,半死半生也。"这说明了早期诊治的重要性。疾病初期,病情轻浅,正气未衰,易于治疗。若不及时诊治,病邪由表入里,由浅入深,正气日渐耗损,病情愈加复杂和重笃。因此,早期诊治是治愈疾病的关键,对预防疾病传变、恶化具有重要意义。外邪初袭人体,病情轻浅,若不及时诊治,病邪会由表入里,病情由轻变重,则治难矣。

2.控制疾病传变

任何疾病的发展传变均有其自身的规律。因此,根据各种疾病的发展和传变规律,截断疾病的传变链,防止疾病的发展与恶化,是控制病情发展的重要措施,《金匮要略》有"见肝之病,知肝传脾,当先实脾"之说,即治肝之病宜先调理脾胃,使脾气旺盛,以防肝病传脾,控制肝病的传变。又如叶天士提出"先安未受邪之地",在治疗温热病胃阴虚证时,往往顾及肾阴,在甘寒养胃方药中加入咸寒滋肾之品,以防肾阴受到损伤。

(三)病后防复

《诸病源候论·伤寒病后令不复候》云:"复者,谓复病如初也。"所谓"病后防复",是指在病愈或病情稳定之后,采取巩固性治疗或预防性措施防止疾病的复发。某类疾病具有反复发作的临床特点,如何预防这些疾病的复发是"治未病"的一个重要方面。一般来说,患者初愈后大多虚弱,应针对患者气血衰少、津液亏虚、脾肾不足、血瘀痰阻等病理特点,采取综合治疗措施,促使脏腑气血功能恢复正常,务必达到除邪务尽、病不复发之目的。

食复、药复、气候、精神、地域等因素均可造成疾病的复发。因此,中医提出了祛邪务尽、防劳复、防食复、防房复等有效措施。《素问·热论》言:"病热少愈,食肉则复,多食则遗,此其禁也。"

二、治疗原则

治疗原则简称"治则",是治疗一切疾病必须遵循的准则。它是在整体观念和辨证论治思想指导下制定的,对临床治疗立法、处方、用药具有普遍指导意义。

(一)治病求本

治病求本,就是寻求疾病的根本病因,并对此进行治疗。这是整体观念和辨证论治思想在中医治疗学中的体现,也是中医治疗一切疾病所必须遵循的准则。

"阴平阳秘,精神乃治""阴阳乖戾,疾病乃起"。阴阳失调是人体失去生理状态而发生病理变化的根本原因,治疗疾病就要解决阴阳失调的矛盾。因此,治病求本,"本"者本于阴阳之谓,即治病必须追究疾病的根本原因,审查疾病的阴阳逆从,而确定治疗方法。"故凡治病者,在必求于本,或本于阴,或本于阳,知病之所由生而直取之,乃为善治。"(《医门法律·卷一》)

治病求本的内容包括正治与反治、标本论治。

1.正治与反治

(1)正治:就是逆疾病表象(症状和体征)而治,又称"逆治",适用于疾病本质和表象一致的病证,如热证出现热象,寒证出现寒象,虚证出现虚象,实证出现实象等。因其所用药物的寒热补泻性质、作用趋向等与疾病的表象相反,所以称为"逆治"。正治主要包括寒者热之、热者寒之、虚者补之、实者泻之。

（2）反治：就是顺从疾病表象而治，也称"从治"，适用于病情复杂，疾病的本质和表象不完全一致，甚至出现某些假象的病证。如热证出现寒象，寒证出现热象，虚证出现实象，实证出现虚象等。因其所用药物的寒热补泻性质、作用趋向等与疾病的表象相同，所以称为"从治"。反治主要包括热因热用、寒因寒用、塞因塞用、通因通用。

正治与反治不同。正治是逆其疾病表象而进行的常规治疗，适用于疾病本质和表象一致的病证；反治是顺从疾病表象而治的反常规治疗，适用于病情复杂，疾病的本质和表象不完全一致，甚或出现某些假象的病证。正治与反治又有共同点，即两者均是针对疾病的本质而治，所以同属"治病求本"的范畴。

2.标本论治

（1）标本的含义："标"与"本"是两个相对的概念，标本即事物的本质和现象。一般而言，本是疾病的主要矛盾或矛盾的主要方面，标是疾病的次要矛盾或矛盾的次要方面。在疾病过程中，标本随疾病发展变化的具体情况而定。如正气与邪气，正气为本，邪气为标；病因与症状，病因为本，症状为标；先病与后病，先病为本，后病为标等。

（2）标本论治的应用：《景岳全书》写道："万物皆有本，而治病之法，尤唯求本为首务。所谓本者，唯一而无两也。盖或因外感者，本于表也；或因内伤者，本于里也；或病热者，本于火也；或病冷者，本于寒也；邪有余者，本于实也；正不足者，本于虚也。但察其因何而起，起病之因，便是病本。"在中医治疗中，以标本分，病因属本，症状属标，因此"治病求本"中的"本"也可作"起病之因"解。因此，治疗疾病必须针对病因。证有标本主次之异，治疗有先后缓急之别。因此，只有掌握疾病的标本，才能抓住治疗的关键，或治标，或治本，或标本兼治。

1）缓则治其本：在慢性疾病或急性疾病病势缓和的恢复期，应当针对本病进行治疗。此多指标病源于本病，本病治愈，标病亦随之而愈。如肺痨咳嗽，其肺肾阴虚为本，咳嗽为标，治疗当以滋补肺肾。

2）急则治其标：若标病急骤，病情危重，影响本病治疗或生命延续时，应先治标病。如大失血的患者，都要采取紧急措施止血以治其标，待血止、病情稳定后再探求失血的根本原因以治其本。可见，急则治其标，是在应急情况下的权宜之计，可为治疗本病创造有利条件，最终目的是更好地治本。此外，某些慢性病患者，原有宿疾，又复感邪，宿疾为本，新感为标。此时标病虽不危急，但若不先治标，将影响本病的治疗，故应先治新感，再治宿疾。

杏林笔录
XINGLINBILU
王素美学术思想及临证经验集

3)标本兼治:标病和本病并重,或标本均不危急时,当标本兼治。如气虚感冒,气病为本,感冒为标,此时单纯益气,易使邪气留滞,感冒不愈;若单纯解表,则更伤正气,只有益气解表,标本同治,才能有效。可见,标本兼治主要是针对表里同病、虚实错杂等复杂病证而设。如消渴之症,以阴虚为本,燥热为标,而治疗时多用滋阴润燥之法。

(二)扶正祛邪

邪正盛衰的变化,决定疾病的进退,邪盛正衰则病进,正胜邪却则病退。要改变疾病过程中邪正双方的力量对比,促使疾病向痊愈方向转化,就要扶助正气,或祛除邪气。

1.扶正与祛邪的含义及关系

扶正,就是扶助正气,增强体质,提高机体抗邪及康复能力,主要用于各种虚证,即"虚则补之"。凡益气、养血、滋阴、温阳等治疗方法,均是在扶正治则指导下确立的。

祛邪,即祛除邪气,消解病邪的侵袭和损害,适用于各种实证,即所谓"实则泻之"。凡发汗、涌吐、攻下、消导、化痰、活血、散寒、清热、祛湿等治疗方法,均是在祛邪治则指导下确立的。

扶正与祛邪是相互为用、相辅相成的两个方面。扶正增强了正气,有助于抵御或驱逐病邪,即"正盛邪自祛";祛邪可消除致病因素,有利于保存或恢复正气,即"邪去正自安"。所以,扶正即可祛邪,祛邪亦可扶正。因此,临证必须详细分析邪正力量的消长情况,或扶正,或祛邪,或扶正与祛邪同时应用。

2.扶正祛邪的应用

一般情况下,扶正用于虚证,祛邪用于实证。若为正虚邪实的虚实错杂证,则应扶正祛邪并用,但这种兼顾仍要注意分清虚实的主次缓急,以决定扶正祛邪的主次、先后。

扶正适用于以正气不足为主要矛盾的虚证,当用补益之法。祛邪适用于以邪气盛实为主要矛盾的实证,当用攻泻的方法。

扶正兼祛邪,适用于正虚为主、邪盛为辅的病证。祛邪兼扶正,适用于邪盛为主、正虚为辅的病证。正虚邪实,且正气不耐攻伐的病证,当先用补法扶正,待正气恢复到能承受攻伐时,再攻其邪。邪盛正虚,邪气亟待祛除,而正气尚耐攻伐的病证,当先攻泻以祛除邪气,而后再行调补。

中医认为,糖尿病患者通常具有起居无常、嗜食肥甘、正气内虚、津液代谢异常的现象。阴邪通常为寒、水、湿,阳气运行之通道通常不畅,因此正虚邪滞为其主要中医病机。结合中医病机分析结果,可采取固护中气,扶助阳气,填补阴精,以滋化源的方法进行扶正,可采取外散寒水,下利水湿,开郁逐寒的方法以祛邪。

（三）调整阴阳

疾病发生的根本机制在于阴阳失调。因此,调整阴阳,使之重新恢复平衡协调,是治疗疾病的基本原则。

1.损其有余

损其有余,就是削减亢盛有余的阴邪或阳邪,以治疗阴或阳偏盛的病证。阳盛引起实热证,治疗应"热者寒之";阴盛引起实寒证,治疗应"寒者热之"。

2.补其不足

补其不足,就是补充阴或阳的不足,以治疗阴或阳偏衰的病证。阳虚之证治疗应滋阴以制阳,即所谓"壮水之主,以制阳光"。阳虚之证治疗应补阳以制阴,即所谓"益火之源,以消阴翳"。阴阳两虚者,当阴阳双补,同时分清阴阳虚损的先后主次,从而决定滋阴和补阳的主次。阳损及阴者,应注意"阴中求阳",即在补阳的基础上辅以滋阴之品;阴损及阳者,应注意"阳中求阴",即在滋阴的基础上辅以补阳之品。

此外,由于阴阳含义的相对性,疾病的各种病理变化均可用阴阳失调加以概括。因此,从广泛意义上讲,解表攻里、越上引下、升清降浊、寒热温清、虚实补泻、调理脏腑及调和气血等,均属调整阴阳的范围。

（四）调和气血

气血是维持人体生命活动的基本物质,也是脏腑、经络等一切组织器官功能活动的物质基础。气血周流全身,循行有度,以调和流通为贵。故《素问·调经论》说:"血气不和,百病乃变化而生。"因此,调和气血是治疗疾病必须遵循的重要原则之一。

1.调气

调气包括补气和调理气机两个方面。补气适用于气虚证。人体之气来源于先天之气、水谷精气和自然界清气,依赖肾、脾、胃和肺等脏腑的气化功能生成。凡先天禀赋不足,后天营养匮乏以及肾、脾胃和肺等脏腑功能失调,均可导致气虚。因此,补气主要为补益肾、脾、胃和肺。又因脾、胃在后天之气的生成过程中起着关键性作用,故补气尤重视脾、胃之气。

《医学心悟·三消》从补气角度论治消渴,提出"治上消者,宜润其肺,兼清其胃""治中消者,宜清其胃,兼滋其肾""治下消者,宜滋其肾,兼补其肺"。

历代医家在治疗消渴之时也多重视补益肺、脾、肾三脏。

调理气机是指调理气的升、降、出、入运动。《素问·六微旨大论》中提道:"故非出入,则无以生长壮老已;非升降,则无以生长化收藏。是以升降出入,无器不有……故无不出入,无不升降。化有小大,期有近远,四者之有,而贵常守,反常则灾害至矣。"说明气机升降在疾病的发生发展中发挥着重要作用。

脾气不升,胃气不降,水谷壅滞中焦,水液不化则内生痰湿,痰湿是消渴的重要病因。脾不升清,津液无以上乘则口渴;脾不升清,水谷精微无以滋养全身,则肢体瘦消;脾不升清则清窍不明,患者头昏健忘,精神不振;脾不升清,津液郁滞成湿,湿性黏腻重着,则肢困体乏。可见,脾的气机失调乃消渴病发病的关键所在。肾主纳气、藏精、藏神,主管着人体最精微物质的收藏。可见肾气的主要气机为"入"。肾气当藏而不藏,则精微尽散,肌肉不充。肾气不藏,小便失于固摄,则多尿,后期肾不藏水液精微,泛溢四肢则肿,肾不纳气则喘。可见肾的封藏功能对消渴病的发病、进展均有决定性作用。《素灵微蕴·消渴解》曰:"消渴之病,则独责肝木。"肝气不舒,即气机中出的功能不良,内郁化火,以火热的形式而出,此时则出现火热灼津耗液,则口渴引饮、多食易饥。《沈氏尊生书》指出:"三消之由,上消肺也,由肺家实火。"可见,肺在消渴病的发病过程中是非常重要的一个器官。肺气失宣,则津液的输布必出问题:一则水液无以宣发上乘,则口干;二则水液无以宣发而下行,则多溲;三则水谷精微无以宣发至百骸,外则皮肤失养而干燥,内则形体失养而消瘦。由此可见,调畅脏腑气机也是治疗消渴的关键。

2.和血

和血包括补血、凉血、活血三个方面。补血适用于血虚证。由于血源于水谷之精微,依赖脾、胃、心、肾、肝等脏腑的共同作用生成。又因脾胃为气血生化之源,在血的生成过程中起着关键性作用,故补血尤为重视对脾胃的调养。

凉血适用于血热证。血热有虚实之分,外感内伤之别,临床可表现为发热、出血、心神不宁等多种复杂的症状。因此,临证要灵活应用。因血热而致高热者,应凉血清热;血热妄行出血者,当凉血止血;血热扰心者,应凉血宁神。

活血适用于血瘀证。血瘀可由多种原因生成。凡血寒、血热、气虚、气逆、阴虚、出血、七情过激、跌仆损伤等,均可导致血瘀。因此,临证要灵活应用。血寒致瘀者,应温经散寒止血;气虚致瘀者,应补气活血。历代医家认为,瘀可致消渴,《内经·灵枢五变》曰:"怒则气上逆,胸中蓄积,血气逆流,髋皮充肌,血脉不行。转而为热,热则消肌肤,故为消瘅。"这段文字指出气滞血瘀、化热伤津耗阴可致消渴。消渴病应辨证论治,标本兼治,补泻兼顾,综合治疗,但活血化瘀贯穿始终,大多治消渴方药均不同程度地应用了活血化瘀通络之品。

3.调和气血关系

气血关系密切,互根互用,故在病理上常相互影响,或气病及血,或血病及气等。因此,要调和气血关系。气能生血、行血、摄血,故理气当辅以理血。

血能养气,血可载气,故理血应佐以理气。

(五)三因制宜

根据患病时间、地域、机体条件等因素,考虑用药原则,为因时、因地、因人制宜,总称"三因制宜"。中医学认为,疾病的发生、发展与转归,受体内外多种因素的影响。因此,治疗疾病必须考虑时令气候、地理环境和患者的个体差异等因素,根据具体情况,选择适宜的方法。

1.因时制宜

"人以天地之气生,四时之法成",人体的生命活动随自然界气候、季节变化而出现相应的节律变化,如人体阴阳盛衰变化、气血运行、脉象波动,无不与四时季节、气候密切相关。因时制宜便是根据时令气候特点考虑治疗用药的原则。四时寒热温凉的变迁,对人体的生理、病理均有影响,所以治疗用药应随气候变化而有所区别。如春夏季节,气候由温渐热,阳气升发,人体腠理疏松开泄,应慎用麻黄、桂枝等发汗力强的辛温发散之品,以免开泄太过,耗伤气阴;秋冬季节,气温由凉变寒,阴盛阳衰,人体腠理致密,阳气内敛,应慎用石膏、薄荷等寒凉之品,以防损伤阳气。李东垣也提出"冬不用白虎,夏不用青龙"的用药原则。

2.因地制宜

根据不同的地域环境特点,考虑治疗用药的原则,称因地制宜。由于地域环境、气候条件和生活习惯各异,人的体质和病变特点也不相同。明代吴有性《温疫论》曰:"西北高厚之地,风高气燥,湿证希有;南方卑湿之地,更遇久雨淋漓,时有感湿者。"因而治疗用药应根据当地的具体情况有所区别。张景岳阐释《素问·五常政大论》"西北之气散而寒之,东南之气收而温之"的因地制宜策略,指出"西北气寒,气固于外,则热郁于内,故宜散其外寒,清其内热。东南气热,气泄于外,则寒生于中,故宜收其外泄,温其中寒。此其为病则同,而治则有异也"。

3.因人制宜

根据患者的年龄、性别、体质、生活习惯、职业特征等不同特点,考虑治疗用药原则,称因人制宜。

不同年龄的人,其生理功能和病理变化各有特点。《灵枢·逆顺肥瘦》指出:"年质壮大,血气充盈,肤革坚固,因加以邪,刺此者深而留之……婴儿者,其肉脆,血少气弱,刺此者,以毫针,浅刺而疾发针,日再可也。"这说明年龄不同,治亦不同。老年人气血衰少,生机减退,患病多虚证或虚实夹杂证,治疗时应多用补法。即使有邪实须攻,亦应注意选药不宜过峻,药量不宜过大,时间不宜过久;小儿生机旺盛,但气血未充,脏腑娇嫩,易寒易热,易虚易实,故治小儿病,用药量宜轻,不宜峻补或峻泻。

男女性别不同,各有其生理特点,特别是女子有经、带、胎、产等情况,治疗用药尤须注意。如妊娠期,禁用或慎用峻下、破血、滑利、走窜伤胎或有毒药物,产后又应考虑气血亏虚、哺乳及恶露等情况。

不同体质,不仅对发病有直接影响,而且对药物治疗的反应也有差异。《灵枢·通天》根据人的阴阳之气的盛衰,将人分为五态,即"盖有太阴之人,少阴之人,太阳之人,少阳之人,阴阳和平之人。凡五人者,其态不同,其筋骨气血各不等",并根据五态的不同特点,提出了"审有余不足,盛则泻之,虚则补之,不盛不虚,以经取之"的治疗原则。《灵枢·卫气失常》认为,人的体质分为"膏者""肉者""脂者"三种类型,在治疗上又强调了"必别其三形,血之多少,气之清浊,而后调之,治无失常经"。以上引文分别阐述了人的不同体质类型,以及在治疗时应首先辨别不同类型的体质,掌握各型之人气血的清浊盛衰,根据虚实进行调治,即因人用药施治。此外,精神状态、职业特点、工作条件、居住环境等也与某些疾病的发生有关,诊治时也应注意。

第二章　专家学术思想

第一节　久消必瘀，瘀血阻络

王素美教授针对糖尿病及其并发症，如糖尿病肾病、糖尿病眼病、糖尿病周围神经病、糖尿病周围血管病等，提出将"久消必瘀、瘀血阻络"作为消渴及消渴变证的基本病机，根据"异病同治"的理论，对消渴变证采取以"活血化瘀"为基础，"动补兼施、通补并行"的辨证施治模式，在临床用药中，体现动静结合。

消渴病是临床常见病和多发病，历来为医家所重视，随着人们生活水平的提高，其发病率正逐年增加。消渴病之病名最早见于《黄帝内经》，《黄帝内经》指出内热为消渴病的重要病机，《金匮要略》进一步提出治疗消渴病的方剂——肾气丸。随着时间的推移，后世医家对消渴病的认识和了解不断深入，气阴两虚、燥热偏盛的基本病机是历代医家的共识。随着病程的延长，由阴虚燥热所变生的瘀血阻滞证越来越引起重视，如消渴病阴损及阳，阳虚阴寒凝滞所致瘀血；血燥热偏盛，灼伤津液所致瘀血等。

一、临证经验

王素美教授结合自己多年的临证经验，对消渴病瘀血证的认识不断深入，提出了消渴病气虚血瘀、阴虚血瘀、气滞血瘀、热盛血瘀、阳虚血瘀、痰湿血瘀等瘀血变证，更是将活血化瘀贯穿于消渴病瘀血证的整个治疗过程中。

（一）气虚血瘀

《灵枢·邪客》指出"宗气积于胸中，出于喉咙，以贯心脉"；张锡纯指出宗气"不但为全身诸气之纲领，并可为全身血脉之纲领"，宗气维持血脉的正常功能；《灵枢·刺节真邪》指出"宗气不下，脉中之血，凝而留止"；《诸病源候论》曰"血之在身，随气而行，常无停积，若因堕落损伤，即血行失度……皆成瘀血"，说明气是血液运行的原动力，气之推动作用对维持血液正常运行有重要性，如果气不足，气的推动作用就会减弱，血液运行无力，此为瘀血形成的前提。结合现代医学研究成果，在2型糖尿病中，85％的患者肥胖或超重，90％伴有高血压或高血脂，中医有"肥者多气虚"之说，所以气虚为消渴病的重要特点。现代医学认为，消渴病血液流变学的变化自消渴病无症状期已有，可见血瘀也是消渴病的重要特点。消渴病病机之气虚血瘀中气虚是本，血瘀为标。在消渴病无症状期及消渴病病程中，血管出现内皮功能障碍，血管内皮表达和分泌血管活性物质异常，如抗凝、凝血、纤溶等功能异常，组织因子途径抑制物、组织型纤溶酶物质异常原激活物、一氧化氮等分泌减少，而内皮素、组织因子、纤溶酶原激活物抑制因子等分泌增多，使消渴病血管内皮处于一种慢性炎症状态，气虚正是这种慢性炎症的本质，而这种慢性炎症状态的存在正是产生瘀血的重要条件。

（二）阴虚血瘀

阴虚血瘀是指因人体精血津液亏少，导致血液运行不畅，甚至凝滞的病理状态。《灵枢·邪客》指出："营气者，泌其津液，注之于脉，化以为血。"血与津液之间既可以相互化生，在运行方面又相互依存、相互制约。津液是血的重要物质基础和组成部分，津液盛则血盛，津液衰则血不足。《灵枢·百病始生》指出"其著于输之脉者，闭塞不通，津液不下，孔窍干壅"，说明津液运行不畅，血中津液枯少而引起的瘀血内阻的病机。阴虚引起血滞的病机主要表现在：津液不足，血液黏滞，血液由营气和津液组成，如果津液不足，则津不养血，血液黏滞不爽，运行迟缓，进而形成瘀血。近代研究证实，阴虚证患者血液流变学改变主要表现为全血比黏度、血浆比黏度、红细胞硬化指数升高，血沉增快，微循环显示微血管异形，血流缓慢瘀滞，血管周围渗出明显，这与血瘀证的表现相似，可见阴虚是血瘀的重要机制。阴虚血瘀的形成过程是一个津血耗伤的过程，而瘀血一旦形成，又必然使血液运行受阻、气机郁滞。

（三）气滞血瘀

气滞血瘀主要是指由于气机郁滞而引起的血行瘀阻的病症，《灵枢·百病始生》指出"卒然外中于寒，若内伤于忧怒，则气上逆，气上逆则六俞不通，温气不行，凝血蕴里而不散，津液涩渗，著而不去，而积皆成矣"，《灵枢·贼风》又云"若有所堕坠，恶血在内而不去……则血气凝结"，此处指明了外感和内伤均能引起气滞血瘀证，而尤以内伤所致者起病缓慢，病情复杂。《灵兰要览·气病治肾》曰"盖未有气滞而血能和者，血不和则气益滞矣"，《血证论·瘀血》指出"症之为病,总是气与血胶结而成",进一步指明了气滞与血瘀之间密不可分的关系。气为血之母,气能行血,气是推动血液在脉管中运行的原动力,任何原因引起的气的郁滞都可以导致血的运行障碍,消渴病气滞血瘀多因精神抑郁、津液亏虚、肝气郁滞而致。

（四）热盛血瘀

《素闻·奇病论》指出"此人必数食甘美而多肥也,肥者令人内热",《灵枢·五变》指出"怒则气上逆,胸中蓄积,血气逆流,髋皮充肌,血脉不行,转而为热,热则消肌肤,故为消瘅",既指明了消渴病内热的病机,也指出了消渴病因热而瘀,以及因瘀而热重的演变过程。《金匮要略》指出"热之所过,血为之凝滞",而《医林改错》指出"血受热则煎熬成块",进一步指明了热为血瘀形成的重要原因。《温热逢源》曰"热附血而愈觉缠绵,血得热而愈形胶固",这样热瘀交结,形成一系列的病理变化,由于瘀血阻滞经脉以及热邪耗伤气阴,使阴液不能上乘,而出现口干、眼干等症。综上所述,热邪是形成血瘀的重要因素,热和瘀的变化互为因果,互相依存,共同构成了热盛血瘀证的病理基础。消渴病之热邪多为内热,尤以胃热和肺热为主,胃热主要表现为消谷善饥,肺热主要表现为口干多饮,但无论以哪种热象为主,均可引起瘀血内结的病理状态,且消渴病之热盛血瘀主要在疾病早期出现。

（五）阳虚血瘀

《外台秘要·消渴消中门》指出"消渴者,原其发动,此则肾虚所致,每发即小便至甜""腰肾既虚冷,则不能蒸于上,谷气则尽下为小便也,故甘味不变",指出了肾虚尤其是肾阳虚是消渴小便甜的原因。张景岳明确指出"阳不化气则水精不布,水不得火则有降无升,所以直入膀胱而饮一溲二,以致泉源不滋,天壤枯涸者,是皆真阳不足,火亏于下之消证也",说明了阳虚不足以化气行水所致消渴病的机制;张仲景在《金匮要略》中也指出"男子消渴,小便反多,以饮一斗,小便一斗,肾气丸主之",之所以予肾气丸,是"从阴中温养其阳,使肾阴摄水则不直趋下源,肾气上蒸则能化生津液",消渴病阳气亏虚的病理过程中,因阳气虚弱则推动血液运行的动力不足,从而产生瘀血内滞,形成瘀血,所以阳气亏虚,由虚致瘀,虚瘀结合,进一步加重了消渴病的病情。

（六）痰湿血瘀

痰湿与消渴的关系:痰湿是人体脏腑气血失和、津液运化失常的病理产物,同时也是一种危害甚广的致病因素。痰为有形之邪,具有随气运行而流动不居的特性，"故其为害，上至巅顶，下至涌泉，随气升降，周身内外皆到，五脏六腑俱有"。中医认为"肥人多痰湿"，而《黄帝内经》已明确指出肥胖是消渴病的重要原因，《金匮要略·消渴小便不利淋病脉证并治第十三》指出"脉浮，小便不利，微热，消渴者，宜利小便，发汗，五苓散主之""渴欲饮水，水入则吐者名曰水逆，五苓散主之"，论述了消渴病兼见水湿证的具体治法，而《医宗金鉴》"小便不利，水停中也；水停则不化津液，故消渴也。发表利水，止渴生津之剂，唯五苓散能之"更是作出了详细解释。可见，消渴病痰湿成因主要有饮食不节、脾胃所伤、素体亏虚、津液不调。痰湿是由于津液代谢障碍所形成的；而瘀血是由于气血失调、血行不畅或血离经脉所造成；如果痰湿形成，则影响气血运行，可导致血瘀产生，现代临床试验研究也证明痰湿血瘀在消渴病亦不少见，随着消渴病的进展，病情也越来越复杂，许多患者伴有头昏、头痛等症，此即痰湿血瘀病症的表现。

二、久消必瘀、瘀血阻络的临床表现

王素美教授提出血瘀症状出现于消渴病各种病症中，但以瘀血为主要表现者可辨证为消渴病瘀血证。她提出消渴病瘀血证的指标为：面有瘀斑，肢体疼痛，心前区疼痛，半身不遂，月经块多，舌暗有瘀斑，舌下静脉迂曲紫暗或怒张。她认为，消渴病患者凡具备上述症状、体征者即可辨证为消渴病瘀血证。现代实验研究也证实，舌青紫、舌脉迂曲怒张都是瘀血证的外在表现。消渴病病情复杂，其病症在临床中多夹杂出现，尤其在消渴病中后期，随着消渴病病程的延长，会出现多种并发症。

（一）气虚血瘀证

气虚血瘀证主要表现为乏力气短，四肢软弱无力，四肢麻木，口干欲饮，尿频，面黄消瘦，抵抗力低下，易于感冒，汗出，视力下降，视物模糊，便秘、腹泻交替出现。舌淡紫，有瘀斑、瘀点，舌下脉络迂曲，色不深，舌苔薄，脉细缓弱。

（二）阴虚血瘀证

阴虚血瘀证主要表现为烦渴多饮，尿频量多，多食易饥，骨蒸潮热，消瘦乏力，口干唇燥，心悸怔忡，少寐多梦，便秘，四肢麻木疼痛，痛如烧灼样，头痛，头昏。舌质红，有瘀斑、瘀点，舌下脉络迂曲，颜色鲜红，舌苔薄，脉细数。

（三）气滞血瘀证

气滞血瘀证主要表现为四肢麻木刺痛，易怒烦躁，四肢痛觉、温度觉下降,嗳气,胁痛不适,头痛、头昏,重者出现胸痛、胸闷,女子可见月经不调,经血块多。舌质淡或淡紫,有瘀斑、瘀点,舌下脉络迂曲,舌苔薄,脉涩或弦紧。

(四)热盛血瘀证

热盛血瘀证主要表现为烦渴多饮,口干,心烦不宁,小便频数,多食易饥,面红目赤,大便干结,小便色黄,伴有四肢麻木、疼痛,头昏、头痛,痈、疖形成,甚见下肢溃脓、坏死。舌质暗红,有瘀斑、瘀点,舌下脉络迂曲,舌苔厚腻,脉滑数有力。

(五)阳虚血瘀证

阳虚血瘀证主要表现为腰膝酸软,耳鸣耳聋,小便量多如膏脂,畏寒喜温,四肢不温,耳轮焦干,面色苍黄,男子见阳痿或遗精、滑精,便秘、腹泻交替出现,排尿障碍,尿不尽、尿潴留,食后腹胀,甚见四肢肿、腹肿。舌质淡紫,有瘀斑、瘀点,苔薄,脉沉细涩。

(六)痰湿血瘀证

痰湿血瘀证主要表现为头晕目眩,周身困重,口黏或甜,渴不欲饮,视力下降,耳鸣恶心,脘腹满闷,呕吐痰涎,形体肥胖,倦怠乏力。舌质淡,舌体胖大,舌有瘀点、瘀斑,舌下脉络迂曲,苔白腻,脉缓或濡滑。

三、活血化瘀法

王素美教授指出,在消渴病整个演变过程中都有不同程度的血瘀现象,因此活血化瘀法是当代治疗消渴病的重要方法。

《素问·通评虚实论》云:"凡治消瘅,仆击、偏枯、痿厥,气满发逆,甘肥贵人,则膏粱之疾也,隔塞闭绝,上下不通,则暴忧之病也,暴厥而聋,偏塞闭不通,内气暴薄也,不从内外中风之病故瘦留著也。""仆击""偏枯"当是瘀阻脑络的中风、偏瘫,痿厥应为瘀阻脉络的血管病变,气满发逆似是瘀阻心脉的胸痹、心痛。消渴日久,气血阴阳俱损,气虚、血虚、阴虚、阳虚均可致血行不畅而成瘀滞,出现多种并发症;如肾阴虚,可导致肝阴虚,肝阴虚则肝阳上亢,风阳内动即可并发中风之"仆击偏枯",且阴虚燥热内炽,灼液成痰,痰阻经络,蒙蔽心窍,也可引起中风"仆击偏枯"。阴虚燥热,津亏血少,不能濡养关节筋脉,更兼燥热熏灼,筋脉枯萎则发为"痿厥";肾阴亏损,肝失涵养,肝肾精血不能上承于目,则可并发白内障、雀盲耳聋;由于消渴病阴虚燥热,阴虚则不能濡养生发肌肤,燥热则消灼机体,使肌肤消减,瘀阻于肢端,可成脱疽;《灵枢·痈疽》云"发于足趾名曰脱疽,其状赤黑,死不治",这个描述与消渴病并发消渴病足症状相似。

王素美教授认为五脏亏虚，阴虚燥热形成之瘀血是消渴病并发症形成的主要原因。消渴病瘀血证的具体治疗方法有益气活血法、养阴活血法、行气活血法、温阳活血法、清热活血法、化痰利湿活血法、益气养阴活血法、滋阴补阳活血法、化痰清热活血法。瘀血在消渴病的起病、发展及预后方面都有着举足轻重的作用。消渴病瘀血证以活血化瘀药为主，合并症以气虚、阴虚、热盛为主，所以所选方剂应注重益气、养阴、清热。《素闻直解》云："但通之法，各有不同，调气以和血，通也；下逆者使之上升，中结者使之旁达，亦通也；虚者助之使通，寒者温之使通，无非通之之法也。"因此，选用消渴病瘀血证的治疗方剂应在活血药基础上进行，还应在辨证分析的基础上加重兼证药物的选用，以达到治病求本，标本兼顾。故在治疗消渴病瘀血证时，不可忽略之，但又应有所侧重，对于因气虚、阴虚而致瘀血者，予补气活血兼养阴清热法治之；对于因气滞而致瘀血者，予行气活血法治之；对于因热盛津亏而致瘀血者，予清热活血法治之；对于因久病阳虚而致瘀血者，予温阳活血法治之；若肥胖患者因痰湿内阻致血行不利而瘀致渴，予化痰除湿活血之品治之。瘀血在消渴病的整个过程中均扮演着非常重要的角色。因此，在治疗消渴病时，无论在病之初或病之末，均应加入活血化瘀之品，并将此法贯穿于消渴病之始终，此治消渴病之正法也。

中医有"久病入络"之说，消渴病瘀血证贯穿于消渴病的整个过程中，瘀血既是其病理产物，又是其重要的致病因素，瘀血形成，瘀阻经络，阻滞气血运行，又会加重瘀血。因此，在消渴病瘀血证的治疗过程中，应注重活血调经药的应用，以达瘀血去经络通的治疗效果。

第二节 动补兼施，通补并行的辨证模式

王素美教授根据糖尿病的发病机制特点，提出动补兼施，通补并行的辨证模式。

"升降出入，无器不有。"生命就是气的升降出入，就此来说，究其根本，消渴病的发生，应是气的升降出入失调在先，而后发为阴虚燥热、阴精亏耗，甚者阴阳两虚；故可认为，糖尿病的病机是以气机失调为本，阴虚燥热为标。

老子认为，一切事物在其相互对立的矛盾中存在，具有对立统一的关系。中医学讲究天人相应，人应自然，疾病的发生也多起于盈亏的失衡。《灵枢·邪客》以"损有余而补不足"的思想为指导，确立"补其不足，泻其有

余"的根本治疗大法。王素美教授认为,消渴的发病是由多种致病因素与人体正气相争日久而致,久病多虚,久病伤阳,久病及肾,久病入络,久病多瘀;故消渴治疗应滋阴、补气、温阳、保肾以补其不足,通络、活血以泻其有余。

王素美教授结合多年的临床经验,结合消渴病的发展演变,将消渴病总结为肺燥津伤证、胃热炽盛证、肾阴亏虚证、气阴两虚证、脾虚痰湿证、气虚血瘀证、阴阳两虚证七个证型,对应七个证型,分别设立了泰山四宝清肺饮、泰山四宝生津饮、泰山四宝补肾饮、泰山四宝生脉饮、泰山四宝降脂饮、泰山四宝益气祛痹饮、泰山四宝消渴饮七个协定处方。处方中均有泰山四宝,可以补气活血。

泰山海拔 1545 米,中药资源丰富。据近代泰山名医高宗岳编纂的《泰山药物志》记载,泰山有特产药物 60 余种,通产药物 500 余味,其中何首乌、泰山参(四叶参)、灵芝和穿山龙被中医药界誉为泰山四宝。泰山四宝集天地日月之精华,质优效佳,享誉全国。泰山参健脾益气。何首乌为滋补良药,不寒不燥,功在地黄、天门冬诸药之上。赤灵芝为上上药,功专补气。穿山龙活血化瘀,力专善走,周行全身。补药中加入活血化瘀之穿山龙,动补兼施,使补而不滞,动蕴于补,不伤正元。

王素美教授善用黄芪补气,黄芪为豆科植物蒙古黄芪或膜荚黄芪的干燥根,为常用补气中药,性温、味甘,素有"补气诸药之最"的美称,历代中医名家用其治疗消渴,也多取其补气之功。黄芪首见于《神农本草经》,至《本草纲目》始称黄芪,具有补气升阳、固表止汗、养血生津、利水消肿、行滞通痹、托毒排脓等多种功效,临床常用于气虚乏力、食少便溏、中气下陷、表虚多汗、气虚水肿、内热消渴、痹痛麻木等。黄芪不仅可以调节免疫功能,还具有抗氧化应激损伤、抗炎、促进血液循环、改善肾功能等作用,黄芪和不同药物配伍,对多种并发症均具有疗效。现代研究表明,黄芪中的活性成分黄芪多糖、黄芪皂苷和黄芪黄酮类化合物,可改善高糖状态下损伤的细胞以及基因的表达,调节氧化应激,抗炎,改善血管内皮功能,调节代谢能力等,可针对糖尿病神经病变、糖尿病心肌病、糖尿病肾病、糖尿病足以及糖尿病视网膜病等对症调节。

黄芪功用重在益气补虚生津,近代名医施今墨先生提出了著名的"降糖对药"(黄芪、山药、苍术、玄参),其中便有黄芪。

王素美教授善用山药、山萸肉、茯苓、泽泻、丹皮、生地补肾阴,肾为先天之本,主藏精,视为水脏,肾阴亏耗,子病及母,耗伤肺阴,肺不布津而口渴欲饮,肺为水之上源,通调水道失司,津液无气摄营,精微随溲而下。肾虚不能固摄,水谷精微随尿而出;肝肾同源,肾虚及肝,母病及子,营血不足,肝肾精气不能上承,故双目干涩,视物昏花,脾虚气血精微化生不足,肌肉无以充养,故消瘦乏力。六味地黄丸用熟地甘柔补血,以滋肾填精为主,辅以山萸肉滋养肝肾而固肾气,山药健脾益胃以助运化;泽泻淡泄肾浊,茯苓渗利脾湿,二味合用,以引浊邪下行,起推陈致新之用;丹皮清血脉中虚热,凉泄肝火,以利山萸之养肝,补泻结合,开合相济;诸药合用,共凑上清肺热,养阴生津,中益气健脾,下补肾阴之作用。总之,糖尿病的治疗均宜补肾之阴,以制约虚火内生,佐以生津补液之药配合,根据病情随证加减用量。

王素美教授认为,针对经络阻滞,尤其络脉不通治疗,在消渴病的治疗中有重要的临床意义。进一步发掘后,她的治疗学理论已有所升华,而在实践上也取得成效,初步形成了通络治疗临床思维。

何为经络,经络是运行全身气血、联络脏腑肢节、沟通表里上下内外、调节体内各部分功能活动的通路,是人体特有的组织结构和联络系统。经络学说,是研究人体经络系统的生理功能与病理变化,以及其与脏腑、气血津液相互关系的学说,是中医学理论体系的重要组成部分。气血运行通路即经络系统,而经络的病变能早期、及时、准确地干预气血运行,从而确立重要诊治价值。经络不通客观上为气血运行增添障碍,百病由此而生。故通络法理应成为临床重要法则。当病轻浅时,络脉不通特征为气滞或气虚不能推动水液运行而为无形之邪水湿阻络之象。当病情进展,久病必瘀,则表现为有形实邪瘀血阻络之象。

消渴病主要由于素体阴亏、饮食不节,复因情志失调、劳欲过度所致。古代医家已认识到消渴早期存在络脉病证。如《灵枢·五变》论述了消渴病早期络滞瘀血因素的存在:"其心刚,刚则多怒,怒则气上逆,胸中蓄积,转而为热……热则消肌肤,故为消瘅。"这指出消渴是因大怒气逆、气血不畅、瘀血内停、蓄久化热、灼伤阴津而形成。关于络滞瘀血发渴的机制,唐容川在《血证论》一书中的论述很明确:"瘀血在里,则口渴,所以然者,血与气本不相离,内有瘀血,故气不得通,不能载水津上升,是以发渴,名曰血渴,瘀去则不渴矣。"明代医籍《医学入门》也写道:"三消……总皆肺被火刑,熏蒸日久,气血凝滞。"因此,饮食、情志、劳倦是形成消渴病和络脉病症共同的病因病机。

金元时代,著名医家刘完素提出消渴之疾,三焦受病,玄府是"精神荣卫,血气津液出入流行之纹理",玄府郁闭,气液失宣,气液代谢失调,形成消渴病及其多种并发症,他将两者与气液代谢联系在一起,提出了著名的消渴病气液理论。气液代谢是涉及肺、脾、胃、肝、肾等多个脏腑的复杂生理过程。其中，三焦与玄府作为运行气液的通道，在整个代谢过程中起着重要作用。三焦通路畅达，玄府开合有度，直接关乎人体气液代谢的平衡。若玄府闭塞则三焦不通，可影响玄府的有序开合。刘完素气液理论见解独特，丰富了消渴病的病机理论，为后世提供了新的理论依据，与通络治疗理论有着异曲同工之妙。

消渴病早期血瘀证主要表现为络脉病症。因此，活血化瘀法具体应用时应当通络。在消渴的治疗中，王素美教授早期以化痰祛湿为主通络，中后期活血化瘀通络，通络思想贯穿消渴治疗的始终。

通络用药原则：前人的经验以辛味为主，或必佐以辛。明代缪希雍《本章经疏·续序例上》曰："血瘀宜通之……法宜辛温、辛热、辛平、辛寒、甘温，以入血通行。"在临床上，张仲景用于治疗癥瘕的桂枝茯苓丸中有桂枝、丹皮之辛，治疟母的鳖甲煎丸中有柴胡、干姜、桂枝、半夏、丹皮之辛等；叶天士通络方中习用的桂枝、当归、川芎、郁金等均属辛味之品。因此，在消渴病早期应用辛香疏络之品，同时注意将辛味通络药与走表发散之辛区别。发散之辛，偏走肌腠之络，对于里络之病，则不相宜。到出现典型血瘀证表现时，当用虫类药以通其络。王素美教授在治疗消渴病时，十分重视辛味药及虫类药的应用。

"辛以润之，开腠理，致津液，通气也。"辛味为五味之一，具有行气、行血、发散、辛润、化瘀血、化痰饮、化湿邪、散痞结、行药力、通经络等广泛的药性。辛味可通三焦、开玄府、行气血、布津液，纠正气液运行障碍。辛味药的作用：一是辛则通，辛味药能行气通血络。《素问·脏气法时论》认为辛可"通气也"。二是辛香走窜，能使络中结者开，瘀者行，还能制约其他入血及行津药凝闭之弊。辛香走窜，无处不到，有引诸药入络，并透邪外达之能。邪结络中隐曲之地，一般苦寒或滋腻之药不能入络，而辛香之味不仅可引诸药入络以发挥作用，还能透达络邪使之外出。通补兼施，补而不滞。

用虫类药物治病有悠久的历史，据清代吴鞠通考证，早在《周礼》一书中就有用虫类药治病的记载，到了汉代，张仲景已运用自如。《伤寒杂病论》中的鳖甲丸、大黄䗪虫丸、抵当汤（丸）、下瘀血汤等用虫类药通络治病的方剂，一直为后世效仿。

虫类药擅于通络。虫类药有蠕动之性，走窜之力，飞者能升，走者能降，通络之力大而效宏，非一般草木之类的通络药所能比拟。叶天士正式提出了搜剔通络法，为后世医家应用虫类药治疗相关疾病确立了理论依据。他认为对于顽痰久痹，一般活血化瘀、通络之品难以奏效，非虫类蠕动搜剔之品则难以松动络中结滞。王素美教授常用通络之虫类药如全蝎、地龙、僵蚕等，此类药物多味辛、咸、甘，有毒，归肝经。其味辛能行、能散，具有发散、行气、行血的作用，而虫性善行走窜，无处不及，且可透达病位；其味咸，能下、能软，具有泻下、软坚散结的作用。"咸走血""咸入肾"，正合消渴之病机。

王素美教授善用苍术、川芎。苍术性温，味辛、苦，归脾经、胃经、肝经，燥湿健脾、祛风散寒、明目，属化湿药。川芎辛温香燥，走而不守，既能行散，上行可达巅顶；又入血分，下行可达血海；活血祛瘀作用广泛，适用于瘀血阻滞各种病症，可治头风头痛、风湿痹痛等症。昔人谓川芎为血中之气药，殆言其寓辛散、解郁、通达、止痛等功能。

补气药、辛味药与虫类药同用，补而不滞，通而不破，共奏动补兼施，通补并行之效。病在上焦，以上消为主，症见烦渴多饮，口干舌燥，小便频数、量多，舌边赤红，苔薄黄，脉洪数或弦滑，证属肺胃燥热者，治宜辛甘寒，多用白虎加人参汤或白虎加苍术汤加减。病在中焦，以中消为主而多食善饥，口干口渴，大便秘结，形体消瘦，苔黄干燥，脉滑实有力，证属胃热炽盛者，治宜辛甘寒，多用泻心汤、平胃汤加减。若出现倦怠乏力、便溏，证属脾虚胃热者，治宜辛苦温，多用连理汤加减。病在下焦，以下消证为主，症见小便频数，混浊如脂如膏，饮一溲一，面色黧黑，耳轮焦干，腰酸腰痛，形寒肢冷，阳痿，舌干质淡，苔白滑，脉沉细无力，证属阴阳两虚者，治宜辛甘温，多用金匮肾气丸加减。按虚实辨证用药，如对于实证、热证，应辛苦寒合用，可用葛根、黄连、黄芩配伍；虚证、寒证，应用辛味配甘温之品，可用黄芪、肉桂；阴虚者，应辛甘寒合用，可用生地黄、知母；阳虚者，应辛甘温并用，可用桂枝、附子；痰湿者，应辛苦相伍，可用苍术、半夏；血瘀者，应辛温为主，可用当归、川芎；虚实寒热错杂者，宜辛开苦降、寒温并用，可用半夏泻心汤等。

第三节 注重脏腑辨证，内治外治相结合

王素美教授通过对传统中医经典的学习及现代临床经验的总结，形成了系统的理论体系，提出对于瘿病，要注重脏腑辨证，内治外治相结合的治疗思路。

王素美教授通过查阅古籍文献，了解历代医家对瘿病的认识、见解和结合临证经验，全面系统地认识了瘿病：瘿病是所有甲状腺疾病的总称，我国是最早记述瘿病的国家。早在公元前5世纪的《山海经》里就有关于"瘿"的

记载。《山海经·西山经》云:"有草焉,其状如葵,其臭如蘼芜,名曰杜蘅,可以走马,食之已瘿。"记述了杜蘅这种草药,给马佩戴可以使马跑得快,而人吃了可以治愈瘿病。说明在当时已经对瘿病有所认识。现代医学中的地方性甲状腺肿、甲状腺腺瘤、甲状腺功能亢进症、桥本氏甲状腺炎以及甲状腺癌等都属于瘿病的范畴。

一、王素美对瘿病病因病机的认识

(一)饮食、水土失宜

据《佩文韵府》记载:"风土殊可怪,十人五生瘿。"十人中有五人生瘿病,说明甲状腺疾病在当时的发病率极高,并分析了瘿病的发生是由于风土的特殊所致。古代文献有关瘿病病因的认识,最早见于隋代巢元方的《诸病源候论》。"瘿者,由忧恚气结所生,亦曰饮沙水,沙随气入于脉,搏颈下而成之……《养生方》云:诸山水黑土中出泉流者,不可久居,常食令人作瘿病,动气增患。"无论是沙水还是山水黑土中流出的泉水,经常饮用都会让人患上瘿病,说明瘿病的发生与饮食及水土失宜密切相关。据《吕氏春秋》言:"轻水所,多秃与瘿人。"同样观察到了瘿病的发生与地理环境有着密切的关系。张华《博物志》云:"山居之民多瘿肿疾,由于饮泉之不流者。今荆南诸山郡东多此疾。"瘿病为一种地方病,以人聚居处多见,是由当地的水土所致。《杂病源流犀烛》记载:"然西北方依山聚涧之民,食溪谷之水,受冷毒之气,其间妇女,往往生结囊如瘿。"西北方居民经常饮用溪谷之水,易感受冷毒之气,使脾阳受损,气化功能失司,水湿难化,从而凝聚成痰核,形成颈前肿块如瘿。据诸多古籍文献的相关记载,瘿病的发病与饮食、水土失宜密切相关,与地理环境有关。

(二)情志失宜

明代李梴《医学入门》写道:"原因七情劳欲,复被外邪。"瘿病的内在病因为情志内伤、房劳太过,又感受外邪后而发病。同样,在隋代巢元方《诸病源候论》中还有如下对瘿病的记载:"其状,颈下及皮宽膪膪然,忧恚思虑,动于肾气,肾气逆,结宕所生。"抑郁气结、情志不舒、忧思焦虑可以扰动肾气,从而使肾气上逆,扰动颐下,而致颈部结囊成块。宋代严用和《严氏济生方》明确指出了瘿瘤的病因为"喜怒不节,忧思过度",指出情志波动大,过喜过怒、忧思善虑、抑郁不舒,可导致瘿瘤。据清代陈梦雷《古今图书集成·外科瘿瘤疣痣门》记载:"忧恚耗伤心肺,故多着颈项及肩;劳欲邪气乘经之虚而作。"忧思易怒容易耗伤心肺,在劳累体虚之时,邪气乘虚而入,侵袭颈项及

杏林笔录
XINGLINBILU
王素美学术思想及临证经验集

肩部,导致瘿病形成,同样强调了情志失宜可导致瘿病发生。综观古代医家对瘿病病因的相关记载,不难看出,情志因素在瘿病的发生过程中起到了非常关键的作用,无论是抑郁气滞,还是忧思善虑,抑或过喜过怒,都是诱发瘿病发病的重要原因。

王素美教授总结前人古籍,结合临床实践观察,提出瘿病的病因包括水土因素、情志内伤、体质因素、饮食失宜以及外感邪毒等,病机为本虚标实,忧思郁怒,肝郁不达,肝气乘脾,脾失健运,以致气滞、痰凝、血瘀壅结颈前。肝郁则气滞,气滞则水停,水停则水湿困脾,脾伤则运化不能,脾失运化则酿生痰湿,痰气交阻则血行不畅,血行不畅则停而为瘀,故气、血、痰壅结于颈部而成瘿病。气滞、痰凝、血瘀既是瘿病的基本病机,又是瘿病发病过程中重要的病理产物。

二、王素美对瘿病五脏关系的认识

王素美教授指出,在祖国医学理论体系中,脏腑学说是其理论体系的核心。甲状腺是人体重要的内分泌腺,在中医理论体系中,既没有与它相对应的脏腑,也没有较系统的专门论述,然而其又与中医脏腑理论具有密切关系。《黄帝内经》系统而科学的中医理论、丰富而精深的治法治则,奠定了中医理论的基础,为瘿病的临床辨证治法用药提供了指导依据。

(一)肝与瘿病

甲状腺是机体内重要的腺体组织之一,甲状腺分泌的甲状腺素对中枢神经的作用,正与中医肝主怒与喜抑郁的精神情志病理变化和临床表现相关。如甲状腺素分泌过多或甲亢时,可引起中枢神经兴奋性增高,患者出现烦热、躁动不安,易于激动,多言失眠,目赤眼突,以及面、颈、胸部皮肤微红润等,且多由各种精神因素如忿怒、惊吓、恐惧、悲伤等诱发。反之,当甲状腺素分泌减少或甲减时,可引起中枢神经兴奋性降低,患者出现感觉迟钝、行为缓慢、表情淡漠、郁郁寡欢、慢言思睡、面浮肢冷及贫血等。

甲状旁腺是一种邻近甲状腺的组织,主要生理功能是调节人体内钙的水平,从而维持机体神经、肌肉组织的正常活动性,一旦甲状旁腺组织功能发生改变,临床即会出现一系列与中医所说肝病变相似的表现。甲状旁腺功能低下的患者,临床常出现手足搐搦等似风行的症状,初期多有感觉异常,四肢刺痛、发麻、痉挛、僵直,小儿有惊厥,状如癫证等,时常或见皮肤粗糙、色素沉着、毛发脱落、指甲脆软、萎缩脱落和白内障等。因肝主风,其荣在爪、开窍于目,此时人们往往据此认定此类病证属肝病,如肝风证,而给予平肝息风、镇肝息风、补血养肝等治法。

王素美经过多年临床观察,发现瘿病患者大多有郁怒病史,说明此病与精神情志因素有关。肝与五脏在生理上相互联系,如水生木、木生火、金克木、木克土;在病理上互相影响,如肝木乘脾、木火刑金、水不涵木、木郁化火生风等。由于所累脏腑不同,临床表现亦不相同,因此,要根据临床表现的不同,辨证施治瘿病。但瘿病形成的主要原因是郁怒伤肝,肝失疏泄。

(二)肾与瘿病

肾为先天之本,水火之脏,内寄真阴真阳,主藏精,有温润五脏之功能,为人身精髓之源泉。肾主水液,与膀胱相表里,膀胱气化亦有赖于肾气之强盛。肾气虚衰,膀胱气化失职,发为肿满;甲状腺功能减退症在临床上多表现为肾阳亏乏、气血不足之神疲乏力、畏寒怯冷、少气懒言、面色不华、腰脊酸痛、面肢肿胀等,可见其主症乃是一派虚寒之象。据相关实验报告显示,凡阳虚证患者,血清中甲状腺素含量偏低,源于甲状腺激素的分泌不足。反证了甲减患者必具阳虚之表现。甲减患者常以心动过缓、脉沉迟缓为主要见症,此乃心阳不振之临床表现,乃因"肾命不能蒸运,心阳鼓动无能"所致,故病初虽不涉及心脏,但基于肾阳衰微,心阳不振,心肾阳虚而进一步加重临床阳虚之见症。因此,甲减的主要病机是肾阳虚,肾阳是功能活动的动力,也是人体生命的源泉。人体生命活动与激素的调节是分不开的,由于甲状腺素的合成障碍,导致垂体前叶、性腺、胸腺、心、肝、脾等脏器组织发生一系列病变。肾阳虚为导致甲减病的直接因素,随着病情的发展,还会出现脾肾阳虚、心肾阳虚及痰浊内停。肾阴阳两虚往往出现于甲减病的后期,正气大衰,阴阳两伤是病理变化的最后转归,在其病机演化过程中,最终导致肾气败绝,阴阳离绝之死候。

(三)脾与瘿病

脾为后天之本,主四肢、肌肉。甲亢患者,脾气虚弱,运化无权,肌肉无以充养,故消瘦、神疲、乏力;体弱久病,正气虚损,脾气虚弱,肌肉失其气血濡养,则瘿病肌肉痿弱无力或眼睑下垂,甚则全身乏力,不能行走,呈现甲亢肌病等各种表现。或脾气虚弱,健运失职,湿浊下注则泄泻或下肢黏液性水肿。甲减患者,年深日久,阳气虚损,可出现肢肿、纳呆、便结、神疲等症。据观察,甲减患者有肌无力者占 61%,此为"脾主肌肉"之功能减退,且有32%～82%的患者合并不同程度的贫血,此乃脾气虚弱,气血生化不足之征象。

脾乃人后天之本,是化气生血的源泉,如果脾胃之气受到了损伤,就不能化气生血,导致气血亏虚,病邪就会侵入人体。脾气如果虚弱,就不能运化人体的水湿,导致水湿在体内停滞,并泛滥于人体的皮肤之外,表现为浮肿。中医中没有甲状腺功能亢进症、甲状腺功能减退症等病名,但甲状腺病涉及肝、脾、肾等脏气亏虚,或由于先天的禀赋不好,胎中没有得到很好的保养,导致体质较差而出现肾阳亏虚;或者是得了病之后很长时间不好,或者是由于失血过多而导致脾肾失去养分,人体的阳气不充分;或者是做了手术和放疗以后,气血受到伤害而出现脾肾亏虚的现象等。总之,很多因素都会导致全身的机能不足而导致本病的发生,其病位主要在脾肾。

《素问·经脉别论》云:"饮入于胃,游溢精气,上输于脾,脾气散精,上归于肺,通调水道,下输膀胱。水精四布,五经并行,合于四时,五脏阴阳揆度以为常也。"由此可知,水液正常运行,有赖于脾气输布,肺气宣降,肾阳气化。其中,肾阳气化尤为重要,若肾阳亏损,气化不及,则水湿内停。局限性黏液性水肿,亦称"甲状腺毒性黏蛋白沉积症",是格雷夫斯病(Graves disease)特有的皮肤症状,因其发生在胫骨下段前部,故又称为"胫前黏液性水肿"。局限性黏液性水肿常与突眼伴发,少数严重者最后可发生肥大性骨关节病(Graves 肢端病)。本病在 Graves 病中约占 5%,常与浸润性突眼同时或先后发生。中医没有关于本病的记载,病理性质属于本虚标实,病位在脾、肾等脏。

(四)肺、心与瘿病

甲状腺疾病除与肝、脾、肾密切相关外,与肺、心亦相关,正如《素问·灵兰秘典论》所说:"肺者,相傅之官,治节出焉。"肺主呼吸,调节全身气机,推动调节血液运行;肺的宣发肃降,治理和调节水液代谢。肺对其他脏腑有独特的辅助、协调作用,在病理状态时,肺与其他脏腑常相互影响,共同为病。《黄帝内经》对心生理功能有明确论述,如心主血脉、心主神明、心藏神、心为五脏六腑之大主等理论。这些理论阐述对甲状腺的生理病理认识及辨证治疗亦有指导意义。肝为心之母,所主的情志是神的重要组成部分,心神往往易受情志因素影响,故《灵枢·口问》云"心者,五脏六腑之主也……故悲哀愁忧则心动"。心又主疏泄而畅气机,主藏血而养诸脏,调血量而行气血,而气血又是神志活动的物质基础,神本于血而动于气,因此失眠的基本病机主要与心神不安相关,心神不安是失眠的重要病机。肝、心二脏生理相关,因而病理相联,若情志所伤,疏泄不及,肝气郁结,易累及心致神气受损。因此,瘿病的发生与肺、心又息息相关。

三、王素美对瘿病的辨证分型

王素美对前人辨证论证瘿病的成果进行了全面整理和总结,指出治疗瘿病需注重心肝脾肾的脏腑辨证,认为瘿病(甲亢)辨证的证型包括:①气阴两虚、痰气郁结证;②肝郁脾虚证;③肝火旺盛证;④心肝阴虚证;⑤气滞痰凝血瘀证。

(1)气阴两虚、痰气郁结证:颈前肿大,柔软光滑无结节,倦怠乏力,心烦易怒,心悸,失眠多梦,恶热多汗,食欲亢进,手颤,大便次数多,女子可见月经过少或闭经,舌红少苔,脉弦细数。

(2)肝郁脾虚证:颈前肿块,按之较硬,性急易怒,胸闷胁痛,或有恶心呕吐,腹胀便溏,苔白或薄腻,脉弦滑。

(3)肝火旺盛证:颈前肿大,头晕目眩,紧张烦躁,兴奋不安,怕热多汗,肢体震颤,多食善饥,面红消瘦,大便秘结,口苦,舌红苔黄,脉弦数有力。

(4)心肝阴虚证:瘿肿起病缓慢,心悸不宁,心烦少寐,手指颤动,目干涩,倦怠乏力,舌红少苔,脉弦细数。

(5)气滞痰凝血瘀证:颈前肿大,胸胁胀闷,嗳气叹息,舌暗,有点状瘀斑,脉细涩。

四、王素美对瘿病的外治法

在对瘿病的治疗中,王素美除了采用脏腑辨证内服药物治疗外,还认为需辨证结合外治之法。

针对甲状腺肿瘤或恶性风险较高的甲状腺结节,仍需现代医学的外科治疗,手术治疗与药物治疗相结合。针对桥本氏甲状腺炎导致的甲状腺弥漫性肿大、亚急性甲状腺炎导致的甲状腺肿痛,她提出了传统的中医外治法——中药外敷。

中医外敷治疗在瘿病的传统中医治疗中也占据着重要的地位。据《外科证治全书》言:"瘿证鲜有瘥者……外用蛛丝缠法,或甘草缩法,缓缓消磨亦能缩愈。切勿轻用刀、针,致血出不止,立见危殆。"(瘿病患者极少有自行痊愈的,除了内服方药治疗以外,还可用蛛丝外缠肿块的方法,或甘草外敷的方法,都能让颈部肿块缓缓缩小而痊愈。)《古今图书集成·外科瘿瘤疣痣门》云:"治瘿瘤枯药落后,用此搽贴,自然生肌完口。"(可以用枯药外搽敷贴来治疗瘿病。)据《绛囊撮要》记述,瘿病初起时可用樱桃核研末外敷来促进瘿核消散。在《外科正宗》中,尚有使用"煮线方"来治疗瘿病的记载:"治诸

杏林笔录
XINGLINBILU
王素美学术思想及临证经验集

痔及五瘿六瘤,凡蒂小而头面大者,宜用此线系其患根自效。"可用芫花与壁钱同煮白线后,用线外缠瘿核根部,使其慢慢缩小则愈。

王素美提出可用四黄粉(大黄、黄芩、黄连、黄柏)或香油调和青黛、冰片,外敷颈部以治疗肝火旺盛型的甲亢、风热外袭型的亚甲炎等辨证属于热毒的瘿病,可促进消肿、减轻疼痛、缓解病情。

第四节　顾护心肝脾肾

王素美教授精研古籍,结合现代医家研究及临床经验,提出甲状腺功能亢进症的辨治与五脏皆相关。

现代医家多从肝论治甲状腺功能亢进症,而《外科大成》云"夫瘿瘤者,由五脏邪火浊气,瘀血痰滞,各有所感而成",《太平圣惠方》提出"夫瘿气咽喉肿塞者,由人忧恚之气,在于胸膈,不能消散,搏于肺脾故也",明确指出肺、脾致瘿的机制。

一、甲状腺功能亢进症从肝论治

甲状腺功能亢进症以颈前肿大、眼突为典型症状,故从经络循行角度看,肝与甲状腺关系密切。肝应春季,主生发,可生发、敷布、疏泄生生之气,与甲状腺激素促进组织分化、生长与发育成熟之功能不谋而合,且甲状腺功能亢进症的心悸、手抖、失眠、性急易怒等症状符合肝火亢盛的病机,肝经循行颈前,而肝郁气滞,或津液输布失常,或肝郁克脾、酿生痰湿,气机郁滞而瘀血生,不论经络循行、临床表现还是病机特点,均与肝密切相关。常见病机有肝火亢盛、肝郁气滞、肝风内动等,根据患者临床症状,辨证选方。如见患者急躁易怒、怕热、目赤目突,多为肝火亢盛,药用龙胆草、夏枯草等;如见患者情绪抑郁或焦虑、胸闷、善太息,则为肝郁气滞,可选用柴胡、香附、玫瑰花等疏肝解郁;如见患者手颤、眼涩,多为肝风内动,常用钩藤、龙骨、牡蛎等平肝息风药物。

二、甲状腺功能亢进症从脾论治

甲状腺功能亢进症从脾论治,脾为后天之本,主运化,在津液代谢过程中占据重要地位。脾运化气血、濡养百骸,与甲状腺激素促进蛋白质、葡萄糖、脂肪代谢并促进人体生长发育的功能相似。甲状腺功能亢进症常见脾气虚及脾阳虚等病机,表现为神疲、乏力、纳呆、腹泻等临床表现。脾气虚衰,津液代谢失常,聚而成痰湿,又脾经循行挟咽,痰湿随经气流于颈前则发病。脾气虚衰,运化失职,纳呆而无以生气血,血不养神则见神疲,血不养心则见心悸,药用党参、白术、山药、炙甘草等健脾益气。气虚至甚则见阳虚,脾阳虚者,寒湿不化,痰湿内生而兼见恶寒、腹冷、腹泻,药用干姜、砂仁等温中健脾。

三、甲状腺功能亢进症从肾论治

肾为先天之本,内藏元阴、元阳,促进人体生长、发育及生殖,亦同甲状腺激素的生理作用相似。甲状腺功能亢进症多见肾阴虚、肾阳虚、阴阳两虚等病机,表现为恶寒、心悸、乏力、失眠、手足心热等临床表现。肾内藏元阳,可温煦心阳及脾阳;肾为水脏,主津液代谢。心肾阳虚者,心阳虚衰,鼓动无力,故心悸怔忡;肾阳虚衰,气化失司,水湿内停,外泛肌肤;甚则水气凌心,故肢体浮肿。心肾两脏阳虚,形体失于温养,脏腑功能衰退,故形寒肢冷,神疲乏力,腰膝酸软,药用附子、肉桂、山萸肉、淫羊藿、补骨脂等。脾肾阳虚者,肾阳虚衰不能温养脾阳,或脾阳久虚不能充养肾阳,终成脾肾阳气俱伤。脾为后天之本,肾为先天之本。脾主运化水谷精微,须借助肾阳的温煦,肾脏精微亦有赖于水谷精微的不断补充与化生。正如《医宗必读》所说:"脾安则肾愈安也。肾兼水火,肾安则水不挟肝上泛而凌土湿,火能益土运行而化精微,故肾安则脾愈安也。"甲状腺功能亢进症出现形寒肢冷、腰膝酸软、腹冷、腹泻、肢体浮肿等临床表现,可见其淡漠型临床表现可以阳虚为关键病机,药用巴戟天、仙茅等。肝肾同源,肾阴不足,水不涵木,导致肝阴失养,肝阳偏亢。若肝失疏泄,则肝阳上亢,阳亢则火旺,损耗肾阴,可致肝肾阴虚之证,出现眼花、耳鸣等症,又肾主骨,阴失濡养可致肌肉无力,药用枸杞子、熟地黄、菊花等。心属火,肾属水,心火降于肾,使肾水不寒,肾水上炎于心,使心火不亢。若心火亢盛,向下损耗肾水,肾失阴液濡养,则腰酸、头晕、健忘。若肾阴不足,肾阳偏亢,则出现手心热、咽干口燥等表现。若肾阴不足,不能上济心火,可见心悸、烦躁失眠等,药用生地黄、麦冬、知母、黄柏等。

四、甲状腺功能亢进症从心论治

甲状腺功能亢进症从心论治,心藏神,为五脏六腑之大主。甲状腺功能亢进症患者多见心悸,是由于过多的甲状腺激素作用于心肌细胞,加速心肌细胞的代谢和耗氧过程,影响其电解质代谢,致使心肌纤维不应期缩短、去极化阈值降低,出现心律失常。而且,升高的甲状腺激素作用于心肌细胞,

杏林笔录
XINGLINBILU
王素美学术思想及临证经验集

使心率加快,心输出量增多,组织由于耗氧量增多而相对缺氧,导致小血管舒张,外周阻力降低,从而动脉收缩压增高而舒张压正常或降低,脉压增大,由于心动过速,可因心肌过度耗竭而导致心衰。中医认为,甲状腺功能亢进症的关键病机在于心阴虚,心阴亏少,心失濡养,心动失常,故见心悸,除此以外,心主神志,心阴亏少,则心神失养,虚火扰神,神不守舍,而见心烦不宁、失眠、多梦等症状,可用五味子、麦冬、天冬、炙甘草等加减治疗。

五、甲状腺功能亢进症从肺论治

甲状腺功能亢进症从肺论治,肺主行水,通调水道,且肺朝百脉,助心行血。甲状腺功能亢进症的发病和进展与痰密切相关。一方面,肺气受损,宣降失司,气机失调,水道不通,津液不布,聚而为痰,聚阻于颈,日久则发甲状腺疾病。"喉咙者,肺气之往来",肺气郁闭,经气血运行不畅,致其往来之道路壅塞不通,聚于颈前,亦会导致颈前肿大。另一方面,肺气虚衰,不能助心行血,心主血脉失常,而出现心悸、胸闷等症状。甲状腺功能亢进症从肺论治者,当重理气化痰,药用贝母、法半夏、陈皮、枳壳等。若因肺气受损影响心血运行,则易出现心悸、汗出、倦怠乏力等气阴两虚症状,药用黄芪、沙参、玄参、五味子等。

六、甲状腺功能亢进症从胃论治

甲状腺功能亢进症从胃论治,足阳明胃经"循喉咙,入缺盆""胃气之道路",若胃气升降失司,或受邪气所乘,经气阻滞而为瘿。胃主腐熟水谷,甲状腺功能亢进症以善饥为典型症状,关键病机在于胃火。《景岳全书》云"善食而瘦者,多因有火,然当察火之微甚""又有善食而瘦者,胃伏火邪于气分则能食"。或肝郁化火、横逆犯胃而胃火炽盛,或脾阴虚、无以润胃而胃阴亏虚。胃火炽盛或胃阴亏虚、虚火内生,均可造成善饥伴消瘦,但胃火炽盛者消谷善饥,而胃阴虚火者善饥而不欲食。胃火炽盛证者,除消谷善饥,还可见胃脘灼痛、渴喜冷饮,甚至牙龈肿痛等症状,药可用栀子、黄连等泻热。胃阴虚者,还可见胃脘嘈杂、隐隐作痛、干呕呃逆、口燥咽干、汗出等阴虚症状,药用麦冬、知母、天冬等。

七、甲状腺功能亢进症从胆论治

甲状腺功能亢进症从胆论治,胆足少阳之脉,"循颈……下颈合缺盆",瘿病与胆也密切相关。胆为中正之官、决断出焉,虽心主神明,但离不开胆的决断,甲状腺功能亢进症患者常兼情志类症状,如焦虑、抑郁等,并易受惊吓。抑郁、焦虑者可从胆怯失决断的角度论治,胆怯则无自信,情绪低落、惶惶不安,无法果断行事而焦虑不已,恐惧而易受惊吓。甲状腺功能亢进症多见胆气虚等病机,胆气虚者常兼心气虚,症见失眠多梦、易于惊醒、胆怯恐惧,遇事易惊等,药用远志、龙齿、石菖蒲等定志安神。

综上所述,甲状腺功能亢进症非独从肝论治,尚涉及脾、肾、心、肺、胃、胆等脏腑。

《素问·玉机真脏论》曰:"五脏相通,移皆有次。"《素问·玉机真脏论》曰:"五脏受气于其所生,传之于其所胜,气舍于其所生,死于其所不胜……肝受气于心,传之于脾,气舍于肾,至肺而死。心受气于脾,传之于肺,气舍于肝,至肾而死,脾受气于肺,传之于肾,气舍于心,至肝而死。肺受气于肾,传之于肝,气舍于脾,至心而死。肾受气于肝,传之于心,气舍于肺,至脾而死。"五脏合五行,相生相克。

甲亢患者大多初因情志内伤,气滞不畅,肝失疏泄,脾失健运,津液输布失常,凝聚为痰,壅结颈部而发病。"五脏之病,肝气居多",因此在初期应着重从肝论治。根据患者临床症状,辨证选方。如患者情绪不佳,善太息,胸闷,多属肝郁气滞,治宜疏肝理气,常用药物有柴胡、郁金、香附等。若患者急躁易怒、怕热、目赤目突,多为肝火亢盛,治则清肝泻火,药用龙胆草、黄芩、栀子、夏枯草等。若患者手颤、眼涩、视物模糊,多为肝风内动,治宜平肝息风,常用钩藤、龙骨、牡蛎、代赭石等药。其他兼夹病症,适当配伍用之。

脾胃为气机升降之枢纽,脾气不足,气机逆乱,则情绪易怒、多汗、心悸。肝旺乘脾,脾主升清功能受损,则易生腹泻。甲亢性周期麻痹及甲亢性重症肌无力,病情凶险,因肝情郁滞,肝木传及脾土,土虚木乘,致脾气虚衰,脾主四肢肌肉功能失职而发病,属(相乘传变)病情较为深重。"见肝之病,知肝传脾,当先实脾",治疗上应同时重视健脾。因此,王素美教授在辨证论治的过程中,除了治肝之外,在患者合并多汗、乏力、腹泻、眼睑浮肿等症状时,多为脾气虚弱,治宜在疏肝的同时健脾,药用党参、茯苓、薏苡仁、白术、山药、炙甘草等药物。

肝肾同源,二者阴阳互滋,肾阴不足,水不涵木,导致肝失疏泄,肝阳上亢;反之肝火亢盛,损耗肾阴,可致肝肾阴虚之证。肾主骨,肾阴亏虚,肝失濡养,肝肾精血亏虚不能充养筋骨而致肌肉无力。肾阴不足,不能上济心火,可见心悸、烦躁失眠等。因此,治疗上同时需注意滋补肝肾之阴,一方面"肝体阴而用阳",养阴柔肝可助肝气疏泄,以解肝郁;另一方面,"壮水之主以制阳光"，滋下清上，可制心肝火，酌情使用龟甲、鳖甲等药。若女性患者出现月经稀发或闭经，男性出现阳痿，皆与肾精不足密切相关，治当补肾固本，加用淫羊藿、黄精、肉苁蓉、菟丝子、女贞子等药。

心主血脉，心为阳脏而主阳气，"心者，五脏六腑之大主也，精神之所舍也"，心亦主神志。肝木生心火，甲亢患者肝火旺盛，心火亦亢，耗灼心之气血，心阴不足，可发生心悸、心慌。因此，甲亢的辨治中，患者若心悸，失眠多梦，多为心肝阴虚，在清肝泻火的同时应滋养心阴，常用药物为生地、麦冬、五味子等。若出现心悸，动则少气乏力，多为心肝的气阴两虚；兼见心胸憋闷，四肢浮肿，肢冷，腰酸，多为阴损及阳，以致心肾阳虚，治疗当与真武汤、右归丸辨证加减。

王素美教授指出，瘿病从来不是单独一脏之病变，五脏皆相关，尤其心肝脾肾。因此，在辨证论治的过程中，需要时时顾护心肝脾肾，切不可只知疏肝理气、化痰散结，要从五脏生克出发，积极防治传变，也是中医"治未病"思想在疾病治疗中的实际体现。

第五节　治未病理念

未病的概念主要包括疾病前的健康状态，疾病尚未完全形成的萌芽状态和疾病初起未传变的阶段。"治未病"一词最早见于《素问·四气调神大论》："是故圣人不治已病治未病，不治已乱治未乱，此之谓也，不亦晚乎！"不仅明确提出治未病的概念，而且强调了其在医疗行为中的重要性，并叮嘱人们注意调摄情志、饮食、房事、运动及顺应自然等，以达到健康状态。后世许多医家对这一理念均有所继承和发展。张仲景在《伤寒杂病论》中说"若人能养慎，不令邪风干忤经络；适中经络，未流传脏腑，即医治之"，即要求人们注意饮食，加强锻炼以预防疾病，发生疾病则要及早采取措施；另外，还依据脏腑传变理论提出了诸如"见肝调脾"之说，阻断其传路，即是强调疾病的早期治疗。朱丹溪在《内经》的引导下也阐述了治未病的主要思想是未病先防和既病防变。其中，未病先防是在未得病之前，采取措施来预防疾病的发生；既病防变是指已生病要及时治疗，并能预测疾病可能的发展方向并防止其进一步发展。鉴于此，顺应疾病发生发展规律，在其从未病到已病的漫长过程中做到早识、早防、早治意义重大。

治未病思想是中医学基本理论中的重要组成部分，首开世界预防医学的先河。现代医学提出的病因预防，早发现、早诊断、早治疗以及疾病后期的康复治疗等诸多方面都囊括在了中医治未病范畴内。中医在几千年的传承发展过程中，已经形成了一套集养生保健、疾病治疗为一体的方式方法，体现在生理、心理及与自然和社会环境相协调的方方面面。将西医学的微观治疗与中医学的宏观辨证相结合，可能探索出一条符合中国医疗特色的中西医结合的防病治病的新路。世界卫生组织关于健康的含义不单单指没有疾病，而且是生理、心理及社会适应性上均处于一种良好的状态，说明其对健康的界定也是一种综合的概括，这与中医学的整体观念也是不谋而合的。

在高速发展的当今社会，随着生活节奏的加快，许多人在生理、心理上出现了一系列不适应，人们称这种状态为"亚健康"，若不加以干预，可能形成疾病状态。同时，随着人们生活水平的改善和健康意识的提高，越来越多的人也意识到这一点，并加入到养生保健的行列中来，通过运动、心理调节、生活方式的改变及人际关系的自我调整等来维护健康。糖尿病的发生发展也是生理、心理等诸多因素综合作用的结果。

治未病与糖尿病一级预防：传统医学治未病思想中的未病先防等就是现代医学的一级预防。糖尿病一级预防的目的是降低糖尿病的发生率，重点针对健康人群，其中也包括糖尿病前期，即空腹血糖受损（impaired fasting glucose，IFG）及糖耐量异常（impared glucose tolerance，IGT）的人群，预防的措施包括健康宣教、心理调适、生活干预、适宜的饮食和运动调整及酌情服用中药等。IFG及IGT可归属相对之未病阶段，但如果不及时给予干预，则极有可能发病。中医无此病名，但在消渴病的文献中可见到相关类似描述。如《素问·奇病论》曰："帝曰：病有口甘者，病名为何？何以得之？岐伯曰：此五气之溢也，名曰脾瘅。"

治未病与糖尿病二、三级预防：治未病思想中的既病防变、瘥后防复等相当于糖尿病的二、三级预防，目的是减少和延缓糖尿病患者的并发症，对已有并发症的人群，则要降低其致残率和致死率，改善患者生活品质。

一、未病先防思想的临床应用

（一）饮食有节

《素问·生气通天论》曰："阴之所生，本在五味，阴之五宫，伤在五味。"《素问·上古天真论》亦曰："上古之人……食饮有节……故能形与神俱，而尽终其天年。"《素问·至真要大论》又曰："夫五味入胃，各归所喜，故酸先入肝，苦先入心，甘先入脾，辛先入肺，咸先入肾。久而增气，物化之常也，气增而久,夭之由也。"饮食五味是人类生存的基本条件,也是五脏精气的本源。若饮食失宜,即为损伤五脏精气的主要原因。《金匮要略》曰:"凡饮食滋味,以养于生,食之有妨,反能为害……若得宜则益体,害则成疾,以此致危。"《素问·奇病论》曰:"夫五味入口,藏于胃,脾为之行其精气,津液在脾,故令人口甘也。"因此,对于糖尿病高危人群,更应注意谨和五味,食不偏嗜,尤其要少食肥甘之品。日常饮食应遵照《素问·脏气法时论》中"五谷为养,五果为助,五畜为益,五菜为充,气味合而服之,以补精益气"的膳食配伍原则,合理搭配膳食,勿偏颇,勿挑食,尤其注意要节制肥甘厚味的摄入,以免促使糖尿病的发生。在合理膳食搭配的同时,还应注意适当节制食量,勿暴饮暴食。

(二)起居有常

《千金要方》曰:"是以善摄生者,卧起自四时之早晚,兴居有至和之常制。"《素问·四气调神大论》亦曰:"春三月……夜卧早起,广步于庭……夏三月……夜卧早起,无厌于日……秋三月……早卧早起,与鸡俱兴……冬三月……早卧晚起,必待日光。"一年有春、夏、秋、冬,一日有平旦、日中、日西、夜半的变化,演变到人类就有了生、长、化、收、藏的规律。《灵枢·痈疽》曰:"阴阳已张,因息乃行,行有经纪,周有道理,与天合同,不得休止。"人生活在自然界中,人体生活起居理应遵循天地阴阳的消长而昼兴夜寐。一旦起居无常,阴津耗损,阴虚内热,内热耗阴,就可能诱发消渴病。可见,糖尿病的高危人群卧起更应有四时早晚之分,安居要有规律。

(三)劳逸适度

《素问·上古天真论》曰:"起居有常,不妄作劳。"《素问·调经论》亦曰:"有所劳倦,形气衰少,谷气不盛,上焦不行,下脘不通,胃气热,热气熏胸中,故内热。"说明过劳伤脾,脾运失健,水津不布,谷气壅滞,燥热内生,遂发生消渴病。《素问·宣明五气》又云:"久卧伤气。"有研究也证明,简单、安全的健步运动,有助于骨骼肌和脂肪组织对葡萄糖摄取和储存能力的提高,使肌糖原合成增加,刺激肌细胞内胰岛素葡萄糖转运磷酸化的作用,从而发挥使偏高的血糖趋于正常的作用。故对于糖尿病高危人群的防与治,均应做到"形劳而不倦",以强健身体,改善体质。而实践证明,饮食控制和适当的运动锻炼可以在一定程度上预防糖尿病的发生。2002年美国糖尿病协会在总结糖尿病和运动关系时指出:"所有的糖尿病患者都应当有机会从各种各样有价值的运动中获益。"王教授认为,防治2型糖尿病应遵循适度运动、因人制宜、循序渐进、持之以恒的原则,或练习八段锦、太极拳,或游泳、长跑、打球,做到适度运动、动而不劳,以第二日不疲不倦为度。

(四)调畅情志

《素问·上古天真论》曰:"恬淡虚无,真气从之,精神内守,病安从来。"平素心情舒畅,精神愉悦,则有利于脏腑阴阳气血和调,五脏得安,身体健康。《素问·阴阳应象大论》亦曰:"圣人为无为之事,乐恬淡之能,从欲快志于虚无之守,故寿命无穷,与天地终。"一旦过度喜、怒、忧、思,又会造成五脏功能失衡,脏腑阴阳失常,气机紊乱,从而出现疾病。《素问·举痛论》曰:"余知百病生于气也,怒则气上……思则气结。"《灵枢·五变论》云:"怒气上逆,胸中蓄积,血气逆留,髋皮充肌,血脉不行,转而为热,热则消肌肤,故为消瘅。"可见,情志失调,气血逆上,蓄瘀胸中,内热结滞,伤耗津液,发为疾病。有研究证明,怒可使儿茶酚胺分泌增多,而儿茶酚胺主要作用于胰岛 β 细胞,可抑制胰岛素的分泌,致使血糖升高。因此,要避免过度的精神刺激,使脏腑阴阳气血和调,五脏得安。2 型糖尿病的发生发展与生活方式、社会压力、情志失调密切相关。以上均可引起生长激素、肾上腺素、肾上腺皮质激素等拮抗胰岛素的激素分泌增加,从而使血糖升高。中医学认为,肝失条达,五志过极化火,耗伤肺、胃、肾阴津,均可发为消渴。病程日久,患者忧郁焦虑,气郁日甚,血行不畅,气滞血瘀,变证丛生。

(五)房事有度

《外台秘要·消渴消中》曰:"房室过度,致令肾气虚耗,下焦生热,热则肾燥,燥则渴。"这说明房事过度可致消渴发生。房事不节、劳伤过度使肾精亏损,虚火内生,则"火因水竭而益烈,水因火烈而益干",终至肾虚肺燥胃热俱现,发为消渴。现代研究证明,补肾不仅可改善肾虚症状,还可刺激胰岛素分泌,部分恢复胰岛 β 细胞功能,调节体内糖代谢,降低血糖,并能增强免疫、改善微循环,可见保养先天真元的重要性。

(六)防微杜渐

做到防微杜渐,在病变尚轻时即及时治疗,击敌应在其立足未稳、羽翼未丰时,祛邪当于初起未盛之时。具体而言,就是要做到既病防渐与既变防渐。王教授认为,"脾瘅"是"消渴病"发展的前期阶段,为糖尿病前期的中医证型之一,多由过食肥甘厚味致脾胃受损,久则生热,则转为"消渴",也就是糖尿病阶段。在 2 型糖尿病早期,及时给予健康教育指导,进行生活饮食干预,尽早开始运动疗法,可逆转或延缓 2 型糖尿病的发生。已有研究证明,合理的生活方式能显著减少 IGT 人群发生糖尿病的危险,而及时开始中医药干预可以更有效地逆转或延缓这一进程。

（七）已病防变

若不对 2 型糖尿病进行及时、正确的干预，日久阴虚、湿热、痰浊、瘀血等损及脏腑经络，最终会导致各种并发症。糖尿病本身并不是多么可怕，其严重并发症才是主要危害。据调查表明：30％的慢性肾衰竭，40％～50％的失明，50％的心脑血管疾病，60％的截肢都是由糖尿病所造成。而在并发症尚未出现之时及时给予中西医结合治疗，可有效减少或延缓并发症的产生。

王教授认为，久病及肾，久病多瘀，消渴病日久，久病入络，络瘀血滞为并发症的主要病机。因此，王教授主张治疗 2 型糖尿病时，在理想的血糖控制基础上，应较早运用补肾及活血化瘀药物；伴有湿热或痰浊者，还需施以清热、利湿、化浊等治法全面干预。同"既病防渐"一样，变证期也要注意"既变防渐"的治未病思想，防止并发症的不断加重，做到已瘥防复。

二、已瘥防复

张仲景非常重视疾病的调护，已瘥防复、调护正气是治疗疾病的重要内容之一。《伤寒论·辨阴阳易瘥后劳复病脉证并治》专门论述了初瘥防复的思想，提出了食复、劳复、阴阳复等多种引起病情反复的因素，阐明了治疗瘥后劳复诸病的辨证论治方法。《金匮要略·禽兽鱼虫禁忌并治第二十四》详述了饮食与人体健康的密切关系，指出"所食之味，有与病相宜，有与身为害，若得宜则益体，害则成疾"。孙思邈则首先提出了糖尿病饮食疗法，其在《千金方》云："一饮酒，二房事，三咸食及面。能慎此者，虽不服药而自可无他。不如此者，纵有金丹亦不可救，深思慎之。"因此，已瘥防复思想提示，患者大病初愈宜调摄心神，慎起居、节饮食，促进正气来复。糖尿病为慢性、终身性疾病，疾病的发生与饮食不节、情志失调尤为密切。因此，患者病情控制平稳时，医生应鼓励患者继续坚持摄生养慎，规律饮食，适当运动，维持合理体重，保持良好的心态，以防病情反复。

王素美教授围绕治未病思想，开展多种办法干预糖尿病的三级诊疗。

1.通脉止渴胶囊的应用

通脉止渴胶囊是 2007 年由王素美研发的具有山东省正式批准文号的院内自制制剂，经十多年来的临床应用证实，其对初发及久病的糖尿病患者均具有较好的临床疗效，能明显改善糖尿病患者的口干渴症状及糖尿病日久导致的神经血管并发症如肢体的发凉、麻木、刺痛、蚁行感等感觉异常。通脉止渴胶囊主要用于治疗糖尿病及糖尿病神经血管并发症如肢体的发凉、麻木、刺痛、蚁行感等感觉异常。方中黄芪益气活血,葛根升阳生津,配伍温经、养血、活血之桂枝、当归、水蛭,同时又佐以神曲等健脾胃、助运化,防止脾胃损伤。全方共同达到益气养阴活血化瘀之效。随着糖尿病的发病率逐年飙升,其并发症的危害不容小觑。早期干预和防治糖尿病及其并发症显得尤为重要。糖尿病的周围神经血管并发症是糖尿病患者最早出现也是糖尿病最多发的并发症,诸多糖尿病患者服用通脉止渴胶囊后生活质量得到明显改善。

方解:黄芪、粉葛根共为君药,可益气养阴,补气行血。黄芪味甘微温、善入脾经,乃补益脾气之良药,大补脾胃之元气,气为血之帅,脾气充盛、血行畅运,瘀血去而正气足,补气祛瘀;葛根入脾胃经,鼓舞脾胃清阳上升而生津止渴,二者共奏益气养阴行血之效。当归、桂枝、天花粉、地龙、蜈蚣、麦冬、桃仁、红花、制水蛭为臣药,可助君药养血滋阴,通络活血。当归配黄芪气血双补,其性动而主走,又达活血通络、散瘀之效;麦冬、天花粉配伍,清热、滋阴、生津;桃仁、红花、水蛭协同增效,破血行瘀;蜈蚣性善走窜、通络止痛;桂枝与黄芪配伍行气活血,温经通络,通达肌表;地龙通经活络。神曲、赤芍为佐药,神曲味甘、辛,性温,健胃消食、助中焦运化,又防诸活血化瘀药伤中焦脾胃;赤芍味辛、苦,性微寒,凉血散瘀,同时防黄芪、桂枝等温燥药物伤阴。川芎为佐使药,辛温走窜,上达巅顶、下达四肢末端,行气活血。诸药合用,共达益气养阴、活血化瘀通络之效。

2.多种中医特色疗法的开展

(1)耳穴压豆疗法:又称"耳穴压籽法",最早记载于《灵枢·厥病》中,随后,历代医家对耳穴治病的机制进行了相关的研究,认为耳为十二经脉气血汇聚之所,耳如一个倒立的胎儿。根据全信息理论分析,可知脏腑与四肢躯干均在耳郭部有相应的对应点,对这些点进行压豆,并施以外力刺激,通过神经与经络的感传效应,可调整内在脏腑与气血失调,从而治疗疾病。耳郭从解剖方面来说,包括耳大神经、枕小神经、耳颞神经等神经,显示了五脏六腑、十二经脉均汇聚于耳部。

(2)穴位注射:穴位注射以针刺为基础,发挥对机体的刺激作用。相关研究表明,针刺能改善糖尿病患者胰岛素抵抗,调节代谢紊乱,改善微循环,提高运动神经和感觉神经传导速度,增强神经-内分泌-免疫功能,在多层次、多靶点上发挥作用。此外,穴位注射还可以发挥药物性能及对穴位的渗透作用,增强并延长腧穴治疗效应。临床选取不同注射药物时,治疗效果也不尽相同,常用药物包括活血化瘀类药物、补益类药物,以及营养血管神经类药物等。相关研究表明，与肌内注射、静脉注射相比，穴位注射使用的药物剂量更小，但在短时间内能产生比大剂量静脉注射、肌内注射等更强的药效。

在取穴方面，因瘀血贯穿糖尿病周围神经病变病程始终，故以活血祛瘀通络为主要取穴原则。临床上，糖尿病周围神经病变患者以下肢病变为主，根据"腧穴所在，主治所在"原则，主要选取下肢穴位。《灵枢·九针论》提出"阳明经多气多血"理论，《素问·痿论》提出"治痿独取阳明"原则，故以取足阳明经穴为主，其余四肢部腧穴为辅。在药物选择方面，神经损伤较重者多选用 B 族维生素。

（3）针刺疗法：针刺治疗可通经脉，调气血，使阴阳归于相对平衡，使脏腑功能趋于调和。其具有操作方法简便易行、医疗费用经济、不良反应少、基本安全可靠等优点，又可以协同其他疗法进行综合治疗。

（4）艾灸疗法：费爱华认为，艾灸的作用机制是燃艾时所产生的物理因子和化学因子，作用于腧穴感受装置与外周神经传入途径，刺激信号传入中枢，经过整合作用传出信号，调控机体神经-内分泌-免疫网络系统、循环系统等，从而调整机体的内环境。

《本草从新》记载："艾叶苦辛……纯阳之性，能回垂绝之阳，通十二经，走三阴，理气血，逐寒湿……"艾叶，归脾、肝、肾三经，艾灸是以燃烧艾绒而治病，能达到温阳散寒通络，健脾补肾之功效。《本草纲目》曰："艾，外用灸百病，壮元阳，通经脉，行气补血。"

糖尿病是一种以高血糖为特征的，胰岛素分泌和（或）作用缺陷引起的多器官组织受累的慢性代谢性疾病。近年来，糖尿病被认为与炎性反应密切相关。ATP 不足，细胞膜转运受阻，葡萄糖不能有效进入细胞内被利用，造成的胰岛素抵抗是 2 型糖尿病的内在原因。亦有多项研究证实，肠道菌群失调与 2 型糖尿病的发生密切相关。而艾灸可通过调节炎症因子，调节能量代谢，起到抗炎，改善代谢，提高机体免疫力等作用。

艾灸对糖尿病相关并发症的治疗作用亦有很多文献支撑，如艾灸脾胃经的胃脘、神阙、足三里等穴可以促进胃动力，加快排空，调节胃肠功能，改善糖尿病胃肠神经病变；艾灸对于血液流变学及血脂、血压、血糖异常均有明显的调节作用，可有效防治糖尿病血管病变。研究认为，艾灸可有效改善血液流变学，艾灸燃烧时产生的近红外辐射可以深入机体，加快新陈代谢，促进神经传导，可有效改善麻木、疼痛等神经肌肉症状，有效防治糖尿病周围神经病变的进展。孙国铭等以加味阳和汤联合艾灸三阴交治疗糖尿病下肢血管病变,发现中药联合艾灸可以明显改善糖尿病患者的间歇性跛行等临床症状,提高患者临床疗效。陈琳在常规药物治疗的基础上联合艾灸患者的关元、阴陵泉及足三里3个穴位进行治疗,发现联合艾灸组糖尿病自主神经病变患者的胃肠道症状及排尿症状均得到有效改善。秦文采用针刺配合艾灸盒温灸下腹部方法治疗糖尿病神经源性膀胱并对临床疗效进行观察,发现艾灸组能明显减少患者的膀胱残余尿量,对改善糖尿病神经源性膀胱的临床症状具有良好效果。

(5)中药足浴法:中药足浴疗法是根据中医辨证论治原则、经络传导理论和脏象学说,以及西医学的皮肤黏膜吸收与物理刺激原理,加入健脾补肾、发汗泄浊、化瘀解毒的中药,通过药液对足底反射区和穴位的刺激及渗透作用,疏通经脉,促进气血运行,调理阴阳平衡。

(6)灌肠疗法:研究发现,慢性肾脏疾病状态下,患者肠道菌群改变明显,肠道细菌总数与肌酐浓度呈正相关,并随着肾功能损害加重,肠道细菌数量及种类逐渐增加,细菌过度生长,出现大量的机会致病菌。国外学者梅耶斯(Meijers)等提出了慢性肾脏病进展和干预的肠-肾轴理论(the theory of gut-kidney axis),并成为近年国内外延缓慢性肾衰进展的研究热点之一。通过肠道治疗肾病在临床上逐渐发挥着愈加重要的作用。中药灌肠疗法是根据"开鬼门,洁净腑,去菀陈莝"的中医理论开展的一种传统的中药肠道透析法,通过药物在结肠内吸收或直接作用,促进血肌酐、尿素氮的肠道排泄,调节肠道菌群,进而改善肾功能。与血液透析、腹膜透析的方法相比,该法经济简便,患者易于接受,更有利于糖尿病肾病的早期、有效控制。

(7)红外线、可见光治疗:人体属于一个生物体,是由无数细胞所构成的一个特殊生物体。但是,与其他的物体相比,人体存在着显著区别。与光线相比,红外线对人体的皮下组织、皮肤具有十分强烈的穿透作用。当来自外界的红外线对人体产生辐射并出现一次效应时,人体皮下组织及皮肤温度都会随之升高。而从生理学方面来说,人体皮下组织及皮肤会获得相应的温度效应,使得人体全身能够舒适、均匀地变暖。同时,红外线还能够活化人体细胞,其主要原理为红外线能够对人体细胞产生相应的共振作用。研究指出,成人身体中的水分占比约为60%,而有40%左右在细胞当中存在,即细胞内液。因此,当红外线对人体细胞发生作用时,会引发细胞内外的水分子发生振动,微小激活细胞,使得细胞出现一系列改变,增强并改善细胞功能。对糖尿病周围神经病变患者来说,红外线是十分安全的一种治疗方式,其操作十分简便,且不会对患者产生任何有创性的损伤。

（8）气压治疗：肢体气压治疗是利用中医学的原理对患者进行按摩、推拿的治疗方法，且肢体气压仪通常以物理治疗为主。进行操作时，在患者的腿部装上相应的塑料袖套，在治疗的过程中，使气袋有节律地收缩、膨胀，进而帮助患者将深部腓肠肌中的静脉血全部排空。当气流经过气管，紧束在需要进行治疗的肢体部位中的气囊时，根据脚、小腿、膝盖、大腿的顺序对其进行加压，在加压的过程中，气囊会伴随压力不断上升而对患者的肢体进行大面积按摩、挤压。挤压过程中产生的力、按摩时的刺激能够达到患者的淋巴结、血管、深部肌肉中，进而使加压部位中的静脉血管得以全部排空，使血液的回流速度加快，能够流向四周的毛细血管，使静脉流量得以加速，从而减少血小板的黏附、聚集，防止其形成血栓。采用肢体气压对糖尿病组患者进行治疗能够提升氧合作用、血流灌注，增强神经耗氧量，进而使患者的功能得到改善。

王素美教授在中医理论的指导下，通过辨证中药汤剂、自制制剂、中医特色疗法及静脉应用中成药等多渠道、多方式干预糖尿病的三级预防，有效减少、减缓了糖尿病的发生，并提高了糖尿病患者的生存质量，极大减轻了糖尿病患者的经济负担。

第三章 临证经验及验案

第一节 消渴病

消渴亦名"消病"或"消瘅",临床上以口渴多饮、多食善饥、尿多、消瘦为主症。本病相当于西医学所说的糖尿病。糖尿病为老年人常见的代谢内分泌性疾病,其基本病理生理为体内胰岛素绝对或相对不足,从而引起糖、蛋白质和脂肪代谢紊乱;其特征为血糖过高、尿糖、葡萄糖耐量减低及胰岛素释放试验异常。临床表现有多饮、多食、多尿、疲乏、消瘦等证候,但老年消渴者也可自觉症状不明显,病情多发展缓慢,若能及时发现则较易控制。王素美教授根据临床经验提出消渴病诊疗方案。

一、诊断标准

(一)西医诊断

根据《中国 2 型糖尿病防治指南 2013 版》采用 WHO(1999 年)糖尿病诊断标准(见表 3-1):

表 3-1　WHO(1999 年)糖尿病诊断标准

诊断标准	静脉血浆葡萄糖水平/(mmol/L)
①典型糖尿病症状(多饮、多食、多尿、体重下降)加随机血糖检测	≥11.1
②空腹血糖检测	≥7.0
③葡萄糖负荷后 2 h 血糖检测 无糖尿病症状者需改日重复检查	≥11.1

(二)中医证候诊断

(1)肺燥津伤证:烦渴恣饮,饮不解渴,小溲频多,口干少津,舌质红,苔薄黄,脉濡细。

(2)胃热炽盛证:消谷善饥,渴喜冷饮,心烦易怒,咽干舌燥,唇赤颧红,溲赤便秘,舌质红,苔黄,脉弦细数。

(3)肾阴亏虚证:口渴、多饮、多尿,伴腰膝酸软、乏力、耳鸣、健忘、遗精盗汗,舌红苔薄白或少苔,脉细或细数。

(4)气阴两虚证:消瘦,倦怠乏力,气短懒言,易汗出,胸闷憋气,脘腹胀满,腰膝酸软,虚浮便溏,口干口苦,舌淡体胖,苔薄白干或少苔,脉虚细无力。

(5)脾虚痰湿证:口渴不欲饮,形体肥胖,肢倦懒动,胸闷脘痞,头晕乏力,舌体胖,舌边有齿痕,苔白或白腻,脉濡细或濡滑。

(6)气虚血瘀证:口渴不欲饮,气短乏力,神疲倦怠,自汗畏风,易于感冒,舌质淡暗或有瘀点,苔薄白,脉细涩。

(7)阴阳两虚证:小便频数,夜尿增多,浑浊如脂如膏,甚至饮一溲一,五心烦热,口干咽燥,耳轮干枯,面色黧黑;畏寒肢凉,面色苍白,神疲乏力,腰膝酸软,脘腹胀满,食纳不香,阳痿,面目浮肿,五更泄泻。舌淡体胖,苔白而干,脉沉细无力。

二、病因病机

消渴病的病机主要在于阴津亏损,燥热偏盛,而以阴虚为本,燥热为标,两者互为因果,阴愈虚则燥热愈盛,燥热愈盛则阴愈虚。消渴病变的脏腑主要在肺、胃、肾,尤以肾为关键。三脏之中,虽可有所偏重,但往往又互相影响。

肺主气,为水之上源,敷布津液。肺受燥热所伤,则津液不能敷布而直趋下行,随小便排出体外,故小便频、数量多;肺不布津则口渴多饮。正如《医学纲目·消瘅门》说:"盖肺藏气,肺无病则气能管摄津液之精微,而津液之精微者收养筋骨血脉,余者为溲。肺病则津液无气管摄,而精微者亦随溲下。"

胃为水谷之海,主腐熟水谷,脾为后天之本,主运化,为胃行其津液。脾胃受燥热所伤,胃火炽盛,脾阴不足,则口渴多饮,多食善饥;脾气虚不能转输水谷精微,则水谷精微下流注入小便,故小便味甘;水谷精微不能濡养肌肉,故形体日渐消瘦。

肾为先天之本,主藏精而寓元阴元阳。肾阴亏虚则虚火内生,上燔心肺则烦渴多饮,中灼脾胃则胃热消谷,肾失濡养,开阖固摄失权,则水谷精微直趋下泄,随小便而排出体外,故尿多味甜。

消渴病虽有在肺、胃、肾的不同,但常常互相影响,如肺燥津伤,津液失于敷布,则脾胃不得濡养,肾精不得滋助;脾胃燥热偏盛,上可灼伤肺津,下可耗伤肾阴;肾阴不足则阴虚火旺,亦可上灼肺胃,终至肺燥、胃热、肾虚,故"三多"之症常可相互并见。

消渴病日久,则易发生以下两种病变:一是阴损及阳,阴阳俱虚。消渴虽以阴虚为本,燥热为标,但由于阴阳互根,阳生阴长,若病程日久,阴损及阳,则致阴阳俱虚,其中以肾阳虚及脾阳虚较为多见。二是病久入络,血脉瘀滞。消渴病是一种病及多个脏腑的疾病,影响气血的正常运行,且阴虚内热,耗伤津液,亦使血行不畅而致血脉瘀滞。血瘀是消渴病的重要病机之一,且消渴病多种并发症的发生也与血瘀密切相关。

三、治疗方法

(一)辨证论治

1.肺燥津伤证

治法:清热润燥,养阴生津。

方药:泰山四宝清肺饮(自拟方)(泰山参、赤灵芝、何首乌、黄精、生地、黄连、黄芩、麦冬、葛根、石斛、白芍、五味子等)加减。

常用中成药:养阴清肺丸、麦味地黄丸。

2.胃热炽盛证

治法:滋阴清热,养阴增液。

方药:泰山四宝生津饮(自拟方)(泰山参、赤灵芝、石膏、知母、生地、黄连、麦冬、玄参、牛膝、大黄)加减。

加减:心烦渴甚者加丹皮、栀子、花粉;尿频加金樱子、益智仁。

常用中成药:牛黄清胃丸、黄连上清丸。

3.肾阴亏虚证

治法:滋补肾阴。

方药:泰山四宝补肾饮(自拟方)(泰山参、赤灵芝、何首乌、山药、丹皮、泽泻、云苓、黄精、枸杞、菟丝子等)加减。

加减:兼血瘀者加地黄、川芎、白芍、当归、僵蚕、地龙、皂角刺等。

常用中成药:六味地黄丸、左归丸、大补阴丸。

4.气阴两虚证

治法:益气养阴。

杏林笔录

XINGLINBILU

王素美学术思想及临证经验集

方药:泰山四宝生脉饮(自拟方)(泰山参、赤灵芝、黄精、穿山龙、黄芪、地黄、麦冬、五味子、山药、茯苓、丹皮、泽泻、山茱萸等)加减。

加减:兼血瘀者加地黄、川芎、白芍、当归、僵蚕、地龙、皂角刺等。

常用中成药:降糖饮(院内制剂)、生脉胶囊。

5.脾虚痰湿证

治法:健脾、益气、化痰。

方药:泰山四宝降脂饮(自拟方)(泰山参、赤灵芝、何首乌、穿山龙、黄芪、山药、茯苓、苍术、玄参、泽泻、丹参等)加减。

加减:痰湿郁而化热者可加用竹茹、菖蒲、胆南星;兼血瘀者可加当归、川芎、水蛭粉、僵蚕、地龙、皂角刺等。

常用中成药:消渴降脂胶囊(院内制剂)、通脉止渴胶囊(院内制剂)、通脉灵丸(院内制剂)。

6.气虚血瘀证

治法:益气活血化瘀。

方药:泰山四宝益气祛痹饮(自拟方)(泰山参、赤灵芝、何首乌、穿山龙、麦冬、五味子、生地、山药、黄芪、玉竹、丹参、赤芍、川芎、僵蚕、地龙、全蝎等)加减。

加减:兼湿热者可加黄连,兼痰热者可加竹茹、胆南星等。

常用中成药:通脉止渴胶囊(院内制剂)。

7.阴阳两虚证

治法:阴阳双补。

方药:金匮肾气丸(桂枝、附子、熟地黄、山萸肉、山药、茯苓、丹皮、泽泻、枸杞子、甘草、杜仲、菟丝子、肉桂、当归、鹿角胶等)加减。

加减:偏阴虚,左归饮加减;偏阳虚,右归饮加减。

常用中成药:补肾消肿丸(院内制剂)、金匮肾气丸、右归丸。

(二)中医特色疗法

1.三联针疗法

(1)第一联:耳针。

主穴:心、脾、肝、胰(胆)、内分泌、肾上腺、三焦。

配穴:肺燥津伤证为主加肺;胃热炽盛证为主加胃;肾阴亏虚证为主加肾、膀胱;气阴两虚证为主加交感,脾虚痰湿证为主加脾,阴阳两虚证加交感、皮质下。

（2）第二联:穴位注射。

操作:使用维生素 B_{12} 0.5 mg,选择足三里、曲池穴位注射,每日一次。

适应证:消渴病兼血瘀引起的手足麻木、疼痛。

（3）第三联:针灸疗法。

1）肺燥津伤

主穴:肺俞、脾俞、胰俞、尺泽、曲池、廉泉、承浆、足三里、三阴交。

配穴:烦渴、口干加金津、玉液。

操作:除尺泽、曲池用泻法外,余穴均用平补平泻手法。隔日或每日一次,留针 30 分钟,10 次为一个疗程。

2）胃热炽盛

主穴:脾俞、胃俞、胰俞、足三里、三阴交、太溪、内庭、中脘、阴陵泉、曲池、合谷。

配穴:大便秘结加天枢、支沟。

3）肾阴亏虚

主穴:肾俞、关元、三阴交、太溪。

配穴:视物模糊加太冲、光明。

操作:用补法或灸法,隔日或每日一次,留针 30 分钟,10 次为一个疗程。

4）阴阳两虚

主穴:气海、关元、肾俞、命门、三阴交、太溪、复溜。

操作:用补法或灸法,隔日或每日一次,留针 30 分钟,10 次为一个疗程。

方义:肾俞温补肾阳;关元为保健要穴;太溪与三阴交相伍,增强补肾填精之效。

操作:用补法或灸法,隔日或每日一次,留针 30 分钟,10 次为一个疗程。

2.中药足浴

治法:温经通脉,活血止痛。

方药:活血通痹汤（自拟方）（威灵仙、红花、当归、川芎、羌活、艾叶、独活、白芷、防风、伸筋草、透骨草）加减。

适应证:消渴病存在瘀血所致的麻木、疼痛。

加减:皮肤瘙痒者加地肤子、白鲜皮,皮肤皲裂者加鸡血藤。

3.灸法

（1）艾灸

取穴:有肢体麻木、发凉、疼痛等症的患者,可艾灸阿是穴及相近穴位;腹痛、腹泻的患者可艾灸中脘、神阙、足三里;腰酸腰痛者可艾灸肾俞、膀胱

杏林笔录
XINGLINBILU
王素美学术思想及临证经验集

俞、三焦俞、腰阳关;尿频者可艾灸关元、气海。

(2)督灸:督灸具有益肾通督、温阳散寒、壮骨透肌、破瘀散结、痛痹止痛的功效,适用于脾虚痰湿、阴阳两虚、气虚血瘀等证型的患者。

(3)隔物灸:将艾柱与施灸腧穴部位的皮肤隔开进行施灸的方法。隔物灸所用的间接药物和材料很多,如隔姜灸、隔盐灸、隔附子饼灸等。

4.拔罐

取穴:肢体麻木、发凉、疼痛等症的患者,可拔罐阿是穴及相近穴位。

腰酸腰痛者可拔罐肾俞、膀胱俞、三焦俞、腰阳关。

肥胖者拔罐脾俞、胃俞、中脘、大横、关元、神阙、足三里。

5.按摩

适应证:存在肢体麻痛的患者。

上肢麻痛:拿肩井肌,揉捏臂臑、手三里、合谷部肌筋,点肩髃、曲池等穴。

下肢麻痛:拿阴廉、承山、昆仑肌筋,揉捏伏兔、承扶、殷门部肌筋,点腰阳关、环跳、足三里、委中、承山、解溪、三阴交、涌泉等穴,搓揉腓肠肌数十遍,手劲刚柔相济,以深透为度。

6.中药封包

中药封包治疗直接作用于患病部位,发挥活血化瘀、温经通络、祛风散寒等作用。

组成:花椒、高良姜、干姜、羌活、独活、肉桂等加卤盐 500 g。

(三)院内自制制剂

1.通脉止渴胶囊

组成:当归、川芎、地龙、蜈蚣、黄芪、葛根、桂枝、天花粉等。

功用:益气活血,通脉止痛。

适应证:用于消渴病气虚血瘀及痰浊阻络所致肢体麻木疼痛者。

2.消渴降脂胶囊

组成:葛根、黄芪、党参、天花粉、麦冬、当归、枳实、瓜蒌、鸡内金等。

功用:益气健脾,化痰通络。

适应证:血脂升高。

3.降糖饮

组成:黄芪、葛根、生地、山药、炒苍术、玄参、丹参等。

功用:益气养阴,健脾清热。

适应证:血糖升高。

(四)护理调摄要点

1.病情观察

护士应运用望闻问切四诊方法,注意观察患者每日的饮水量、进食量、进食种类、运动量、尿量及体重等变化,并做好记录。定期监测血糖、尿常规、糖化血红蛋白等各项生化指标,以及心电图等。治疗过程中观察患者是否出现低血糖反应,若患者出现心慌、面色苍白、头晕、软弱无力、汗出过多、饥饿等症状;或若出现烦渴、呼吸深快、烦躁不安、口有烂苹果气味等症状,应考虑酮症酸中毒,及时通知医生并配合处理。

2.起居护理

护士应根据患者体质安排合适的房间,注意环境整洁、温湿度适宜,及时开窗通风,保持空气清新。患者要顺应四时变化,及时更换衣被,着衣要柔软宽松,棉质为佳,寒暖有节。平时要注意保持口腔、皮肤、足部、外阴等部位清洁、卫生。注意休息,保证睡眠充足,活动时以不感到疲劳为度,注意遵循"动静结合、形劳而不倦"的原则,避免过劳和懒动,劳逸结合,张弛有度才能气血通畅、精神愉悦、身体强健。

3.饮食护理

控制饮食是消渴病基本的治疗措施之一。饮食原则为五谷为养,五果为助,五畜为益,五菜为充。应做到合理搭配,食养以尽,勿太过。给患者进行饮食指导时应根据患者性别、年龄、体重、体力活动的程度,制定患者饮食计划并根据患者的饮食习惯制定合适食谱。嘱患者按照个体化饮食计划执行,并按时定量进食,或少食多餐,避免无节制饮食,忌食油腻、甜食、生冷、油炸、油煎、辛辣食品,禁烟酒,少食坚果类及含淀粉类食品。主食要粗细搭配,多食新鲜蔬菜。可根据患者辨证给予饮食指导,如肺热津伤者饮食宜清淡,可多食清热养阴、生津润肺之品,如黄瓜、百合、番茄等,少食油炸、油煎、辛辣食物;口干烦渴者,可用鲜芦根、石斛、麦冬、沙参、葛根等泡水代茶饮,以生津止渴、润肺养阴;胃热炽盛者尤要节制饮食,多食粗杂粮,如燕麦片、荞麦面,可用山药、麦冬、玄参等煎水代茶饮,以清热润燥,不可过食生冷之品,以防再伤及脾胃;肾阴亏虚者选用山药、地黄、枸杞、桑椹汁等滋阴补肾;阴阳两虚者可用猪胰、猪肾、黑豆、黑芝麻等补肾助阳,如猪肾与杜仲或核桃炖熟服用等。

4.运动护理

运动方式多样,内容丰富。运动应做到个体化,尤其是年纪较大或有较严重并发症者,要量力而行。医生可根据患者的病情选择合适的有氧运动,

杏林笔录
XINGLINBILU
王素美学术思想及临证经验集

如太极拳、快走、八段锦、五禽戏、散步、慢跑、骑自行车、游泳等;运动时间宜选择在饭后1小时(从第一口饭计时)左右,每次活动30分钟左右,运动后脉搏宜控制在[170-年龄(次/分钟)]左右,以身体舒适、微微出汗、周身发热、精神愉悦为宜。血糖>16.7 mmol/L并伴有糖尿病急性代谢并发症及各种心、脑、肾等器官严重慢性并发症者暂不宜运动。若血糖<5.5 mmol/L,运动前需适量补充含糖食物如饼干、面包等。外出活动时应随时携带饼干、糖块等,以防低血糖发生,忌空腹进行长时间或强体力运动。

5.情志护理

情志对疾病发生、病情转归等发挥重要作用。"喜则气和志达,荣卫通利",精神愉悦,正气旺盛有利于战胜疾病。

消渴病是慢性疾病,属于终身疾病,患者易产生悲观、忧虑、失望、烦躁等不良情绪。护士应多与患者沟通交流,了解患者的思想问题,体贴安慰患者;以和蔼诚恳的态度,耐心开导,同情关心患者,介绍成功的病例,调动患者的积极主动性,消除患者的思想顾虑,使其积极配合治疗,树立战胜疾病的信心。

6.用药护理

中药汤剂宜按时早晚温服,服药时间以饭后半小时为宜。使用口服降糖药物及胰岛素治疗时,要注意用药时间、剂量准确,并指导患者按时进餐,加强巡视,防止患者发生低血糖。如患者出现面色苍白、心慌、汗出、头晕、软弱乏力、饥饿感、抽搐、烦躁等低血糖症状,护士应及时通知医生,配合处理。

7.适宜技术

消渴患者可行三联针疗法,第一联为耳针,第二联为穴位注射,第三联为针灸疗法,辨证选穴,每日一次。中药足浴以温经通脉,活血止痛。灸法一般可用艾条灸、督灸、隔物灸等,以温阳散寒、破瘀散结,根据患者病情选择合适的灸法。拔罐以活血化瘀,通络止痛。推拿按摩以疏通经络,行气活血。中药封包以活血化瘀,温经通络,祛风散寒。在治疗过程中,注意观察患者的病情变化,及时问询患者有无不适,若有不适及时停止操作;行三联针疗法时注意患者有无晕针、恶心等不良反应;做灸法、中药足浴、中药封包时注意避免烫伤患者等。

8.健康教育

护士应指导患者及家属了解、掌握与消渴病相关的知识,提高自我管理的能力,做好自我监测,控制好血糖,防止或延缓并发症发生。指导患者养成良好的生活习惯,生活规律,起居有常,合理饮食,戒烟限酒,注意劳逸结合,适当运动,提高机体抗病能力。指导患者注意个人卫生,保持全身清洁,尤其要注意口腔、外阴、眼睛、皮肤、足部等部位的清洁卫生,防止皮肤损伤,如有感染,应及时就医。教会患者及家属应对低血糖的方法,如患者有心慌、出冷汗、手抖、饥饿、面色苍白、头晕甚至晕倒等表现时,应立即服用糖水以缓解症状并及时就医。嘱患者当出现烦躁不安、呼吸深快、血压下降、肢冷等症状时,应及时就医进行治疗;告知患者外出时要随身携带饼干、糖块等食品,以便在出现低血糖时服用。嘱患者外出时随身携带联系卡,注明姓名、病名、住址、就医医院、联系人姓名及电话等,以便发生意外时能及时得到救治。

(五)经方治疗

王素美教授在糖尿病及其并发症的研究领域中建树颇多,在应用经方治疗消渴病方面颇有心得。猪苓汤是治疗消渴病的常用经方。黄元御在《四圣心源》中提到猪苓汤:"上渴而下淋者,土湿木郁,而生风燥。猪、茯、滑、泽,泻湿燥土,阿胶滋木清风,解渴通淋之良法也。"王素美教授认为,此方对于消渴病上消下淋的患者有很好的疗效。

消渴方首载于元代朱丹溪的《丹溪心法》中,主要用于治疗"上消",朱丹溪认为消渴病机中阴虚与火旺是密切联系的,阴虚易致火旺,而火旺又使阴伤,故用药特点在于滋阴与泻火相配伍。王素美教授认为,临床应用需根据消渴证候表现的不同而侧重用药。方中天花粉生津解渴、清热润燥,为君药;佐以黄连清热泻火;生地汁、人乳、藕汁生津增液,滋阴润燥。诸药配伍,共奏滋阴润燥、清热生津之功。

明代张景岳认为,虚火是指真阴不足,如"水亏于下,火炎于上"的阴虚火旺证。若阴津亏损于下,阴虚无以制约阳气,致使虚火炎于上者,宜使用滋阴清热的玉女煎或加减一阴煎等方治疗,使火热得清,阴液得复,消渴自止。《景岳全书》中的玉女煎对于胃热炽盛所引起的"中消"有显著疗效,该方具有清胃泻火、滋阴增液之功。方中石膏、知母清阳明有余之火,为君;熟地黄补少阴不足之水,为臣;麦门冬滋阴生津,为佐;牛膝导热引血下行,以降炎上之火,而止上溢之血,为使。

六味地黄丸最早见于宋代钱乙《小儿药证直诀》一书,又名六味丸、地黄丸。方用熟地黄滋阴补肾、填精益髓,为君药;辅以山茱萸肉滋养肝肾而固肾气,山药健脾益胃以助运化,共为臣药;三药相伍,滋养肝、肾、脾,为"三补"。其中,重用熟地黄以补肾阴为主,是以补其不足而固其本之故。泽泻

杏林笔录
XINGLINBILU
王素美学术思想及临证经验集

淡泄肾浊,茯苓渗利脾湿,二药合用引浊邪下行,起"推陈致新"之用;牡丹皮凉泄肝火,以利山茱萸养肝。综观全方补泄结合,开合相济,以补为主,以泄为辅,共奏滋阴补肾之功。六味地黄丸为后世壮水之主,以制阳光之要剂。王素美教授提出此方是治疗"下消"的基础方,在临床中加减、化裁应用,并以此为基础创制"泰山四宝"系列方,临床上取得良好的疗效。

玉液汤出自清代张锡纯《医学衷中参西录》,其立意精巧,组方严谨,效验确凿,为后世医家所习用。张锡纯在治疗消渴时注重调理气的不足。玉液汤重用黄芪,以黄芪为君,得葛根能升提元气;佐以山药、知母、花粉以大滋真阴,鸡内金能助脾胃强健,化饮食中糖质为津液,五味子取其酸收之性,能封固肾关,不使水饮急于下趋。

<h2 style="text-align:center">经典案例</h2>

案例 1

患者男,45岁,2022年8月2日初诊。主诉:口渴、乏力反复发作8年,加重伴双下肢发凉、拘挛20天。症见:患者口渴多饮,周身倦怠乏力,双下肢明显,腰膝酸软,双下肢发凉拘挛时作,纳可,眠差,入睡困难,夜尿频,大便干,每日两次。舌质紫暗、苔薄黄,脉沉细。空腹血糖 11.8 mmol/L;空腹胰岛素 32.0 pmol/L,餐后1小时胰岛素 45.7 pmol/L,餐后2小时胰岛素 67.9 pmol/L,餐后3小时胰岛素 70.5 pmol/L;尿常规示:尿糖 1＋,尿蛋白 十十。西医诊断为2型糖尿病,中医诊为消渴病,辨为肾虚血瘀证。治宜补肾活血、化瘀通络。方选泰山四宝补肾饮加减。处方:太子参 15 g,灵芝 10 g,麸炒山药 30 g,酒萸肉 10 g,牡丹皮 6 g,茯苓 10 g,泽泻 10 g,穿山龙 15 g,丹参 30 g,黄芪 30 g,菟丝子 15 g,生地 10 g,当归 9 g,川芎 10 g,酸枣仁 15 g。7剂,水煎服,每日一剂,早晚饭后温服。8月10日复诊,患者下肢发凉拘挛、腰膝酸软症状明显减轻,下肢乏力减轻,夜尿次数减少,大便可,睡眠改善,但仍入睡困难。上方改茯苓为茯神,加首乌藤 10 g,7剂,煎服法如上。8月18日三诊,患者诸症皆明显减轻,继服原方,随诊2个月,患者症状未见复发。

按语

王素美教授认为,患者消渴日久,损耗正气,伤及肾气肾阴。肾虚气化失司,开阖不利,水聚于内,发为腰膝酸软、下肢发凉;肾虚失于封藏,精微下泄,可致尿频、尿浊(蛋白尿);消渴病机总属阴虚燥热,脾胃被燥热所伤,发为口渴多饮；脾虚难以运化水谷精微以濡养周身，故周身倦怠、入睡困难；津液被伤，故大便干；消渴日久，久病入络，血行不畅，而致血脉瘀滞，舌质紫暗、苔薄黄、脉沉细皆为肾虚血瘀之象。本案以补肾活血、化瘀通络为法，生地滋阴补肾、清热凉血。《本草从新》言其"滋肾水，封填骨髓，利血脉，补益真阴"，以补燥热耗伤之肾阴，为君药。酒萸肉补养肝肾，并能涩精，炒山药补益脾阴，兼能固摄肾气，共为臣药。茯苓、太子参、黄芪则能益气健脾，除脾湿，助运化。佐山药补中，益气力，长肌肉，强阴，补肾固精；丹参、当归、川芎、穿山龙益气养血，活血化瘀，共祛病久之瘀滞；泽泻利水渗湿；牡丹皮清热养阴，助生地滋阴之功；灵芝、酸枣仁补气养心安神；菟丝子补益肝肾、固精缩尿。诸药合用，共奏补肾活血、化瘀通络之功效，使诸症好转。

❧ 案例 2

患者男，32 岁，2022 年 9 月 10 日初诊。主诉：口渴、乏力反复发作半年，加重伴厌食恶心 2 天。症见：患者口渴多饮、口苦，形体肥胖，周身乏力，白天困倦，厌食恶心，眠可，小便浑浊，大便稀溏，每日 2～3 次。舌质淡，边有齿痕，苔白厚，脉弦滑。空腹血糖 15.3 mmol/L，餐后 2 小时血糖 22.4 mmol/L；血脂：甘油三酯 2.7 mmol/L，低密度脂蛋白 4.2 mmol/L；尿常规示：尿糖 2＋，尿蛋白＋。西医诊断为 2 型糖尿病，中医诊为消渴病，辨为脾虚痰湿证。治宜益气健脾、祛湿化痰。方选泰山四宝降脂饮加减。处方：黄芪 20 g，山药 10 g，太子参 15 g，灵芝 10 g，穿山龙 10 g，茯苓 15 g，苍术 10 g，玄参 9 g，泽泻 10 g，车前子 20 g，丹参 30 g，陈皮 6 g，生地 10 g。7 剂，水煎服，每日一剂，早晚饭后温服。9 月 18 日复诊，患者恶心呕吐症状基本消失，口渴乏力症状明显减轻，小便可，大便质可，每日 1～2 次，继服原方，煎服法如上。

按语

消渴病机责之于脾，"迫至病及于脾，脾气不能散精达肺则津液少，不能通调水道则小便无节，是以渴而多饮多溲也"。患者平素饮食不节，恣食肥甘厚腻，脾气亏虚，运化失司，水谷精微不能濡养机体、脏腑，故周身乏力，困倦；脾不能为胃行其津液，故厌食恶心；脾虚难以运化精微，精微物质从小便而下，故小便浑浊；脾虚湿盛，大肠传导失司，故大便稀溏；舌质淡，边有齿痕，苔白厚，脉弦滑均为脾虚痰湿之象。王素美教授以益气健脾、祛湿化痰为法，方选泰山四宝降脂饮加减。方中有泰山参、黄芪、茯苓、灵芝等益气健脾之药，共为君药；苍术祛湿之效较强，配伍陈皮共奏理气健脾燥湿之功，山药补益肺脾，三者共为臣药；生地滋肾阴益精髓，以培补先天之本，与健脾之品共同顾护先后天之本;佐以泽泻、车前子利湿泄浊,丹皮清热滋阴,丹参活血化瘀通络。诸药合用,使诸症得减。

案例 3

患者男,65 岁,2022 年 3 月 13 日初诊。主诉:口干渴、乏力反复发作7 年,加重半月。症见:患者口渴多饮,肢倦乏力,偶有头晕头痛,双下肢麻木,纳呆,眠可,小便频,大便不成形,每日 1～2 次。舌质紫暗,舌下脉络迂曲紫暗,苔薄白,脉细涩。平素口服降糖药物控制血糖,血糖控制可,空腹血糖6.8 mmol/L。西医诊断为 2 型糖尿病,中医诊为消渴病,辨为气虚血瘀证。治宜益气活血、化瘀通络。方选泰山益气祛瘀饮加减。处方:太子参 15 g,灵芝 10 g,何首乌 10 g,穿山龙 10 g,麦冬 10 g,生地 10 g,山药 15 g,黄芪30 g,丹参 30 g,赤芍 10 g,川芎 10 g,僵蚕 10 g,地龙 10 g,当归 15 g。7 剂,水煎服,每日一剂,早晚饭后温服。3 月 21 日复诊,患者口渴乏力症状明显减轻,头晕头痛基本消失,双下肢麻木减轻,仍食欲不佳,舌质暗。上方加焦山楂 10 g、炒麦芽 10 g、六神曲 10 g,川芎加为 12 g,7 剂,煎服法同上。3 月29 日三诊,患者诸症状明显减轻,纳可,舌质淡红,上方继服,煎服法同上。

按语

瘀血既是消渴病的病理产物,又可导致消渴病的发病。王素美教授提出消渴病患者常有先天不足,又多饮食不节,损伤脾胃,以致后天失养,先后天均不足,使气虚无力推动血行,血行迟缓,涩滞不畅致瘀。气虚体弱,故患者肢倦乏力;脾胃气虚,运化失司,故纳呆;气虚血运不畅,肢体无法得气血濡养,故下肢麻木;舌质紫暗,舌下脉络迂曲紫暗,苔薄白,脉细涩均为气虚血瘀证之征象。本案以益气活血、化瘀通络为原则,方选泰山四宝益气祛瘀饮加减。方中太子参、灵芝、黄芪、山药补肺、脾、肾之气,气为血之帅,气旺则血行;生地清热养、补肾阴,麦冬润燥,养肺阴,何首乌补肝、肾之阴,三者共补肺、肝、肾之阴;丹参、赤芍、川芎、当归均有活血化瘀通络之效;僵蚕、地龙息风通络;患者纳呆,应用焦三仙健脾消食,共同缓解患者不适症状,使诸症得减。

案例 4

患者女,85 岁,2022 年 8 月 20 日初诊。主诉:口干渴、乏力反复发作20 年,加重 2 个月。症见:患者口干口渴,肢倦乏力,走路不稳,头昏沉,心慌时作,手足心热,纳呆,眠差,入睡困难,小便频,大便干,1～2 日一次。舌质暗红,少苔,脉细。平素注射胰岛素控制血糖,血糖控制不佳,空腹血糖10.8 mmol/L,餐后 2 小时血糖 14.3 mmol/L。西医诊断为 2 型糖尿病,中医诊为消渴病，辨为气阴两虚证。治宜益气养阴、化瘀通络。方选泰山生脉饮加减。处方：太子参 15 g、灵芝 10 g、黄精 15 g、穿山龙 10 g、黄芪 30 g、熟地黄 15 g、麦冬 10 g、五味子 10 g、山药 15 g、茯苓 10 g、丹皮 10 g、酒萸肉 10 g，当归 10 g、酸枣仁 10 g。7 剂，水煎服，每日一剂，早晚饭后温服。8 月 17 日复诊，患者口渴乏力症状明显减轻，头昏沉、心慌基本消失，手足心仍热，入睡稍有改善，大便仍干。上方加肉苁蓉 10 g，酸枣仁加为 15 g，麦冬加为 15 g，7 剂，煎服法同上。8 月 26 日三诊，患者诸症状明显减轻，上方继服，煎服法同上。

按语

王素美教授认为，消渴发病初期，阴虚燥热为主要病理变化。渐渐阴液不断损失，元气慢慢耗伤，日久气阴两虚。加之患者年老，气阴自半。脉道是气血通行的通道，是血的隧道，一气一息都与脉道息息相关，故气血的运行依赖脉道通利。气虚难以推动血的运行，阴虚脉道失去滋润，则脉道不利，血行涩滞。气阴亏虚，故肢倦乏力、纳差，阴虚无法濡养头面、心脏，心神失养，故头晕、心慌、入睡困难；阴虚则热，故患者手足心热；阴虚肠道失于濡润，故大便干。舌质暗红，少苔，脉细为气阴两虚之佐证。本案以益气养阴、化瘀通络为原则，方用泰山四宝生脉饮加减。方中太子参、灵芝、黄芪、茯苓益气扶正，共补肺脾之气，熟地黄、五味子、麦冬、酒萸肉共养肝肾之阴，黄精补脾益气、滋阴润燥，诸药共奏益气养阴之功。久病入络，故加用牡丹皮、当归活血化瘀通络，酸枣仁养心安神。诸药合用，使诸症得减。

第二节　消渴病痹症

中医病名消渴病痹症，症见肢倦乏力，四肢麻木不仁，或疼痛，感觉异常等。相当于西医学的糖尿病神经病变，是消渴病患者常见的慢性并发症之一，可累及神经系统任何部位，其中以周围神经、自主神经病变最为多见。王素美教授根据临床经验提出消渴病痹症辨证论治及外治疗法，在临床取得了良好疗效。

一、诊断

（一）西医诊断标准

西医参照中华医学会糖尿病学分会 2017 年发布的《中国 2 型糖尿病防

治指南》来诊断糖尿病周围神经病变：

（1）明确的糖尿病病史。

（2）在诊断糖尿病时或之后出现的神经病变。

（3）临床症状和体征与糖尿病周围神经病变的表现相符。

（4）有临床症状（疼痛、麻木、感觉异常等）者，以下5项检查（踝反射、针刺痛觉、震动觉、压力觉、温度觉）中任1项异常；无临床症状者，5项检查中任2项异常，临床诊断为糖尿病周围神经病变。

（5）排除诊断：需排除其他病因引起的神经病变，如颈腰椎病变（神经根压迫、椎管狭窄、颈腰椎退行性变）、脑梗死、格林-巴利综合征、严重动静脉血管病变（静脉栓塞、淋巴管炎）等，尚需鉴别药物尤其是化疗药物引起的神经毒性作用，以及肾功能不全引起的代谢毒物对神经的损伤。对于根据以上检查仍不能确诊，需要进行鉴别诊断的患者，可做神经肌电诱发电位仪检查。

（6）糖尿病远端对称性多发性神经病变（diabetic sensorimotor peripheral neuropathy，DSPN）的临床诊断主要依据临床症状疼痛、麻木、感觉异常等。临床诊断有疑问者，可以做神经传导功能检查。

（7）诊断分层：见表3-2。

表3-2　诊断分层

诊断分层	症状或体征
确诊	有DSPN的症状或体征，同时存在神经传导功能异常
临床诊断	有DSPN的症状及1项体征为阳性，或无症状但有2项以上（含2项）体征为阳性
疑似	有DSPN的症状但无体征，或无症状但有1项体征阳性
亚临床	无症状和体征，仅存在神经传导功能异常

（二）中医诊断标准

中医参照《糖尿病周围神经病变中医临床诊疗指南》（中华中医药学会糖尿病分会，2016年版）对糖尿病周围神经病变进行诊断：

（1）病史：有糖尿病病史或诊断糖尿病的证据，诊断糖尿病时或之后出现的周围神经病变，排除导致周围神经病变的其他原因。

（2）症状：临床主要表现为麻木、疼痛、感觉异常等症状。有感觉神经和运动神经障碍的临床表现，通常为对称性，下肢较上肢严重。

（3）体征：腱反射减弱或消失，尤以跟腱反射为著。震动感减弱或消失，触觉、温度觉、针刺痛觉、压力觉有不同程度减退。患者可有足部或手部小肌肉的无力和萎缩，但通常出现较晚。

（4）肌电诱发电位仪检测：在临床症状出现前，神经电生理检查可发现 F 波异常、感觉神经传导速度（sensory nerve conduction velocity，SCV）和运动神经传导速度（motor nerve conduction velocity，MCV）减慢、动作电位波幅下降、远端潜伏期延长；筛查量表：采用密歇根糖尿病神经病变计分法（Michigan Diabetic Neuropathy Score，MDNS）、多伦多临床评分系统（Toronto Clinical Scoring System，TCSS）进行计分，得分有一定的升高。

（三）中医证候诊断

（1）脾虚痰瘀阻络证：麻木不止，常有定处，足如踩棉，肢体困倦，头重如裹，昏蒙不清，体多肥胖，口黏乏味，胸闷纳呆，腹胀不适，大便黏滞。舌质紫暗，舌体胖大有齿痕，苔白厚腻，脉沉滑或沉涩。

（2）阳虚寒凝血瘀证：肢体麻木不仁，四末冷痛，得温痛减，遇寒痛增，下肢为著，入夜更甚；神疲乏力，畏寒怕冷，倦怠懒言。舌质暗淡或有瘀点，苔白滑，脉沉紧。

（3）气虚血瘀证：手足麻木，如有蚁行，肢末时痛，多呈刺痛，下肢为主，入夜痛甚；气短乏力，神疲倦怠，自汗畏风，易于感冒。舌质淡暗，或有瘀点，苔薄白，脉细涩。

（4）气滞血瘀证：四肢麻木伴胀痛，或痛如锥刺，按之则舒，肌肤甲错，面色晦暗，口唇发紫。舌质可见紫色瘀斑，舌苔薄偏干，脉涩。

（5）肝肾亏虚证：肢体痿软无力，肌肉萎缩，甚者痿废不用，腰膝酸软，阳痿不举，骨松齿摇，头晕耳鸣。舌质淡，少苔或无苔，脉沉细无力。

（6）热壅血瘀证：肢端坏疽，肉腐糜烂，灼热肿痛，疮面有脓性渗出，明显紫黑，伴有高热、神昏、口渴多饮。舌紫暗，苔黄燥，脉细数。

二、病因病机

糖尿病周围神经病变属于中医"脉痹"的范畴，而糖尿病为中医所言之消渴范畴，二者合病，多为消渴日久，致气血阴阳亏耗，痰湿瘀血等病理产物阻于脉道，气血不能达于四末，筋脉肌肉不得濡养，引发脉痹。病机总属本虚标实，多见于中老年人。消渴病痹症发病与瘀血关系密切，瘀血既是关键病因,又是重要病理要素,存在于本病病程的各个阶段。尚德俊教授也指出,血瘀贯穿于消渴病痹症的始终。临床患者多伴有患肢麻木刺痛、舌质紫暗等血瘀之症。《素问·痹论》所说:"风寒湿三气杂至,合而为痹也。"汗出当风、坐卧湿地、涉水冒雨等,均可使风寒湿等邪气侵入机体,损伤阳气,邪气侵入经络,血脉凝滞,易发为寒凝血瘀之证。消渴患者本属燥热之体,消渴病使肺、脾、肾三脏功能失调,而生内热,煎灼血脉,则可发为热壅血瘀之证。年老之人脏腑多虚耗不充,素有气虚之候。《医林改错》言:"元气既虚,必不能达于血管,血管无气,必停留而瘀。"久病必致虚、致瘀。故消渴病日久发为足病的病机关键为气虚血瘀、脉络痹阻。因消渴病者平素多食膏粱厚味,有碍脾运,脾虚运化无权,内生痰浊,致血行亦无动力。加之糖毒浸渍,血流速度减慢,运行障碍,则成瘀血,多致脾虚痰瘀阻络之证。患者年老,气阴自半,加之消渴耗伤,损伤肝肾,而发为肝肾亏虚之证。

三、治疗方法

(一)辨证论治

1.脾虚痰瘀阻络证

治法:健脾益气,化痰活血通络。

方药:泰山四宝降脂饮(自拟方)(泰山参、赤灵芝、何首乌、穿山龙、黄芪、山药、茯苓、苍术、玄参、泽泻、丹参、鸡内金、全蝎)加减。

加减:脾虚甚者加白术、陈皮;痰湿化热者可加用菖蒲、胆南星;胸闷呕恶,口黏加藿香、佩兰、枳壳;肢体麻木如蚁行较重者加独活、防风、僵蚕。

常用中成药:消渴降脂胶囊(自制制剂)、通脉灵丸(院内制剂)。

2.阳虚寒凝血瘀证

治法:温经散寒,通络止痛。

方药:泰山二宝温经饮(自拟方)(泰山参、赤灵芝、当归、赤芍、桂枝、细辛、通草、干姜、制乳香、制没药、甘草、全蝎)加减。

加减:阳虚寒凝明显者加制川草乌(先煎),甘草宜用炙甘草;若肢体持续疼痛,入夜更甚者加附子(先煎)、水蛭;以下肢,尤以足疼痛为甚者,加牛膝、鸡血藤、木瓜。

常用中成药:大活络丹、金匮肾气丸。

3.气虚血瘀证

治法:补气活血,化瘀通络。

主方:泰山四宝益气祛痹饮(自拟方)(泰山参、赤灵芝、何首乌、穿山龙、麦冬、五味子、生地、山药、黄芪、玉竹、丹参、赤芍、川芎、炒僵蚕、地龙、全蝎、皂角刺)加减。

加减:气虚明显者可增加黄芪用量;气短自汗明显,加玄参、麦冬;病变以上肢为主加桑枝、桂枝尖,以下肢为主加川牛膝、木瓜。

常用中成药:通脉止渴胶囊(自制制剂)、祛瘀定痛胶囊(院内制剂)、血塞通片。

4.气滞血瘀证

治法:行气活血通络。

方药:泰山四宝行气通脉饮(泰山参、赤灵芝、何首乌、穿山龙、柴胡、枳壳、白芍、甘草、地黄、川芎、当归、炒僵蚕、地龙、皂角刺、丹参)加减。

加减:气滞明显者加枳实、青皮、全蝎;血瘀明显者加水蛭、地龙、土鳖虫。

常用中成药:祛瘀定痛胶囊(院内制剂)、逍遥丸、血府逐瘀丸。

5.热壅血瘀证

治法:清热解毒,活血消肿。

方药:灵芝解毒饮(自拟方)(赤灵芝、金银花、败酱草、红藤、连翘、鱼腥草、玄参、当归、蒲公英、全蝎)。

加减:大便秘结者加大黄;热毒伤阴者加天冬、麦冬、白芍、太子参。

常用中成药:凉血解毒胶囊。

6.肝肾亏虚证

治法:滋补肝肾,填髓充肉。

方药:泰山四宝消渴饮(泰山参、赤灵芝、穿山龙、黄精、何首乌、龟板、熟地黄、山萸肉、白芍、牛膝、当归、炒枳壳等)加减。

加减:肾精不足明显者加牛骨髓、菟丝子;阴虚明显者加枸杞子、女贞子。

常用中成药:杞菊地黄丸、左归丸。

(二)中医特色疗法

1.三联针疗法

(1)第一联:穴位注射。

穴位注射:维生素 B_{12} 足三里、曲池穴位注射,每日一次。

适应证:各种证候的消渴病痹症。

(2)第二联:耳针。

取穴:主穴为内分泌、缘中。配穴为肺、肝、脾、胃、神门、肾上腺等。

（3）第三联：针灸疗法。

脾虚痰瘀阻络证：取穴以胃俞、曲池、脾俞、足三里为主穴，可配合三焦俞、三阴交、丰隆、解溪、太冲。手法：施捻转平补平泻。

阳虚寒凝血瘀证：取穴以肾俞、命门、腰阳关、关元为主穴，可配合环跳、阳陵泉、绝骨、照海、足临泣。手法：施捻转平补平泻，出针后加灸。

气虚血瘀证：取穴以气海、血海、足三里为主穴，可配合三阴交、曲池、内关。手法：施捻转平补平泻法。

气滞血瘀证：取穴以阿是穴、肾俞、委中为主穴，可配合大肠俞、三阴交。手法：行提插捻转补泻法。阿是穴点刺后加拔火罐，吸去瘀血。

热壅血瘀证：取穴以阿是穴为主穴，可配合血海、委中、承山。手法：泻法，针刺出血后局部拔火罐，流出少许黑血即止。

2.药物足浴

（1）温经散寒，活血通络法

组成：威灵仙、红花、当归、川芎、羌活、艾叶、独活、白芷、防风、伸筋草、透骨草。

治则：益气养血，活血化瘀，温经通络止痛。

适应证：消渴病痹症气虚血瘀、阳虚寒凝血瘀、脾虚痰瘀阻络、肝肾亏虚、气滞血瘀者。

加减：皮肤瘙痒者加地肤子、白鲜皮，皮肤皲裂者加鸡血藤。

（2）清热解毒，凉血通络法

组成：金银花、连翘、炒薏米、败酱草、丹皮、赤芍、鱼腥草等。

治则：清热解毒，凉血活血，通络止痛。

适应证：消渴病痹症热壅血瘀型，症见肢体红肿热痛等。

3.灸法

（1）艾灸：适用于消渴病痹症阳虚、气虚、气滞、寒凝、血瘀等导致肢体麻木、发凉、疼痛等症的患者。

（2）督灸：适用于因消渴病痹症阳虚、气虚、寒凝、血瘀等而出现怕冷、肢体疼痛等症的患者。

（3）隔物灸：隔物灸所用的间接药材很多，如隔姜灸、隔盐灸、隔附子饼灸等。

4.按摩

上肢麻痛：拿肩井肌，揉捏臂臑、手三里、合谷部肌筋，点肩髃、曲池等穴，搓揉肩肌来回数遍。每次按摩时间为 20～30 min，每日 1～2 次。

下肢麻痛：拿阴廉、承山、昆仑肌筋，揉捏伏兔、承扶、殷门部肌筋，点腰阳关、环跳、足三里、委中、承山、解溪、三阴交、涌泉等穴，搓揉腓肠肌数十遍，手劲刚柔相济，以深透为度。每次按摩时间为 20～30 min，每日 1～2 次。

5.拔罐

拔罐能平衡阴阳、扶正祛邪、疏通经络、宣通气血、活血散瘀、消肿止痛、除湿逐寒、托毒排脓、缓解症状。根据患者症状辨证选择部位。

6.中药封包

中药封包治疗直接作用于患病部位，发挥活血化瘀、温经通络、祛风散寒等作用。

（三）护理调摄要点

1.病情观察

护士应注意观察患者有无肢倦乏力，四肢麻木不仁，或疼痛及感觉异常，夜间是否加重，有无肌肉无力和萎缩等症状；注意观察四肢末端皮肤颜色、温度的变化，有无破溃，足部外观及足背动脉搏动情况；观察患者肢体疼痛发作的时间、性质、程度。观察患者四肢远端有无呈手套、袜套样感觉，同时做好体检，看有无腱反射减少或消失，及时报告医生。

2.起居护理

护士应根据患者体质安排合适的房间，注意环境整洁、温湿度适宜，及时开窗通风，保持空气清新。患者要顺应四时变化，及时更换衣被，着衣要柔软宽松，棉质为佳，寒暖有节，慎起居，避风寒。避免劳累，戒烟限酒。每天检查双脚，查看有无破损、裂口、溃疡、水疱、鸡眼等，及时治疗，避免继发感染。注意四肢末梢保暖，尤其是足部，慎用热水袋，防止烫伤。选择合适的鞋袜，应选轻巧柔软、大小适中的鞋；袜子以弹性好，透气及散热性好的白色或浅色、棉毛质地为佳，可选用白色或浅色毛巾擦脚，以便及时观察足部是否有伤口。保持足部清洁，避免感染，勤换鞋袜，每日用中性皂水或温水泡脚，水温不宜过高，一般以不超过 37 ℃为宜，时间 20～30 min，洗净后用吸水毛巾轻轻擦干并观察足部。预防外伤尤其是足部伤，避免外伤或烫伤，指导患者不要赤脚或穿拖鞋走路，以防扎伤，使用热水及热水袋时，注意避免水温过高烫伤皮肤；若足部有疾患，应及时就医治疗。

3.饮食护理

饮食控制是消渴病痹证基本的治疗措施之一。饮食原则为五谷为养，五果为助，五畜为益，五菜为充，应做到合理搭配，食养以尽，勿使太过。给患者饮食指导时应根据患者性别、年龄、体重、体力活动的程度,制订患者饮食计划并根据患者的饮食习惯制订合适食谱。嘱患者执行个体化饮食计划,并按时定量进食,或少食多餐,避免无节制饮食,忌食油腻、甜、生冷、油炸、油煎、辛辣等食品,禁烟酒,少食坚果类及含淀粉类食品。主食要粗细搭配,多食新鲜蔬菜。可根据患者辨证给予饮食指导,如脾虚痰瘀阻络证患者宜食健脾化痰活络的食品,如山药、陈皮、金橘等;阳虚寒凝血瘀证者宜食温经通络的食品,如肉桂、茴香、花椒等;气虚血瘀证者宜食益气活血的食品,如山药等;气滞血瘀证者宜食理气活血的食品,如金橘、佛手等;热壅血瘀证者宜食清热活血的食品,如木耳、百合等;肝肾亏虚证者宜食滋补肝肾的食品,如枸杞子、甲鱼、老鸭、银耳等;肢体萎软者宜食补中益气类的食品,如山药、鱼肉、香菇等;腰膝酸软者适当食用枸杞、黑豆等固肾之品。

4.运动护理

运动方式多样,内容丰富。运动应做到个体化,尤其老年人或有较严重并发症者,要量力而行。医生可根据患者的病情选择合适的有氧运动,如太极拳、快走、八段锦、五禽戏、散步、慢跑、骑自行车、游泳等;运动时间宜选择在饭后 1 小时左右(从吃第一口饭时计时),每次活动 30 分钟左右,运动后脉搏宜控制在[170−年龄(次/分钟)]左右,以身体舒适、微微出汗、周身发热、精神愉悦为宜。血糖＞16.7 mmol/L 并伴有糖尿病急性代谢并发症及各种心、脑、肾等器官严重慢性并发症者暂不宜运动。血糖＜5.5 mmol/L 者运动前需适量补充含糖食物如饼干、面包等。外出活动时应随时携带饼干、糖块等,以防止低血糖发生,忌空腹进行长时间或强体力运动。指导肢体麻木患者主动活动,防止局部受压;对于肢体萎缩或无力者,协助其正确体位移动,使肢体处于功能位,防止足下垂,并进行肌肉按摩,防止肌肉进一步萎缩。

5.情志护理

消渴病痹症患者肢体疼痛麻木等不适明显,影响患者生活质量,患者极容易出现恐惧、焦躁和消极悲观等不良情绪,会导致患者情志波动较大,甚至出现自杀倾向。护士应做好患者心理护理,稳定患者情绪,避免情志异常,是非常重要的;注意观察并评估患者的焦虑程度,多与患者沟通交流,使患者对自己的病情有一个正确的认识,解除患者恐惧、焦躁和消极悲观不良情绪;介绍具有相同疾病的患者认识,增加其信心;可采用移情解惑的方法转移患者的注意力,解除患者思想顾虑,或采用发泄解郁的方法让患者发泄自己的不良情绪,以使患者摆脱苦恼,达到身心舒畅,恢复心理平衡;或可采用耳穴埋豆法、足底按压法等方法改善患者心理症状。

6.用药护理

中药宜按时服用,汤剂每日一剂,分2～3次服用,服药时间以饭后半小时为宜。遵医嘱用药,活血化瘀类药一般饭后服;气虚血瘀、寒凝血瘀者偏热服;痰瘀阻络者宜温凉服;肝肾亏虚者宜温服。患者使用口服降糖药物及胰岛素治疗时,护士应注意给药时间、剂量要准确,指导按时进餐,并加强巡视,防止低血糖发生;注意观察患者用药的反应及症状改善情况。

7.适宜技术

此类患者可行三联针疗法,第一联耳针,第二联穴位注射,第三联针灸疗法,辨证选穴,每日一次。中药足浴以温经通脉,活血止痛,灸法一般可用艾条灸、督灸、隔物灸等,以温阳散寒、破瘀散结,根据患者病情选择合适的灸法;拔罐以活血化瘀,通络止痛,推拿按摩以疏通经络、行气活血;中药封包以活血化瘀、温经通络、祛风散寒等中医适宜技术治疗。使用红外线等理疗仪时温度不宜过高,以防烫伤。上肢麻痛可按摩拿肩井肌,揉捏臂臑、手三里、合谷部肌筋,点肩髃、曲池等穴,搓揉肩肌来回数遍。下肢麻痛可按摩拿阴廉、承山、昆仑肌筋,揉捏伏兔、承扶、殷门部肌筋,点腰阳关、环跳、足三里、委中、承山、解溪、三阴交、涌泉等穴,搓揉腓肠肌数十遍,手劲刚柔相济,以深透为度。在治疗过程中,注意观察患者的病情变化,及时询问患者有无不适,若有不适及时停止操作;如三联针疗法时注意患者有无晕针、恶心等不良反应;做灸法、中药足浴、中药封包时注意避免烫伤患者等。

8.健康教育

消渴病痹症是消渴病病程日久迁延而来,应做好早期预防,积极控制糖尿病,控制感染,用药物改善下肢循环,严格控制高血糖、高血脂及各种导致动脉粥样硬化、引起周围神经病变的因素,定期观察和检查足部,穿合适鞋袜,注意足部卫生,适当运动,戒烟限酒,有足病要及时治疗。后期康复治疗时注意改善下肢循环及治疗感染溃烂的创口和坏疽。护士应指导肢体麻木患者主动活动,按摩双下肢;对于肢体萎缩或无力者,协助患者于正确的体位移动,使肢体处于功能位,防止足下垂,并进行肌肉按摩,防止肌肉萎缩;可指导患者每日做5分钟足部操或踝泵运动,注意足部保暖。

杏林笔录
XINGLINBILU
王素美学术思想及临证经验集

案例 1

患者男,66 岁,2022 年 5 月 10 日初诊。主诉:口渴、乏力发作 15 余年,伴双下肢麻木发凉 1 个月。患者有 2 型糖尿病病史 15 余年,口服二甲双胍缓释片、阿卡波糖片控制血糖,血糖控制不佳。症见:口渴多饮,倦怠乏力,少气懒言,胸闷时作,双下肢拘挛发凉时作,纳可,夜眠可,二便调,舌质暗,苔白厚,脉细涩。空腹血糖 10.2 mmol/L。肌电诱发电位仪:双侧腓总神经传导延迟;右侧腓浅神经、腓肠神经、左侧腓浅神经波幅降低;双侧感觉神经、运动神经均损伤。中医诊断:消渴病痹证,证属气虚血瘀证。西医诊断:①2 型糖尿病。②糖尿病性周围神经病变。治疗以补气活血,化瘀通络为原则,方选泰山四宝益气祛痹饮加减。处方:泰山参 15 g,灵芝 10 g,何首乌 10 g,穿山龙 10 g,麦冬 15 g,五味子 10 g,生地 10 g,山药 10 g,黄芪 20 g,玉竹 10 g,丹参 30 g,赤芍 10 g,川芎 10 g,艾叶 10 g,川牛膝 15 g。7 剂,水煎服,每日一剂,早晚饭后温服。5 月 18 日复诊,患者口渴乏力症状减轻,双下肢拘挛减轻,但仍发凉,上方加干姜 6 g,7 剂,煎服法如上。5 月 26 日三诊,患者诸症状明显减轻,原方继服,煎服法同上。

按语

患者消渴病日久,出现下肢麻木发凉等痹症症状。患者消渴病程较长,损伤脏腑,脾胃虚弱,气血生化乏源,故肢体倦怠乏力;脾胃运化功能失司,津液不能上承,故口渴多饮;病久入络,血脉瘀滞,无法濡润肢体经络,故患者双下肢拘挛发凉。舌质暗,苔白厚,脉细涩皆为气虚血瘀之象。故应用泰山四宝益气祛痹饮补气活血、化瘀通络。方中泰山参、灵芝、黄芪、生地黄、山萸肉、山药益气养阴;玄参、赤芍养阴凉血清热;艾叶温经活血散寒,改善双下肢拘挛发凉等症状;穿山龙舒筋活络止痛;患者消渴日久,燥热易耗阴津,应用五味子、何首乌补肾益精;玉竹、麦冬养阴润燥;川芎、川牛膝活血通络止痛。全方标本兼治,使气虚得补、瘀血得除、经络得通。

案例 2

李某,男,79 岁,2023 年 1 月 5 日初诊。主诉:口渴、乏力反复发作23 年,伴右下肢皮肤破溃 2 周。2 型糖尿病病史 23 余年,皮下注射胰岛素,口服二甲双胍缓释片、阿卡波糖片控制血糖,血糖控制不佳,2 周前皮肤不慎破损,至今未愈。症见:口渴多饮,倦怠乏力,时有发热,右下肢皮肤见 3 cm

×3 cm 破溃结痂,灼热红肿,色紫暗,下肢发凉,纳可,夜眠可,小便可,大便干,2～3 日一行,舌质暗红,苔薄黄,有裂纹,脉细数。空腹血糖:11.5 mmol/L。中医诊断:消渴痹症,证属热壅血瘀证;西医诊断:①2 型糖尿病。②糖尿病性周围血管病。治疗以清热解毒、活血消肿为原则,方选灵芝解毒饮加减。处方:赤灵芝 10 g,黄芪 15 g,金银花 10 g,败酱草 15 g,连翘 10 g,玄参 10 g,生地 15 g,当归 15 g,川芎 10 g,蒲公英 10 g,皂角刺 10 g,大黄 3 g。7 剂,水煎服,每日一剂,早晚饭后温服。1 月 13 日复诊,患者仍口干,发热症状基本消失,皮肤破溃处红肿灼热减轻,范围缩小,色逐渐转红,小便仍稍干。上方大黄加至 5 g,黄芪加至 30 g,加麦冬 10 g,7 剂,煎服法同上。1 月 22 日三诊,患者口干症状基本消失,大便可,皮肤破溃处范围明显缩小,灼热感基本消失。原方继服 7 剂,煎服法同上。

按语

患者消渴日久,外邪侵袭人体,正不胜邪,邪气阻遏脉道,血滞不行,经脉、肌肤、毛发失养,外邪瘀久化热,热壅血瘀,血败肉腐,而发为消渴痹症之重症。邪气郁而化热,故患者时有发热;消渴日久气阴两虚,气虚运血无力而致瘀血内生,瘀阻脉络则肢体失养,因此出现患肢发凉;热壅血瘀,血败肉腐,故皮肤破溃,灼热红肿,色紫暗;热伤阴津,大肠传导失司,故大便干燥;舌质暗红,苔薄黄,有裂纹,脉细数均为热壅血瘀之象。故应用灵芝解毒饮清热解毒、活血消肿。方中金银花、连翘功善清热解毒,既能解气分热毒,又能清血分之热毒;败酱草、蒲公英清热解毒、消痈排脓,当归、川芎活血化瘀、通络止痛,皂角刺活血通络、透脓溃坚,可使脓成即溃;消渴日久伤阴,生地、玄参清热养阴;黄芪、灵芝补脾肺之气,以资生血之源,配以当归养血和营,则阳生阴长,气旺血生,以扶正托毒,利于生肌收口;大黄逐瘀通便。二诊时若患者仍口干则加用麦冬以养阴润燥,并加大黄芪用量,以增强气扶正托毒之功。全方以攻为主,攻补兼施,以取得良好的疗效。

➢ **案例 3**

患者男,73 岁。2023 年 2 月 3 日初诊。主诉:口渴、乏力反复发作 16 年,伴走路不稳 1 周。皮下注射胰岛素,口服二甲双胍缓释片、阿卡波糖片控制血糖,血糖控制不佳,1 周前出现下肢乏力严重,走路不稳。症见:口渴多饮,倦怠乏力,双下肢麻木时作,乏力明显,走路不稳,腰部酸软,纳可,眠差,失眠多梦,小便频,大便干,两日一行,舌质暗红,少苔,有裂纹,脉沉细。空腹血糖 11 mmol/L。中医诊断:消渴痹症,证属肝肾亏虚证。西医诊断:①2 型糖尿病。②糖尿病性周围血管病。治疗以滋补肝肾、益精填髓为原则,方选泰山四宝消渴饮加减。处方:泰山参 10 g,赤灵芝 10 g,穿山龙 10 g,黄精 10 g,何首乌 10 g,龟板 10 g,熟地黄 15 g,酒萸肉 10 g,白芍 9 g,牛膝 15 g,当归 15 g,枸杞子 15 g,酸枣仁 10 g。7 剂,水煎服,每日一剂,早晚饭后温服。2 月 11 日复诊,患者走路可,仍双下肢乏力,腰膝酸软,多梦易醒,上方加用桑寄生 15 g、龙骨 15 g,7 剂,煎服法同上。2 月 20 日三诊,诸症状皆减轻,上方继服,以巩固疗效,煎服法同上。

按语

王素美教授认为,糖尿病病机从阴虚燥热立论,阴虚为本,燥热为标。病变脏腑与肺、脾(胃)、肾相关,尤以肾为关键。肾为先天之本,内寓元阴元阳,肾阴虚则虚火内生,上燔心肺则烦渴多饮,为上消;中灼脾胃则胃热炽盛,为中消;肾失开阖,固摄无权则小便频数,为下消。肾阳虚,命门火衰,蒸腾汽化障碍,气津不能布散亦为消渴,消渴日久发为痹症。肾气虚弱,肾精不充,不能温煦滋养腰膝则下肢痿软无力、走路不稳;肝肾阴虚,精血不能濡养筋骨,则肢体麻木不仁。肾阴亏虚,不能上济心火,心火炽盛,故失眠多梦;肝肾阴虚,大肠失于濡润,传导失司,故大便干。本案以滋补肝肾、益精填髓为原则,方选泰山四宝消渴饮加减。方中酒萸肉、牛膝、何首乌、枸杞子补益肝肾,熟地滋阴补肾、益精填髓,龟板滋阴潜阳,泰山参、赤灵芝、黄精益气健脾扶正,穿山龙活血化瘀通络,当归养血补血、化瘀通络,酸枣仁养心安神,后加桑寄生增强滋补肝肾之功,龙骨重镇安神。全方肝肾同补,气阴同调,使诸症得减。

❧ **案例 4**

患者男,63 岁。2023 年 2 月 11 日初诊。主诉:口渴、乏力反复发作 7 年,伴双足疼痛发凉 1 个月。口服二甲双胍缓释片、阿卡波糖片、达格列净控制血糖,血糖控制不佳,空腹血糖 13 mmol/L。症见:口渴多饮,倦怠乏力,双足发凉疼痛,色紫暗,平素怕冷,纳可,眠可,小便清长,夜尿频,大便质稀,易腹泻,舌质淡紫,苔白,脉细弱。双足背动脉搏动减弱,温触觉减退,位置觉欠精准。中医诊断:消渴痹症,证属阳虚寒凝血瘀证。西医诊断:①2 型糖尿病。②糖尿病性周围血管病。治疗以温经散寒、通络止痛为原则,方选泰山二宝温经饮加减。处方:泰山参 10 g,赤灵芝 10 g,当归 15 g,桂枝 10 g,细辛 3 g,干姜 9 g,艾叶 15 g,川芎 9 g,鸡血藤 15 g,全蝎 6 g,桑螵蛸 9 g。7 剂,水煎服,每日一剂,早晚饭后温服。2 月 19 日复诊,患者双足疼痛减轻,仍发凉,小便次数减少,大便仍稀,上方加用附子 9 g,7 剂,煎服法同上。2 月 27 日三诊,患者双足发凉,疼痛明显减轻,小便可,大便质可,上方继服,以巩固疗效,煎服法同上。

按语

《灵枢》有云:"肾脆,则善病消瘅……肾阳衰微,阳气不能达于四末……"故此证以阳虚为本,其中又以肾阳虚为主,导致阴寒之邪痹阻脉络,脉络不通,血行不畅而成阳虚寒凝血瘀之证。王素美教授创制泰山二宝温经饮以温经散寒、通络止痛。方中桂枝温通经脉,干姜、艾叶、细辛温经散寒,附子补火助阳,共奏温阳散寒之功,使经络得以温通;川芎、鸡血藤、全蝎活血化瘀通络,泰山参、赤灵芝益气扶正,桑螵蛸固精缩尿。全方温阳活血、通经活络,使患者诸症得减。

第三节　消渴病肾病

消渴病肾病属消渴病下消的范畴,禀赋不足、饮食不节、情志失调、劳欲过度为本病之基本病因;本虚标实为本病的基本病机,本虚是消渴日久,耗气伤阴而致气阴两虚,渐致阴阳五脏亏虚,以肝脾肾亏多见;标实为湿、浊、痰、瘀诸邪蕴结成毒阻于肾。初期可见倦怠乏力,腰膝酸软;随病情进展可见尿浊,夜尿频多,进而下肢、颜面甚至全身水肿;最终出现少尿或无尿、恶心呕吐、心悸气短、胸闷喘憋不能平卧等严重症状,甚至危及生命。

一、病因病机

消渴病肾病属于中医学消渴、水肿、尿浊、肾消、癃闭范畴。肾消与消渴病肾病关系最密切。唐代王焘《外台秘要》引用隋代甄立言《古今录验方》,指出"消渴,病有三……渴而饮水不能多,小便数,阴痿弱,但腿肿,脚先瘦小,此肾消病也"。现代医家认为,根据本病的临床表现,本病可隶属于中医学消渴病下消病证范畴。消渴病肾病是消渴病的变证,属于现代医学中的糖尿病肾病。

(一)脾肾亏虚为本,湿浊毒瘀为标

消渴病肾病多由消渴病病久及肾而来,其病机特点为本虚标实,本虚是消渴日久,耗气伤阴,阴损及阳,致阴阳俱损。《圣济总录》曰:"消渴病日久,肾气受损。肾主水,肾气虚衰,气化失节,开阖不利,水湿聚于体内而出现水肿。"肾为先天之本,阴阳之根,"五脏之阳,非此不能发,五脏之阴,非此不能滋",肾阳虚温煦气化功能不足,津液输布运化失司,泛溢肌肤,则致水肿;肾

藏精,肾虚封藏失司,藏精功能减退,则精微下泄,可致尿浊(蛋白尿);脾为后天之本,主运化,脾虚运化输布水液功能减退,水湿停聚发为水肿;脾虚清气不升,则精微下流出现尿浊。因此,先天禀赋不足,后天脾胃失养,导致脾肾亏虚是消渴病肾病发病的主要病机。脾肾亏虚,温煦气化功能减退,体内水湿不化,为痰为饮,郁而化热,煎灼津液,气血运行不畅,络脉瘀阻。中医认为"血脉滞涩,瘀血闭阻"为糖尿病肾病发病的关键,湿、浊、毒是脾肾亏虚的病理产物。

(二)瘀血贯穿消渴病肾病始终

本病早期脾肾亏虚,以阴虚为主,阴虚血少,脉道滞涩,易成瘀血。中期阴损及阳,阳虚则助血运行失职,且阳虚温煦不足,则寒凝血瘀。后期久病入络,瘀血日久阻滞络脉,入于肾络,进一步加剧肾脏损害,故瘀血贯穿消渴病肾病发生发展之始终。消渴病肾病总体呈本虚标实,实邪当中尤以瘀血最为关键,贯穿消渴病肾病始终,是其重要病机之一。

(三)脾肾阳虚是本病发展的关键因素

消渴病虽以阴虚为主,但由于阴阳互根互用,病程日久,阴损及阳,导致阴阳两虚,以脾肾阳虚最为多见。消渴病肾病患者最常见的症状之一为水肿,其与脾肾阳虚,阳不化气,温煦气化功能失司密切相关,阳虚的发生是本病的必然进程,在病机发展过程中十分重要。

(四)浊毒是消渴病肾病的重要致病因素

浊毒既是病理产物,又是致病因素,与脾肾关系甚为密切。由于脾失运化,致湿浊内生,肾失气化,致水湿泛溢,湿盛则浊聚,久郁则化热,毒为热之极,毒由热生,变由毒起。浊毒困脾,必致脾失健运,胃失和降而致纳呆、恶心呕吐。浊质黏腻,毒邪伤脏,浊毒胶结于肾脏,导致肾脏细胞、组织和器官浊化,出现形态结构的改变,使肾脏代谢和机能失常,乃至肾衰竭,肌酐、尿素氮升高甚至尿毒症。因此,浊毒是消渴病肾病病程中的重要致病因素,甚者由此出现关格重症,临证必须高度重视。

二、诊断

(一)疾病诊断

1.中医诊断标准

中医参照 1992 年在山东明水举办的中华中医药学会糖尿病分会第三次大会通过的《消渴病中医分期辨证与疗效评定标准——消渴病辨证诊断参

考标准》和《糖尿病及其并发症中西医诊治学(第二版)》①诊断消渴病肾病。

2.西医诊断标准

西医参照 2021 年《糖尿病肾脏疾病临床诊疗中国指南》诊断糖尿病肾病。

符合美国糖尿病学会 2020 年制定的糖尿病诊断标准,有明确的糖尿病病史,同时与尿蛋白、肾功能变化存在因果关系,并排除其他原发性、继发性肾小球疾病与系统性疾病,符合以下情况之一者,可诊断糖尿病肾脏疾病。

(1)随机尿白蛋白/肌酐比值(urinary albumin to creatinine ratio, UACR)≥30 mg/g 或尿白蛋白排泄率(urinary albumin excretion rate, UAER)≥30 mg/24 h,且在 3～6 个月内重复检查 UACR 或 UAER,3 次中有 2 次达到或超过临界值;排除感染等其他干扰因素。

(2)估算肾小球滤过率(estimated glomerular filtration rate,eGFR) ＜60 mL/(min·1.73 m²)1～3 个月以上。

3.肾活检符合糖尿病肾病病理改变

(1)疾病分期:参考丹麦学者摩根森(Mogensen)提出的糖尿病肾病分期方案进行。

1)1 期:肾小球滤过率增高,肾体积增大,尿无白蛋白,无病理组织学损害。肾血流量、肾小球毛细血管灌注及内压均增高,其初期改变为可逆性。

2)2 期:正常白蛋白尿期。尿白蛋白排泄率正常。GBM 增厚,系膜基质增加,GFR 多高于正常。

3)3 期:早期糖尿病肾病。尿白蛋白排泄率持续在 20～200 μg/min或30～300 mg/24 h。GBM 增厚,系膜基质增加明显,出现肾小球结节型和弥漫型病变及小动脉玻璃样变,肾小球荒废开始出现。

4)4 期:临床糖尿病肾病或显性糖尿病肾病。UAE 持续＞200 μg/min或尿蛋白＞0.5 g/24 h,血压增高,水肿出现。肾小球荒废明显,GFR 开始下降。

5)5 期:终末期肾衰竭。GFR＜10 mL/min。肾小球广泛荒废,血肌酐、尿素氮增高,伴严重高血压、低蛋白血症和水肿等。

(2)消渴病肾病临床上可划分为早、中、晚三期。

1)早期:即西医早期糖尿病肾病,相当于 Mogensen 糖尿病肾病 3 期。

2)中期:即西医临床期糖尿病肾病,显性蛋白尿期肾功能正常,相当于

① 吕仁和,赵进喜.糖尿病及其并发症中西医诊治学[M].2 版.北京:人民卫生出版社,2009.

Mogensen 糖尿病肾病Ⅳ期肾功能正常。

3)晚期:即临床期糖尿病肾病存在肾功能损害者,相当于 Mogensen 糖尿病肾病 4 期肾功能不全和 5 期患者。

（二）证候诊断

（1）气阴两虚:烦渴多饮,小便频数,倦息乏力,动则汗出,心悸气短,手足心热,失眠多梦,溲黄便溏或便干,舌质红或淡,苔薄白或少苔,脉细数。

（2）肾阴亏虚:口渴,多饮,多尿,伴腰膝酸软,乏力,耳鸣,健忘,遗精盗汗,舌红,苔薄白或少苔,脉细或细数。

（3）脾虚痰湿:口渴不欲饮,形体肥胖,肢倦懒动,胸闷脘痞,头晕乏力,腰膝酸软,舌体胖,舌边有齿痕,苔白或白腻,脉濡细或濡滑。

（4）阴阳两虚:面色㿠白,毛发干枯,耳聋耳鸣,腰膝酸软,形寒肢冷,夜尿频多,虚浮便溏,舌质淡,体胖,脉沉弱。

三、治疗方法

（一）辨证论治

1.气阴两虚证

烦渴多饮,小便频数,倦怠乏力,动则汗出,心悸气短,手足心热,失眠多梦,溲黄便溏或便干,舌质红或淡,苔薄白或少苔,脉细数。

治法:益气养阴,补肾。

方药:泰山四宝生脉饮（自拟方）（泰山参、赤灵芝、何首乌、麦冬、五味子、生地、玄参、山药、黄芪、石斛）加减。

加减:兼瘀血者,加穿山龙、地龙、水蛭、三七粉等;兼痰湿者,加苍术、茯苓、薏苡仁等;阴虚而生内热者,加丹皮、泽泻、知母、黄柏等。

2.肾阴亏虚证

症状:口渴,多饮,多尿,伴腰膝酸软,乏力,耳鸣,健忘,遗精盗汗,舌红苔薄白或少苔,脉细或细数。

治法:滋补肾阴。

方药:泰山四宝补肾饮（自拟方）（泰山参、赤灵芝、何首乌、山药、丹皮、泽泻、云苓、黄精、枸杞、菟丝子）加减。

加减:兼血瘀者可加当归、川芎、水蛭粉冲服,三七粉冲服;阴虚火旺而烦躁、盗汗、失眠者,加知母、黄柏;尿量多而浑浊者,加益智仁、桑螵蛸;阴虚而致气虚者,加党参、黄芪、黄精等。

3.脾虚痰湿证

症状:口渴不欲饮,形体肥胖,肢倦懒动,胸闷脘痞,头晕乏力,腰膝酸软,舌体胖,舌边有齿痕,苔白或白腻,脉濡细或濡滑。

治法:健脾益气化痰,补肾。

方药:泰山四宝降脂饮(自拟方)(泰山参、赤灵芝、何首乌、穿山龙、黄芪、山药、茯苓、苍术、玄参、泽泻、丹参)加减。

加减:痰湿郁而化热者可加用天麻、竹茹、菖蒲、胆南星;兼血瘀者可加当归、川芎、水蛭、三七粉冲服。

4.阴阳两虚证

面色㿠白,毛发干枯,耳聋耳鸣,腰膝酸软,形寒肢冷,夜尿频多,虚浮便溏,舌质淡,体胖,脉沉弱。

治法:滋阴温阳补肾。

方药:泰山四宝消渴饮(自拟方)(泰山参、赤灵芝、何首乌、附子、熟地、肉桂、山茱萸、山药、茯苓、丹皮、泽泻)加减。

加减:偏于肾阳虚者加肉苁蓉、胡芦巴;偏于肾阴虚者可去附子、肉桂,加黄柏、知母、玄参、麦冬、鳖甲。

(二)中医特色疗法

1.三联针疗法

穴位注射主要是对症治疗、局部用药,耳穴埋针中医穴位结合现代医学理论调节内分泌,针灸疗法辨证施针整体调治改善阴阳失衡、增强微循环功能,三联一体,以治疗消渴病痹症。

(1)第一联:耳针。

取穴:主穴为内分泌、缘中。配穴为肺、肝、脾、胃、神门、肾上腺等。

每次选 3 个主穴,1～2 个配穴。将王不留行籽贴于 0.5 cm×0.5 cm 的小块胶布上,常规消毒耳郭后,将备好的王不留行籽对准耳穴贴紧并稍加压力,使患者耳朵感到酸麻胀或发热,贴后嘱患者每天自行按压 3～5 次,每次 1～2 分钟,每次贴压保持 3～4 天,两侧轮换,1 个月为一个疗程,连续贴敷 3 个疗程。

1)肾阴亏虚:主穴为内分泌、缘中、肾,配穴为心、肝、脾等。

2)脾虚痰湿:主穴为内分泌、缘中、脾,配穴为心、肝、肾等;根据患者合并症增加相应配穴(如失眠者加神门)。

(2)第二联:穴位注射。

穴位注射:维生素 B_1、维生素 B_{12} 足三里、曲池穴位注射,每日一次。

杏林
笔录
XINGLINBILU

王素美学术思想及临证经验集

适应证:糖尿病病史 5 年以上无明显临床症状的患者(未病先防),各种证候的消渴病肾病合并肢体感觉障碍患者(既病防变)。

足三里属于足阳明胃经,具有补气行血、补肾益精、补血养阴、调理脾胃、疏通经络等作用。曲池属于手阳明大肠经,具有清热解毒、止痛作用。二者配伍,一补一泻,相互配合,扶正祛邪,维生素 B_1、维生素 B_{12} 有营养神经作用。

(3)第三联:针灸疗法。

1)肾阴亏虚:主穴为肾俞、关元、三阴交、太溪。视物模糊时配穴加太冲、光明。用补法或灸法,隔日或每日一次,留针 30 分钟,10 次为一个疗程。

2)阴阳两虚

主穴:气海、关元、肾俞、命门、三阴交、太溪、复溜。用补法或灸法,隔日或每日一次,留针 30 分钟,10 次为一个疗程。

方义:肾俞温补肾阳;关元为保健要穴;太溪与三阴交相伍,增强补肾填精之效。用补法或灸法,隔日或每日一次,留针 30 分钟,10 次为一个疗程。

2.药物足浴

温经散寒,活血通络法。

组成:威灵仙、红花、当归、川芎、羌活、艾叶、独活、白芷、防风、伸筋草、透骨草等。

治则:益气养血,活血化瘀,温经通络止痛。

适应证:糖尿病病史 5 年以上无明显临床症状的患者(未病先防),消渴病肾病合并肢体症状者(既病防变)。

用法:煎汤熏洗患肢,每日一次。中药共入搪瓷盆中,加水 5000 mL 浸泡100～200 分钟,文火煮沸后,再煮 30 分钟,离火后先熏手足,待药液温度降至 38～42 ℃时,再将手足放入药液中浸泡 30 分钟。

3.中药灌肠

灌肠疗法是以中药药液或掺入散剂灌肠,以治疗疾病的一种方法。

组成:大黄、附子、蒲公英、龙骨、牡蛎、细辛等。

治则:降浊排毒。

功用:灌肠可将体内的有毒物质随灌肠液排出体外,另外,中药灌肠主要是通过肠壁进行吸收,可利用肠壁半透膜的渗透性被迅速吸收,而起到全身的治疗作用。

具体操作:先备以肛管,外面涂少量石蜡油,使之滑润,以便插入时不对肛门及肠黏膜产生刺激或损伤;然后将肛管插入肛门,其插入深度则根据所患疾病及病变部位不同而定,一般 10～30 cm;接着将已配制好的药液经注射针筒注入,或由灌肠筒滴入。灌肠液的多少及保留时间长短亦需根据病情而定。

适应证:用于消渴病肾病各型,尤其是血肌酐、尿素氮偏高者(既病防变),有肾损伤倾向者亦可应用(未病先防)。

4.拔罐

中医拔罐疗法又称"角法",拔火罐通过物理的刺激和负压人为造成毛细血管破裂淤血,调动人体干细胞修复功能及坏死血细胞吸收功能,能促进血液循环,激发精气,调理气血,起到提高和调节人体免疫力的作用。

拔罐能平衡阴阳、扶正祛邪、疏通经络、宣通气血、活血散瘀、消肿止痛、除湿逐寒、托毒排脓、缓解症状。根据患者不适症状辨证选择拔罐部位(既病防变)。

5.灸法

(1)艾灸:艾灸是用艾叶制成的艾灸材料产生的艾热刺激体表穴位或特定部位,通过激发经气的活动来调整人体紊乱的生理生化功能,从而达到防病治病目的的一种治疗方法。

脾虚痰湿艾灸选穴:中脘、神阙以温中健脾化痰(既病防变);肾阴亏虚艾灸选穴:肾俞、三阴交、涌泉等以滋肾疏肝(既病防变);所有患者均可艾灸三阴交、足三里等以疏肝健脾补肾(未病先防)。

(2)督灸:督灸的治病作用是多方面的,具有益肾通督、温阳散寒、壮骨透肌、破瘀散结、痛痹止痛的功效,能激发机体识别疾病和抗御疾病的能力,调动自身的内在因素,消除炎性反应,改善血管的渗透性,以使疾病日趋康复。适用于阴阳两虚,脾虚痰湿及血瘀、阳虚体质的患者(既病防变)。

(3)隔物灸:隔物灸是只用药物或其他材料,将艾柱与施灸腧穴部位的皮肤隔开进行施救的方法,隔物灸所用的间接药物和材料很多,如隔姜灸、隔盐灸、隔附子饼灸等(根据患者辨证应用)。气阴两虚、脾虚痰湿以隔姜灸为主,肾阴亏虚以隔盐灸为主,阴阳两虚以隔附子饼灸为主(既病防变)。

6.中药封包

中药封包治疗,选用具有活血化瘀、温经活血通络、散寒通痹的药物成分,通过透皮吸收,直接作用于患病部位,发挥活血化瘀、温经通络、祛风散寒等作用。本疗法见效快,无不良反应,疗效稳定。

脾虚痰湿封包部位以腹部为主,肾阴亏虚封包以腰部为主;余根据患者症状辨证选穴(既病防变)。

杏林笔录
XINGLINBILU
王素美学术思想及临证经验集

（三）护理调摄要点

1.病情观察

护士应注意观察患者有无倦怠乏力，腰膝酸软，尿浊，夜尿频多，下肢、颜面甚至全身水肿，少尿或无尿，恶心呕吐，心悸气短，胸闷喘憋，不能平卧等严重症状。严密观察患者神志、生命体征、水肿、二便、舌脉及皮肤瘙痒等变化。当患者 24 小时尿量少于 400 mL 时，或出现恶心、呕吐、腹泻，甚至吐血、便血，及时报告医生并配合处理。当患者出现表情淡漠，头痛嗜睡，烦躁不安，神昏谵语，呼吸急促或深而慢等症状时，及时报告医师并配合处理。

2.起居护理

护士应保证病室安静整齐，清洁卫生，及时开窗通风，避免交叉感染。对患者生活自理能力进行评估，做好患者个人卫生，衣着宽松舒适，鞋袜柔软透气，做好皮肤护理，防止发生皮肤破损。顺应四时，及时更换衣物；生活规律，起居有时，避风寒，防外感，保证充足睡眠，以利疾病恢复。

3.饮食护理

护士应加强个体化饮食指导，记录好患者出入量。可根据辨证给予饮食指导，如气阴两虚证宜食益气养阴之品，如瘦肉、蛋类、鱼肉、山药等，食疗方包括皮蛋瘦肉粥等。肾阴亏虚证宜食补肾滋阴之品，如鲜生地、黑豆、枸杞等，食疗方包括菊花茶、枸杞茶等。脾虚痰湿证宜食健脾益气化痰之品，如山药、冬瓜、金橘等，食疗方包括山药冬瓜汤等；不宜多吃酸涩食品，如柚子、枇杷等，少食豆制品。阴阳两虚证宜食温益肾阳，补肾滋阴之品，如牛肉、羊肉、虾仁、韭菜、猪胰、干姜、黑豆、黑芝麻等，食疗方包括韭菜炒虾仁、香菇木耳汤等。减少粥和汤的摄入，饮水量应根据患者每日尿量而定，一般以前一日总出量加 500 mL 水量为宜，增加动物蛋白的摄入。

4.运动护理

消渴病肾病患者应适当活动、注意休息，早期可参考消渴病的运动疗法，进行中低强度的有氧耐力运动项目，如步行、慢跑、骑车等；指导患者进行中医养生功的锻炼，如八段锦、太极拳等。后期注意劳逸结合，注意卧床休息，保证睡眠充足。

5.情志护理

护士应多与患者沟通，使其了解本病与情志的关系，保持乐观稳定的情绪。观察患者有无抑郁、焦虑、烦闷等症状，针对不同的情志问题，采用释疑解惑、以情胜情等方法进行干预，因人施护，有的放矢。鼓励患者家属理解支持患者，避免外界不良因素刺激患者；需要透析的患者，做好透析前健康教育,让患者充分了解透析的最佳时机,血液透析和腹膜透析方式的适应证、禁忌证、优缺点等,以减少患者紧张、担心、焦虑等不良情绪。

6.用药护理

中药汤剂宜按时早晚温服,服药时间以饭后半小时为宜。中药汤剂宜浓煎,少量频服,应用中药煎剂灌肠治疗时,观察用药后效果及反应,应注意保护肛门周围皮肤。使用口服降糖药物及胰岛素治疗时,要注意用药时间、剂量准确,并指导患者按时进餐,加强巡视,防止患者发生低血糖。用药期间注意观察有无不良反应及患者症状是否改善。

7.适宜技术

此类患者可行三联针疗法,第一联为耳针,第二联为穴位注射,第三联为针灸疗法,辨证选穴,每日一次。中药足浴以温经通脉,活血止痛;灸法一般可用艾条灸、督灸、隔物灸等,以温阳散寒、破瘀散结,根据患者病情选择合适的灸法;拔罐以活血化瘀、通络止痛;中药封包以活血化瘀、温经通络、祛风散寒;中药保留灌肠以解毒泄浊等。在治疗过程中,护士注意观察患者的病情变化,及时询问患者有无不适,若有不适应立即停止,及时通知医生;如三联针疗法注意患者有无晕针、恶心等不良反应;做灸法、中药足浴、中药封包时注意避免烫伤患者等。

8.健康教育

护士应指导患者积极治疗原发病,适当进食优质蛋白质,劳逸结合,注意休息,增加机体抵抗力,减少感染发生;避免使用损伤肾脏的食物和药物,指导患者能根据肾功能检查结果采用合理饮食,少食豆制品,向患者及家属详细讲解食物选择范围、烹饪方法、进食量等;注意保暖,避免风寒侵袭,预防继发感染;按时服药,定期复查,若呕吐频繁,给予指压合谷、内关穴或舌面上滴姜汁数滴,以降逆止吐;水肿患者皮肤薄弱,应勤更换内衣内裤,做好皮肤卫生,保持皮肤清洁,注意动作轻柔,不可用力,防止皮肤破损。

(四)康复治疗

1.饮食

优质低蛋白饮食,低盐、低脂、低磷饮食。

2.运动

糖尿病肾病患者应适当活动、注意休息(参考糖尿病的运动疗法)。

3.特色疗法

辨证应用耳针、艾灸、督灸、拔罐、针灸、按摩、红外红光、空气波压力治疗仪等。

4.心理

保持心情舒畅,避免烦躁、焦虑等不良情绪。

(五)经方治疗

1.真武汤

真武汤出自《伤寒论》:"太阳病发汗,汗出不解,其人仍发热,心下悸,头眩,身瞤动,振振欲擗地者,真武汤主之。""少阴病,二三日不已,至四五日,腹痛,小便不利,四肢沉重疼痛,自下利者,此为有水气。其人或咳,或小便利,或下利,或呕者,真武汤主之。"真武汤主治脾肾阳虚,水气泛滥;或阴盛阳虚,阳虚不能摄阴,致阴水泛溢。方中制附子大辛大热,温肾助阳,化气行水,为君药;配生姜温散阴邪,茯苓健脾益气、利水渗湿,炒白术健脾以治水,共为臣药;白芍疏泄利小便,兼养阴之功效,可防止燥热之药伤阴,为佐药。

王素美认为消渴病肾病证属脾肾阳虚,气化不利,症见周身浮肿、腰以下为重、畏寒肢冷、小便不利者,方证对应,可用真武汤治疗。相关研究证实,真武汤能有效改善糖尿病肾病患者肾功能,减轻蛋白尿,延缓病情进展。

2.肾气丸

《金匮要略·血痹虚劳病脉证并治》曰:"虚劳腰痛,少腹拘急,小便不利者,八味肾气丸主之。"《金匮要略·痰饮咳嗽病脉证并治》曰:"夫短气有微饮,当从小便去之,苓桂术甘草汤主之,肾气丸亦主之。"《金匮要略·消渴小便利淋病脉证并治》曰:"男子消渴,小便反多,以饮一斗,小便一斗,肾气丸主之。"方中附子温肾助阳而消阴翳;地黄滋补肾阴,填精益髓,肝肾同源,精血互资互助,取山萸肉补肝益肾;山药健脾以充肾,以后天资助先天;桂枝、附子温补肾阳以助膀胱气化;泽泻、茯苓利水渗湿;牡丹皮寒凉,清泻肝火,与补药相配,意在补中有泻,补而不滞。全方补中有泻,共奏滋阴温阳、化气利水消肿之功,又无滋腻助邪之虞。消渴病肾病证属阴阳两虚,症见身体浮肿、腰酸脚软、肢体畏寒、小便不利、夜尿多者,方证相符,可用肾气丸治疗。相关研究表明,金匮肾气丸加减治疗阴阳两虚型糖尿病肾病疗效显著,可有效降低患者血糖并改善肾功能。

3.五苓散

五苓散是《伤寒论》中治疗膀胱气化不利之蓄水证的名方。《伤寒论》曰:"太阳病,发汗后,大汗出,胃中干,烦躁不得眠,欲得饮水者,少少与饮之,令胃气和则愈。若脉浮,小便不利,微热消渴者,五苓散主之。""发汗已,脉浮数,烦渴者,五苓散主之。""本以下之,故心下痞,与泻心汤。痞不解,其人渴而口燥烦,小便不利者,五苓散主之。"五苓散证属太阳经腑证,外有太阳表邪,内有膀胱气化不利;其可外散表邪,内利水气。原方由猪苓、泽泻、白术、茯苓、桂枝组成。泽泻甘淡,直达肾与膀胱,利水渗湿,为君药;茯苓、猪苓淡渗利湿,为臣药;白术健脾布津,实脾土以制水;桂枝温通经脉,助阳化气,恢复三焦、膀胱气化功能。其配伍特色有二:一是泽泻、猪苓、茯苓配桂枝化气行水;二是白术、茯苓配桂枝化气布津,实脾以制水。全方共奏温阳化气、利湿行水之功。消渴病肾病证属阳虚水泛,症见周身浮肿,颜面为重,口渴欲饮,小便不利,有是证,用是药,可用五苓散治疗。现代研究显示,五苓散加减可减少尿蛋白,改善肾脏功能,降低血脂、血糖水平。

4.栝楼瞿麦丸

栝楼瞿麦丸出自《金匮要略·消渴小便利淋病脉证并治》:"小便不利者,有水气,其人苦渴,栝楼瞿麦丸主之。"主治下寒上燥之小便不利。原方由栝楼根、茯苓、山药、瞿麦、炮附子组成。该方寒温并用,通补兼施,组方严谨。其中,栝楼根生津润燥,山药润燥止渴、益脾制水,茯苓健脾利水渗湿,瞿麦淡渗利湿、引水湿从小便而去,炮附子温阳化气、行水布津。全方共奏温肾利水,生津润燥之功。王素美教授认为,消渴病肾病证属上热下寒,虚实错杂,症见身体浮肿、口渴多饮、饮不解渴、小便不利者,可用栝楼瞿麦丸治疗。相关研究表明,栝楼瞿麦丸可显著减少糖尿病肾病早期尿微量白蛋白,改善肾功能。

经典案例

案例 1

患者女,55岁,2021年8月2日初诊。主诉:口干多饮20余年,加重伴双下肢浮肿2月余。患者双下肢浮肿,口干多饮,周身倦怠乏力,腰膝酸软,畏寒肢冷,纳差,寐差,夜尿频,尿有泡沫,大便偏干,每日1次。舌质淡暗,苔白腻,脉沉细无力。空腹血糖12.2 mmol/L,餐后2 h血糖16.8 mmol/L;查肾功能显示:尿素氮8.8 mmol/L,血肌酐122.6 μmol/L;尿常规显示:尿糖3+,尿蛋白2+。西医诊断为糖尿病肾病Ⅳ期,中医诊为消渴病肾病,辨为阴阳两虚证。治宜滋阴温阳补肾。方选泰山四宝消渴饮加减。处方:泰山参15 g,灵芝10 g,穿山龙10 g,酒黄精15 g,黑顺片10 g(先煎),桂枝9 g,茯苓30 g,白术30 g,黄芪30 g,炒白芍30 g,炒山药30 g,丹参30 g,猪苓30 g,泽泻20 g,益母草30 g,冬瓜皮30 g,冬瓜仁30 g,玉米须30 g。5剂,水煎服,每日一剂,早晚饭后温服。8月7日复诊,患者双下肢浮肿较前明显

杏林笔录
XINGLINBILU
王素美学术思想及临证经验集

减轻,仍有畏寒肢冷、腰膝酸软,将上方黑顺片增至 20 g,余不变。5 剂,煎服法同上。8 月 12 日三诊,双下肢浮肿、畏寒肢冷、乏力困倦、腰膝酸软明显好转,继守原方,服用 5 剂。患者诸症皆消,随访数月,未见复发。

按语

患者消渴日久,耗伤正气,阴损及阳,导致脾肾阳虚。肾虚气化失司,开阖不利,水聚体内发为水肿、腰膝酸软、畏寒肢冷;肾虚封藏失司,精微下泄,可致尿频、尿浊(蛋白尿);脾虚失布,水湿停聚发为水肿、口渴多饮、周身倦怠、纳眠欠佳;舌质淡暗,苔白腻,脉沉细无力皆为脾肾阳虚、痰瘀互结之象。本案以滋阴温阳补肾为法,附子禀地中火土燥烈之气,兼得天地之热气,气味大辛大热,补命门之火,火能消物,气性热极,为百药之长,为君药。臣药茯苓、白术、黄芪则能温脾暖胃,除脾湿,祛肾寒。佐山药补中,益气力,长肌肉,强阴,补肾固精;丹参益气养血,活血化瘀,白芍酸敛益阴,收阴气,以防燥热伤阴;生姜散寒温阳,既可助附子温补肾阳,又合茯苓、白术温化水湿;桂枝温通经脉,可温肾阳,逐寒邪以助膀胱气化,而行痰饮水湿之邪;泽泻利水渗湿;玉米须、猪苓、冬瓜皮、冬瓜仁利水消肿;益母草既利水消肿,又能活血化瘀,善治水瘀互结之水肿。诸药合用,共奏滋阴温阳补肾功效,使诸症好转。本案体现了中医药治疗消渴病肾病在减少蛋白尿和平稳调控血糖方面有其独特优势。

◈ **案例 2**

患者男,77 岁,2022 年 3 月 19 日初诊。症见双下肢重度凹陷性水肿,身重困倦,腰膝酸软,怕冷,乏力,大便干,每日 1 次,小便频,夜尿 6～7 次,尿有泡沫。舌质淡,苔薄白水滑,脉沉细。既往 2 型糖尿病病史 20 余年,平素予诺和灵 50 R 以控制血糖,自测空腹血糖约 6 mmol/L、餐后 2 h 血糖 10 mmol/L 左右。肾功显示:尿素氮 10.68 mmol/L,血肌酐 145.8 μmol/L。西医诊断为糖尿病肾病 V 期,中医诊为消渴病肾病,辨为脾虚痰湿、肾阴亏虚证。治宜健脾益气、滋补肾阴。在积极控制血糖的基础上,予以泰山四宝补肾饮合泰山四宝降脂饮加减。处方:泰山参 15 g,灵芝 10 g,穿山龙 10 g,酒黄精 15 g,败酱草 30 g,生薏苡仁 30 g,生大黄 10 g,黑顺片 10 g,炒槐米 30 g,姜半夏 10 g,煅牡蛎 30 g。7 剂,水煎服,每日一剂,早晚饭后温服。治疗 1 个多月后,患者双下肢水肿较前明显减轻,身重困倦、乏力、畏寒、腰膝酸软症状显著改善。经治疗后复查肾功:血肌酐 91.7 μmol/L,尿素氮 9.28 mmol/L。

按语

消渴病肾病以脾肾亏虚为本,湿浊毒瘀为标,标与本互为因果,可加速本病的发展、变化。尤以糖尿病肾病发展到肾功能失代偿期,其本虚、瘀血、浊毒更加严重,正虚则会加重瘀血、浊毒对肾络的损伤,使肾功能恶化以及临床症状加重。该患者消渴日久,耗伤正气,导致脾肾亏虚,气不化水,水湿泛溢,故见形体浮肿、尿频尿浊、身重困倦、腰膝酸软、畏寒怕冷、疲劳乏力。脾失运化致湿浊内生,肾失气化致水湿泛溢,湿盛则浊聚,久郁则化热,毒由热生,变由毒起,导致尿素氮、血肌酐升高。舌质淡,苔薄白水滑,脉沉细皆为脾肾亏虚、浊毒内蕴之象。方中大黄禀地之阴气独厚,得乎天之寒气亦深,其味至苦,其气大寒而无毒,入足阳明、太阴、厥阴,气味俱厚,味厚则发泄,其性猛利,善下泄,除实热燥结,下有形积滞,有推陈致新之功,为方中之君药。败酱草清热解毒,消痈排脓,祛瘀止痛,《本草纲目》曰:"败酱,善排脓破血,故仲景治痈及古方妇人科皆用之。"槐米凉血解毒,薏苡仁益脾除湿消肿,共为臣药。姜半夏燥湿化痰,消痰饮痞满,开胃健脾,李时珍曰:"半夏能主痰饮及腹胀者,为其体滑而味辛性温。涎滑能润,辛温能散亦能润,故其行湿而通大便,利窍而能泄小便。"合以附子大辛大热之品反佐,以防苦寒之品太过。本方附子与半夏相合属于"十八反"之禁忌,古代有不少反药同用的文献记录,认为反药同用可以起到相反相成之功效,《本草纲目》曰:"相恶、相反同用者,霸道也,有经有权,在用者识悟尔。"

案例 3

患者女,56岁,2021年7月2日初诊。主诉:发现血糖升高7年,泡沫尿1周。糖尿病病史7年,1周前发现泡沫尿,遂来诊。刻诊:口干,偶有口苦,易出汗,乏力,肢体困重,性格急躁,食欲旺盛,嗜辛辣肥腻,偶有腹胀,寐安,尿量正常,时有泡沫,大便一日一行,质干;舌红苔薄黄,脉弦滑。辅助检查:空腹血糖14.5 mmol/L,糖化血红蛋白11.2%,尿微量白蛋白/肌酐比值139 mg/g。西医诊断:糖尿病肾病Ⅲ期。中医诊断:消渴病肾病;辨证:脾虚痰湿证。治以化痰清热,恢复脾运。方用泰山四宝降脂饮加减。处方:太子参15 g,灵芝10 g,穿山龙10 g,酒黄精15 g,清半夏12 g,黄芩10 g,黄连12 g,干姜3 g,北柴胡14 g,麸炒枳实15 g,酒大黄6 g,连翘12 g,生地黄20 g,玄参20 g,丹参30 g,赤芍12 g。5剂,水煎服,每日一剂,早晚饭后温服。二诊:2021年7月7日,服药后乏力、口干、口苦较前明显缓解,性急改善,纳可,寐安,泡沫尿减轻,大便质偏稀,血糖控制良好;舌红苔薄黄,脉弦。前方去酒大黄,加苍术9 g,改枳实为枳壳。5剂,水煎服,每日一剂,早晚饭后温服。5剂后复查尿微量白蛋白/肌酐比值 80 mg/g,24 小时尿蛋白定量 0.12 g/24 h。此后定期随访,无明显不适,守方加减。

按语

此案属糖尿病肾脏病Ⅲ期,患者过食肥腻炙煿之品损伤脾胃,久之滞脾化热,邪热耗气伤阴,故见乏力、口干苦;中满阻滞,枢机不利,肝气不舒,故见性急、腹胀;舌红苔薄黄,脉弦滑,亦为气郁脾滞,中满内热的佐证。当以开郁清热、恢复脾运为法,方用半夏泻心汤合大柴胡汤加减。方取半夏、干姜之辛性,助脾健运,佐以柴胡助脾升清以散精;黄芩、黄连苦寒清降,与酒大黄、枳实合用,理气导滞,可内泄阳明胃、肠之热;生地黄、玄参清血分之热兼养阴液,丹参、赤芍清热活血,防邪热与糖毒相合灼伤肾络。二诊时患者乏力、口干苦明显减轻,血糖控制良好,泡沫尿减轻;因大便质稀,去酒大黄,改枳实为枳壳,以防泻下过度,加苍术,健脾燥湿,助脾散精。随访患者诸症好转,守方随证加减,疗效确切。此期多因肥甘之品滞脾化热,热伤气阴,治疗贵在恢复脾运,运脾则津液自生,肾络得滋,防治脾病及肾。若独用滋补气阴之品,反易滋腻碍脾,酿生浊邪,随糖毒下袭肾络。

案例 4

患者男,59 岁,2021 年 12 月 24 日初诊。主诉:口干多饮 17 年,发现血肌酐升高 10 个月。患者血糖长期控制不佳,3 年前尿中出现泡沫,10 个月前因水肿发现血肌酐 88 μmol/L,24 h 尿苷三磷酸 5.9 g/L,眼底示糖尿病视网膜改变。后复查血肌酐逐渐升至 222.3 μmol/L,24 h 尿苷三磷酸升至 16 g/24 h,白蛋白降至 22.2 g/L,遂来诊。刻诊:下肢重度水肿,倦怠乏力,腰膝酸软,时有头晕,纳差,手足发麻,眠差,入睡困难,夜尿频,尿中有大量泡沫;舌淡暗,苔白腻,舌体胖大,边有齿痕,舌下络脉青紫,脉沉细。西医诊断:糖尿病肾病Ⅳ期。中医诊断:消渴病肾病。辨证:脾虚痰湿证。治以化痰清热,恢复脾运。方用泰山四宝降脂饮加减。处方:泰山参 15 g,灵芝 10 g,穿山龙 10 g,酒黄精 15 g,黄芪 40 g,当归 15 g,白术 40 g,茯苓 30 g,山药 30 g,海藻 30 g,牡蛎 30 g,丹参 20 g,烫水蛭 3 g,土鳖虫 12 g,醋鳖甲 12 g,赤芍 20 g,土茯苓 20 g,熟地黄 30 g,泽泻 12 g,远志 10 g。14 剂,水煎服,每日一剂,早晚饭后温服。二诊:2022 年 1 月 7 日。复查 24 h 尿苷三磷酸 14.3 g,血肌酐 192.5 μmol/L,白蛋白 25 g/L;下肢水肿减轻,乏力、腰膝酸软、纳差缓解,手足发麻减轻,眠好转;舌暗苔白,舌下络脉青紫,脉沉细。上方黄芪增至 60 g,加川芎 12 g,水蛭加至 6 g,丹参加至 30 g,加淫羊藿 9 g。9 剂,水煎服,每日一剂,早晚饭后温服。三诊:2022 年 1 月 24 日。复查血肌酐187 μmol/L,尿苷三磷酸 28 g/L;诸症减轻,时有眠差;舌暗苔薄白,根部微黄,脉滑。予二诊方黄芪减至 40 g,茯苓改为茯神 30 g,加酸枣仁 30 g。以此方为基础加减续服以固疗效。

按语

此案属糖尿病肾脏病Ⅳ期,脏腑病位责之脾肾。患者消渴病日久脾肾两虚,故见倦怠乏力、腰膝酸软;浊邪不运,津停瘀阻,见头晕纳差、手足发麻;脾虚土不制水则水肿,肾失封藏精微外泄,则尿中出现泡沫;舌淡暗胖大、边有齿痕,苔白腻,舌下络脉青紫,脉沉细,亦是脾肾两虚,痰瘀阻络的表现。当健脾升清,运脾化痰,消癥散结,方用肾炎防衰液合参苓白术散加减。方中重用黄芪,佐以茯苓、白术、山药大补脾气,健脾升清,以助脾运,以期提升血清白蛋白;丹参、赤芍活血行瘀;土茯苓、泽泻降浊利水;土鳖虫、烫水蛭增强肾炎防衰液通络散结之效,络通则痰瘀可除,肾络复通。二诊时患者水肿减轻,白蛋白较前轻度提升,尿蛋白减少,增黄芪用量,健脾运进精微运化吸收,加川芎、水蛭、丹参增强活血通络之力。三诊时血肌酐较前下降,诸症缓解,舌苔微黄,黄芪用量恢复,加酸枣仁、茯神以养心安神。守方加减,巩固疗效。此期病机多为湿浊蕴脾,津液不化,痰瘀互结,癥瘕阻滞肾络。治疗时,知脾病及肾,应脾肾同调,健脾摄精,运脾化痰,消癥散结,善用虫类药物以活血通络,标本兼治,以截断病情进展。若独固肾而不运脾,则痰瘀难除,病程进展。

第四节　消渴病目病

消渴病目病是消渴病的严重并发症之一,是以视网膜血管闭塞性循环障碍为主要病理改变特征的致盲性眼病。

一、诊断标准

(一)疾病诊断

1.中医诊断标准

(1)消渴病史。

(2)不同程度视力减退,眼前黑影飞舞,或视物变形。

(3)眼底出血、渗出、水肿、增殖,晚期可致血灌瞳神后部、视衣脱离而致暴盲甚或失明。

（4）可并发乌风内障、青风内障及金花内障等内障眼病。

2.西医诊断标准

（1）糖尿病病史：包括糖尿病病程、既往血糖控制水平、用药史等。

（2）眼底检查可见微动脉瘤、出血、硬性渗出、棉絮斑、静脉串珠、黄斑水肿、新生血管、视网膜前出血及玻璃体积血等。

（3）眼底荧光血管造影可帮助确诊。

（二）分级标准（见表3-3）

表3-3　糖尿病视网膜病变分期标准[①]

分级	眼底表现
Ⅰ	仅有微小动脉瘤或小出血点
Ⅱ	Ⅰ期病变合并硬性渗出
Ⅲ	Ⅰ期或Ⅱ期病变合并软性渗出或棉絮斑
Ⅳ	新生血管合并玻璃体积血
Ⅴ	纤维血管增殖膜
Ⅵ	牵拉性网脱

（三）证候诊断

1.阴虚燥热证

眼底查见微血管瘤、出血、渗出等；兼见口渴多饮，消谷善饥，或口干舌燥，腰膝酸软，心烦失眠；舌红，苔薄白，脉细数。

2.气阴两虚证

视物模糊或眼前有黑影飘动，眼底可见网膜、黄斑水肿，视网膜渗出、出血等；面色少华，神疲乏力，少气懒言，咽干，自汗，五心烦热；舌淡，脉虚无力。

3.肝肾亏虚证

视物模糊或眼前有黑影飘动，眼底可见网膜、水肿、棉绒斑、出血；形体消瘦或虚胖，头晕耳鸣，形寒肢冷，面色萎黄或浮肿，阳痿，夜尿频，量多清长或混如脂膏；舌淡胖，脉沉弱。

4.气虚血瘀证

视物模糊，眼前有黑影飘动，眼底可见网膜新生血管，反复发生大片出

① 张承芬.眼底病学[M].北京：人民卫生出版社，1998.

血、视网膜增殖膜;兼见胸闷、头晕目眩、肢体麻木;舌暗,有瘀斑,脉弦或细涩。

5.脾虚痰湿证

视物模糊,眼前有黑影飘动,眼底可见视网膜水肿、渗出,网膜新生血管、出血,玻璃体可有灰白增殖条索或与视网膜相牵、视网膜增殖膜;形盛体胖,头身沉重,身体某部位固定刺痛,口唇或肢端紫暗;舌紫有瘀斑,苔厚腻,脉弦滑。

(四)鉴别诊断

1.中医鉴别诊断

青盲:以目系病变为主,色淡、苍白,边界清晰,部分可见筛孔,脉管变细,视衣色淡。

2.西医鉴别诊断

中心性渗出性视网膜炎:无痛性视力急剧下降,查体可见后极部网膜及黄斑部渗出明显。

二、病因病机

消渴目病是消渴病后期常见的眼部并发症。消渴一证,其病机总属阴虚为本,燥热为标。消渴日久,阴虚火旺,津亏燥郁,目络不荣,故致目黯不明;耗伤气血,血行不畅,目络郁阻,可见眼底微动脉瘤;火损血络,气不能摄,血不循经,而致眼底出血;灼津为痰,痰阻目络,眼底渗出不止。血不利则为水,故见黄斑水肿。久则损阴及阳,阴阳两亏,肾阳不足,无以上济脾阳,脾阳不振,无以充养肾阳,脾肾阳虚,运化无力,则食积不化,痰湿内生,最终痰湿互结,阻滞目络。如此虚虚实实,造成疾病的恶性循环。

三、治疗方法

(一)辨证论治

1.阴虚燥热证

治法:滋阴润燥。

方药:泰山四宝生津饮(泰山参、灵芝、穿山龙、何首乌、黄精、石膏、知母、生地黄、黄连、玄参、牛膝、大黄、葛根、天花粉、甘草等)加减。

2.气阴两虚证

治法:益气养阴。

方药:泰山四宝生脉饮(泰山参、灵芝、穿山龙、何首乌、黄精、麦冬、五味子、生地、山药、玄参、黄芪、牡丹皮、山茱萸等)加减。

3.肝肾亏虚证

治法:滋补肝肾。

方药:泰山四宝消渴饮(泰山参、灵芝、穿山龙、何首乌、黄精、龟板、黄柏、知母、熟地、白芍、怀牛膝、锁阳等)加减。

4.气虚血瘀证

治法:化瘀通络。

方药:泰山四宝益气祛痹饮(泰山参、灵芝、穿山龙、何首乌、黄精、桃仁、红花、当归、川芎、生地、赤芍、牛膝、桔梗、柴胡、枳壳、甘草等)加减。

5.脾虚痰湿证

治法:健脾化痰。

方药:泰山四宝降脂饮(泰山参、灵芝、穿山龙、黄精、黄芪、山药、白茯苓、苍术、玄参、泽泻、丹参、甘草等)加减。

兼夹证:兼瘀血者,加川牛膝、茜草、三七粉、水蛭等;兼内热者,加菊花、夏枯草、青葙子、密蒙花、谷精草;兼出血者,加三七粉、茜草、地榆炭等。

(二)中医特色疗法

1.三联针疗法

(1)第一联:耳穴压豆。

主穴:胰(胆)、内分泌、缘中、肾上腺、三焦、肝。

配穴:阴虚燥热为主加肺;肝肾亏虚为主加肾、膀胱、肝。

操作:每次选 3 个主穴,1 个配穴。将王不留行籽贴于 0.5 cm×0.5 cm 的小块胶布上,常规消毒耳郭后,将备好的王不留行籽对准耳穴,贴紧并稍加压力,使患者耳朵感到酸麻胀或发热,贴后嘱患者每天自行按压 3~5 次,每次 1~2 分钟,每次贴压保持 3~4 天,两侧轮换,1 个月为一个疗程,连续贴敷三个疗程。

耳郭与全身经络脏腑有密切关系,其中胰(胆)、内分泌、肾上腺、三焦、肝均具有调节胰岛功能的作用,能调整由于脑垂体因素所致的糖代谢紊乱。现代医学研究证实,耳郭上大部分内脏反应点都分布着迷走神经耳支。当刺激消渴病患者的胰(胆)穴时,可通过迷走神经促使胰岛细胞分泌胰岛素。实验研究表明,耳针可促使家兔的胰岛细胞提前分泌胰岛素,并可降低血糖,消除和减轻临床症状,其作用原理可能是通过耳郭丰富的神经网,调节全身神经系统及脏腑的生理功能,从而调节体内胰岛素含量,提高组织细胞对胰岛素的敏感性,改善体内的血糖调节机制。此外,对耳神经的机械刺激可产生神经冲动,干扰来自胃肠的食欲信号,通过抑制食欲、控制饮食,达到降血糖的效果。

(2)第二联:穴位注射。

操作:使用维生素 B_1 100 mg、维生素 B_{12} 250 μg,选择足三里、曲池穴位注射,每日一次。

适应证:消渴病之气阴两虚兼血瘀型引起的手足麻木、疼痛。

足三里属于足阳明胃经,具有补气行血、补肾益精、补血养阴、调理脾胃、疏通经络等作用。曲池属于手阳明大肠经,具有清热解毒、止痛作用。二者配伍,一补一泄,相互配合,扶正祛邪,共同激发机体,同维生素 B_1、维生素 B_{12} 一起起到营养神经、活血化瘀的作用,能有效缓解消渴变证之双下肢麻木、疼痛等症状。

(3)第三联:针灸疗法。

1)阴虚燥热

主穴:肺俞、脾俞、胰俞、尺泽、曲池、廉泉、承浆、足三里、三阴交。

配穴:烦渴、口干加金津、玉液。

操作:除尺泽、曲池用泻法外,余穴均用平补平泻手法。隔日或每日一次,留针 30 分钟,10 次为一个疗程。

2)肝肾亏虚

主穴:肾俞、肝俞、关元、三阴交、太溪、光明。

配穴:肝气不疏加太冲、期门。

操作:用补法或灸法,隔日或每日一次,留针 30 分钟,10 次为一个疗程。

2.中药足浴

治法:温经通脉,活血止痛。

组成:威灵仙、红花、当归、川芎、羌活、艾叶、独活、白芷、防风、伸筋草、透骨草。

适应证:消渴病存在瘀血者所致的麻木、疼痛。

加减:皮肤瘙痒者加地肤子、白鲜皮;皮肤皲裂者加鸡血藤。

用法:煎汤熏洗患肢,每日 1 次。于搪瓷盆中加水 5000 mL.浸泡 100~200 分钟,文火煮沸后,再煮 30 分钟,离火后先熏手足,待药液温度降至 38~42 ℃时,再将手足放入药液中浸泡 30 分钟。

3.灸法

(1)艾灸:艾灸是用艾叶制成的艾灸材料产生的艾热刺激体表穴位或特定部位,通过激发经气的活动来调整人体紊乱的生理生化功能,从而达到防病治病目的的一种治疗方法。

取穴:肢体麻木、发凉、疼痛等症的患者,可艾灸阿是穴及相近穴位。

腹痛、腹泻的患者可艾灸中脘、神阙、足三里;腰酸腰痛者可艾灸肾俞、膀胱俞、三焦俞、腰阳关。尿频者可艾灸关元、气海。

(2)督灸:督灸的治病作用是多方面的,具有益肾通督、温阳散寒、壮骨透肌、破瘀散结、痛痹止痛的功效,能激发机体识别疾病和抗御疾病的能力,调动自身的内在因素,消除炎性反应,改善血管的渗透性,使疾病日趋康复。督灸适用于消渴病脾虚痰湿、阴阳两虚、气虚血瘀等证型的患者。

4.按摩

适应证:消渴病各型存在肢体麻痛的患者。

上肢麻痛:拿肩井肌,揉捏臂臑、手三里、合谷部肌筋,点肩髃、曲池等穴,搓揉肩肌来回数遍。每次按摩 20～30 分钟,每日 1～2 次。

下肢麻痛:拿阴廉、承山、昆仑肌筋,揉捏伏兔、承扶、殷门部肌筋,点腰阳关、环跳、足三里、委中、承山、解溪、三阴交、涌泉等穴,搓揉腓肠肌数十遍,手劲刚柔相济,以深透为度。每次按摩时间为 20～30 min,每日 1～2 次。

5.拔罐

中医拔罐疗法又称"角法",拔火罐通过物理的刺激和负压人为造成毛细血管破裂淤血,调动人体干细胞修复功能及坏死血细胞吸收功能,能促进血液循环,激发精气,调理气血,达到提高和调节人体免疫力的作用。

拔罐能平衡阴阳、扶正祛邪、疏通经络,宣通气血、活血散瘀,消肿止痛、除湿逐寒、托毒排脓、缓解症状。

取穴:有肢体麻木、发凉、疼痛等症的患者,可拔罐阿是穴及相近穴位。腰酸腰痛者可拔罐肾俞、膀胱俞、三焦俞、腰阳关。肥胖者拔罐脾俞、胃俞、中脘、大横、关元、神阙、足三里。

6.中药灌肠

灌肠疗法是以中药药液或掺入散剂灌肠,以治疗疾病的一种方法。

功用:通过灌肠,可将体内的有毒物质随灌肠液排出体外。另外,中药灌肠主要是通过肠壁进行吸收,可利用肠壁半透膜的渗透性被迅速吸收,而引起全身的治疗作用。

具体操作:先备以肛管,外面涂少量石蜡油,使之滑润,以便插入时不对肛门及肠黏膜产生刺激或损伤;然后将肛管插入肛门,其插入深度则根据所患疾病及病变部位不同而定,一般为 10～30 cm;接着将已配制好的药液经注射针筒注入,或由灌肠筒滴入。灌肠液的多少及保留时间长短亦需根据病情而定。

适应证:用于消渴属肺燥津亏、胃热炽盛证等存在标实症状,尤其是大便干结的患者。

7.中药外敷

可选用芳香辟秽、清热解毒中药,研磨加工,局部贴敷。

8.自制制剂

(1)通脉止渴胶囊

组成:当归、川芎、地龙、蜈蚣、黄芪、葛根、桂枝、天花粉等。

功用:益气活血,通脉止痛。

适应证:用于消渴病气虚血瘀及痰浊阻络所致肢体麻木疼痛者。

用法:口服,一次 4～6 粒,一日 3 次。

(2)消渴降脂胶囊

组成:葛根、黄芪、党参、天花粉、麦冬、当归、枳实、瓜蒌、鸡内金等。

功用:益气健脾,化痰通络。

适应证:用于消渴病脾虚痰浊患者血脂升高时。

用法:口服,一次 4～6 粒,一日 3 次。

(3)降糖饮

组成:翻白草、黄芪、麦冬、苦瓜、山药等。

功用:益气养阴,健脾清热。

适应证:用于消渴病气阴两虚患者血糖升高时。

用法:一次 1 包,一日 1 次,泡水代茶饮。

9.中医治疗设备

根据病情需要和临床症状,可选用以下诊疗设备:红外红光治疗仪、空气压力波治疗仪、微波治疗仪、TDP 神灯、Vista AVS 周围血管多普勒诊断系统等。

(1)红外/红光治疗仪

适应证:适用于各型的消渴病下肢循环障碍者。

通过红光照射,细胞中线粒体的过氧化氢酶活性增加,可加快细胞的新陈代谢,同时增强白细胞的吞噬作用,提高机体免疫力,其能在较短时间内促使病变组织蛋白质固化,改善局部血液循环。

禁忌证:恶性肿瘤、结核、出血倾向、急性感染、妊娠期患者禁用。

(2)DAJ-8 型多功能艾灸仪:DAJ-8 型多功能艾灸仪是在保持传统艾灸

所需艾绒的基础上采用直接艾壮灸的原理,消除艾灸燃烧冒烟等弊端,通过电子加热和磁疗作用,充分利用艾绒的有效成分,同时多部位施灸。多功能艾灸仪具有磁疗、艾灸、温针灸、隔物灸等多种功能。

（3）空气波压力治疗仪

适应证:适用于所有消渴病患者出现神经病变,下肢循环障碍及糖尿病足患者。

空气波压力治疗仪主要通过多腔气囊有顺序地反复充放气,形成了对肢体和组织的循环压力,对肢体的远端到肢体的近端进行均匀有序的挤压,促进血液和淋巴的流动及改善微循环的作用,加速肢体组织液回流,有助于预防血栓形成,预防肢体水肿,能直接或间接治疗与血液淋巴循环相关的诸多疾病。

禁忌证:下肢脉管闭阻及下肢破溃的患者。

（4）微波治疗仪

适应证:适用于各型消渴病伴炎症、疼痛者。

微波照射局部,通过改善血液循环,促进炎症吸收和组织细胞的新陈代谢,具有消炎、消肿、除痛和修复受损细胞功能的作用;具有温经通络止痛之效,可明显改善症状。

（5）TDP 神灯

适应证:适用于伴有疼痛、炎症及渗出的各型消渴病患者。

TDP 神灯是根据人体必需的多种微量元素,通过科学配方涂制而成的治疗仪。其在温度的作用下,能产生出带有多种元素特征振荡信息的电磁波,具有消炎、消肿、止痛、止痒、止泻、安眠,减少渗液,活血化瘀,加强新陈代谢,调整机能等作用。

（三）护理调摄要点

患者应定期进行眼科随访;出血较多或反复出血者,避免剧烈运动;不可过用目力;生活规律,戒烟酒,避免情绪剧烈波动。

经典案例

患者男,37岁,双眼视物模糊3个月,加重1周就诊(2020年8月1日)。患者3个月前情绪激动后出现双眼视物模糊,未予重视,1周前加重,送来医院就诊。查视力:右眼0.2(矫正),左眼0.15(矫正)。双眼前节大致正常,双眼眼底视网膜散在点片状出血、渗出,未见中心凹反光,左眼黄斑区大片状出血。光学相干断层扫描（optical coherence tomography，OCT）显示：双眼黄斑水肿，右眼视网膜厚度为 278 μm，左眼视网膜厚度为 504 μm。中医四诊：畏寒，腰膝酸软，纳呆，眠可，大便无力，小便调，舌胖质黯，边有齿痕、瘀斑，苔厚腻，脉沉涩。既往糖尿病病史 10 年，血糖控制不佳。西医诊断：双眼糖尿病视网膜病变。中医诊断：双眼消渴目病（痰湿内郁证）。西医予羟苯磺酸钙胶囊 0.5 g 口服，每日 3 次；中医以温补脾肾，祛湿化痰为治则，予桂附八味丸加减：肉桂 12 g，附子 15 g，熟地黄 15 g，山茱萸 15 g，麸炒山药 15 g，炒白术 15 g，牡丹皮 12 g，茯苓 15 g，泽泻 12 g，厚朴 12 g，烫水蛭 9 g，肉苁蓉 9 g，炙甘草 6 g。12 剂，水煎服，每日 1 剂，早晚温服。

二诊（2020 年 8 月 15 日）：查视力，右眼 0.3（矫正），左眼 0.3（矫正）。双眼眼底视网膜出血、渗出部分吸收。OCT 显示，双眼黄斑水肿较前减轻，右眼中心凹厚度为 263 μm，左眼中心凹厚度为 375 μm。患者畏寒、腰膝酸软、纳呆、大便无力的症状较前减轻，同时出现两颧潮红的症状。舌质黯，有瘀斑，苔略黄，脉沉涩。予初诊方去熟地黄，加山茱萸 30 g、黄连 6 g、川牛膝 15 g。12 剂，服法同上。余治疗同前。

三诊（2020 年 9 月 1 日）：查视力，右眼 0.4（矫正），左眼 0.5（矫正）。双眼眼底视网膜出血、渗出大量吸收。OCT 显示，右眼黄斑水肿消失，中心凹厚度为 259 μm；左眼黄斑区囊样水肿，中心凹厚度为 275 μm。患者上述诸症均较前好转，舌苔略厚，脉沉。中医以健脾补肾为治则，予四君子汤合肾四味加减：党参 15 g，茯苓 12 g，炒白术 15 g，炙甘草 9 g，枸杞子 12 g，菟丝子 15 g，仙灵脾 9 g，补骨脂 12 g。12 剂，服法同上。余治疗同前。

按语

根据患者临床表现及舌脉，辨证为脾肾阳虚，痰湿内郁型消渴目病。患者消渴病久，阴损及阳，脾肾阳虚，阳不化湿，痰湿内生，积聚中焦，清阳不升，浊阴不降，目络瘀阻，故见眼底出血、渗出与水肿。腰为肾府，脾肾阳虚，腰府中空而失养，而见腰膝酸软无力；阳气亏虚，鼓动无力，而致排便不畅。故以温补脾肾，祛湿化痰为治疗原则，予桂附八味丸加减。方中炒白术、茯苓、麸炒山药、炙甘草健脾益气，运化积滞之痰湿；肉桂、附子温肾阳，助脾阳；肉苁蓉温阳补肾，润肠通便；熟地黄滋补肾阴，山茱萸培补肝肾，牡丹皮清热，厚朴消痰，泽泻利湿，使邪有出路而不成滞；血不利则为水，予烫水蛭活血通络，减轻水肿，炙甘草调和诸药。二诊时，大量使用温补肾阳之品，阴不敛阳而虚阳上越，出现两颧潮红，舌苔略黄，故去滋腻之熟地黄，加重山茱萸酸涩收摄虚阳，黄连清热，川牛膝引火下行，活血祛湿。三诊时，痰湿不显,阳虚亦轻,故以党参、茯苓、炒白术、炙甘草健脾益气,枸杞子、菟丝子滋补肾精,补骨脂、仙灵脾培补肾阳,共达健脾补肾之效。以善后续,巩固疗效。

第五节　瘿类病

瘿病,多为长期情志不舒,气机郁滞,津凝为痰,或气郁化火,炼液为痰,则痰气瘀阻,壅结项前而成。病情消长常与情志波动相关。本病病位主要在肝,与心、脾、肾有关。现代医学中以甲状腺肿大为主要临床表现的疾病可参照本篇辨证论治,如单纯性甲状腺肿、甲状腺功能亢进症、甲状腺炎、甲状腺肿瘤、甲状腺癌等。本节主要讲甲状腺功能亢进症,简称"甲亢",指甲状腺功能呈高功能状态、分泌激素增多,或因甲状腺激素在血循环中水平增高所致的一组内分泌病。其特征有甲状腺肿大、基础代谢增加和自主神经系统失常。毒性弥漫性甲状腺肿是甲亢最常见的原因,发病高峰男女两性均在60岁以下。60岁以上的甲亢患者则大多因毒性结节性甲状腺肿所引起。毒性结节性甲状腺肿可分为单结节和多结节两种。其他少见的甲亢类型包括甲状腺炎和碘甲状腺功能亢进等。

一、病因病机

"瘿"字最早在《山海经·西山经》中就有记载:"有草焉,其状如葵,其臭如蘼芜,名曰杜蘅,可以走马,食之已瘿。"可见,在先秦时期人们就已经发现一种名为杜蘅的草药可以治疗瘿病。瘿病肿块发在颈部正前方,以颈前喉结两旁结块肿大为主要临床特征。正如《小品方·治瘿病诸方》中总结,瘿病"喜当颈下,当中央,不偏两边也";《杂病源流犀烛·瘿瘤》描述本病症状为"其皮宽,有似樱桃"。瘿病乃气血凝滞、日久渐结而成,"瘿瘤者,气血凝滞,年数深远,渐长渐大之症"。古今医者对瘿病病机的认识,多归于气滞、痰凝和血瘀。皇甫谧《针灸甲乙经·气有所结发瘿瘤》云"气有所结发瘤瘿";至明代,陈实功《外科正宗·瘿瘤论》言"夫人生瘿瘤之症,非阴阳正气结肿,乃五脏瘀血、浊气、痰滞而成";江瓘《名医类案·肿瘿》谓"知其为少阳厥阴肝胆,因郁怒痰气所成";到清代,祁坤在《外科大成·瘿瘤》中亦提及瘿病的病机乃由"五脏邪火浊气,瘀血痰滞"导致;林珮琴《类证治裁·瘰疬结核瘿瘤马刀》指出"其症属五脏,其原由肝火"。

有研究者认为,瘿病是肝脾肾三脏同病,而重在肝脾,以气滞血瘀、痰瘀互结、正虚邪实为病机特点;还有研究者提出,甲状腺疾病的发生和发展与肝有密切关系,气滞、痰浊、血瘀均由肝的疏泄功能异常引起;另有研究者主张,甲状腺疾病以肝气郁结为本,血瘀痰浊为标。

王素美认为,瘿病的发生主要与情志内伤、饮食、水土失宜及体质有密切关系,病位主要在肝,而涉及脾、心、肾三脏,其病机以气滞、痰浊、瘀血相互胶结为要,加之西药的运用不当,患者对病情的疏忽,常变证丛生。忧思郁怒,肝失调达,气机郁滞,则气不行水,津液停滞,凝聚成痰;或肝气郁滞,木抑土遏,脾失健运,运化不能,水液停聚,蓄积为痰;肝郁气滞,脾伤气结,痰气交阻则血行不畅,停而为瘀,故气、痰、瘀三者合而为患,相互壅结于颈部而成瘿病。再者,王素美在临床中发现,精气亏虚、过度劳累亦可导致瘿病发生,正如《金匮要略·血痹虚劳病脉证并治第六》中载:"人年五六十,其病脉大者,痹侠背行,若肠鸣、马刀挟瘿者,皆为劳得之。"

王素美尤其重视瘿病与体质的关系,认为在阳旺之躯多气火内郁、暗耗阴液、炼液成痰,痰结于颈前则发为瘿病;或素体阴虚者,阴液亏少,易于痰结于皮下,如在颈部则发为瘿病,且痰气郁滞之后易于化火,伤阴更甚,致使病程缠绵难愈;妇女的经、孕、乳、产等生理特性与情志变化均与肝经气血密切相关,遇有情志不遂、饮食失宜等因素,常引起气郁痰结、气滞血瘀、痰结血瘀及肝郁化火等病理变化,因而女性易患瘿病。

二、诊断

(一)疾病诊断

1.中医诊断标准

中医参照 2019 年国家中医药管理局医政司《中医病证诊断疗效标准》对本病进行诊断。

2.西医诊断标准

西医参照《甲状腺功能亢进症基层诊疗指南(2019 年)》的诊断标准对本病进行诊断。

诊断的程序是:①确定有无甲状腺毒症,即测定血清促甲状腺激素(thyroid-stimulating hormone,TSH)和甲状腺激素的水平;②确定甲状腺毒症是否来源于甲状腺功能的亢进;③确定引起甲状腺功能亢进的原因,如GD、结节性毒性甲状腺肿、甲状腺自主高功能腺瘤等。

甲状腺功能亢进症的诊断:①高代谢症状和体征;②甲状腺肿伴或不伴

血管杂音;③血清游离甲状腺素（FT_4）增高、TSH 降低。具备以上三项诊断即可成立。应注意的是,淡漠型甲亢的代谢症状不明显,仅表现为明显消瘦或心房颤动,尤其在老年患者;少数患者无甲状腺体 T_3 型甲亢,仅有血清 T_3 增高。

（二）证候诊断

（1）气阴两虚、痰气郁结证:颈前肿大,柔软光滑无结节,倦怠乏力,心烦易怒,心悸,失眠多梦,恶热多汗,食欲亢进,手颤,大便次数多,女子可见月经过少或闭经,舌红少苔,脉弦细数。

（2）肝郁脾虚证:颈前肿块,按之较硬,性急易怒,胸闷胁痛,或有恶心呕吐,腹胀便溏,苔白或薄腻,脉弦滑。

（3）肝火旺盛证:颈前肿大,头晕目眩,紧张烦躁,兴奋不安,怕热多汗,肢体震颤,多食善饥,面红消瘦,大便秘结,口苦,舌红苔黄,脉弦数有力。

（4）心肝阴虚证:瘿肿起病缓慢,心悸不宁,心烦少寐,手指颤动,目干涩,倦怠乏力,舌红少苔,脉弦细数。

（5）气滞痰凝血瘀证:颈前肿大,胸胁胀闷,嗳气叹息,舌暗,有点状瘀斑,脉细涩。

三、治疗方法

（一）辨证论治

1.气阴两虚、痰气郁结证

症状:颈前肿大,柔软光滑无结节,倦怠乏力,心烦易怒,心悸,失眠多梦,恶热多汗,食欲亢进,手颤,大便次数多,女子可见月经过少或闭经,舌红少苔,脉弦细数。

治法:益气养阴,理气化痰,活血散结。

方药:龙骨小麦生脉汤（黄芪、白术、麦冬、浮小麦、连翘、牛蒡子、桔梗、煅龙骨、丹参、柴胡、佛手等）加减。

加减:痰湿症状较重,大便不成形,舌体胖大有齿痕者,加麸炒苍术、麸炒薏苡仁等健脾燥湿药物;气滞症状较重者,加香附、郁金等药物;兼有瘀血,舌有瘀斑者,加川芎、地龙等活血药物。

常用中成药:甲亢欣合剂（院内制剂）一次 10 mL,一日 3 次;生脉胶囊一次 2 粒,一日 3 次;逍遥丸一次 9 g,一日 3 次;脾肾亏虚、月经过少者,加用参鹿的侯丸（院内制剂）一次 9 g,一日 3 次。

2.肝郁脾虚证

症状:颈前肿块,按之较硬,性急易怒,胸闷胁痛,或有恶心呕吐,腹胀便溏,苔白或薄腻,脉弦滑。

治法:疏肝理气,健脾和胃。

方药:龙骨小麦疏肝汤(煅龙骨、浮小麦、穿山龙、柴胡、香附、白芍、半夏、党参、白术、陈皮、扁豆、炒麦芽、川楝子、青皮)加减。

加减:若腹胀甚者,加川朴、枳壳;胸闷、胁痛甚者,加郁金;脾虚便溏,大便次数多,加炒苍术、神曲。

常用中成药:柴香理气丸(院内制剂)一次 9 g,一日 3 次;疏肝和胃丸一次 6 g,一日 3 次;逍遥丸一次 9 g,一日 3 次。

3.肝火旺盛证

症状:颈前肿大,头晕目眩,紧张烦躁,兴奋不安,怕热多汗,肢体震颤,多食善饥,面红消瘦,大便秘结,口苦,舌红苔黄,脉弦数有力。

治法:清肝泻火。

方药:龙骨小麦泻肝汤(煅龙骨、浮小麦、龙胆草、栀子、柴胡、泽泻、黄芩、夏枯草、生地、丹参、白芍、谷精草、石决明)加减。

加减:胃热多食者加玉竹、知母;大便秘结者加枳实、大黄;性情暴躁、面红、手抖者加珍珠母、磁石、钩藤;发热、出汗多者加羚羊粉(冲服)。

常用中成药:丹栀逍遥丸一次 9 g,一日 3 次;连葛胶囊(院内制剂)一次 4 粒,一日 3 次;养肝解毒丸(院内制剂)一次 9 g,一日 3 次。

4.心肝阴虚证

症状:瘿肿起病缓慢,心悸不宁,心烦少寐,手指颤动,目干涩,倦怠乏力,舌红少苔,脉弦细数。

治法:滋养阴精,宁心柔肝。

方药:龙骨小麦育阴汤(煅龙骨、浮小麦、麦冬、天冬、人参、茯苓、五味子、当归、丹参、枣仁、柏子仁、远志等)加减,或具有同类功效的中成药(包括中药注射剂)。

加减:虚风内动,手指及舌体颤动者,加钩藤、白蒺藜、白芍;肾阴亏虚而见腰膝酸软者,加龟板、桑寄生、牛膝、菟丝子。

常用中成药:柏子养心丸一次 9 g,一日 3 次;天王补心丹一次一丸,一日 3 次。

5.气滞痰凝血瘀证

症状:颈前肿大,胸胁胀闷,嗳气叹息,舌暗,有点状瘀斑,脉细涩。

杏林笔录
XINGLINBILU
王素美学术思想及临证经验集

治法:疏肝理气,化痰活血散结。

方药:龙骨小麦散瘀汤(煅龙骨、浮小麦、穿山龙、生地、桃仁、红花、枳壳、草果、当归、柴胡、云苓、白术)加减。

加减:胸闷、胁痛等肝郁气滞症状较重者,加川楝子、延胡索;恶心呕吐、便溏乏力等脾虚痰湿症状重者,加白术、苡仁、白扁豆;疼痛多为刺痛,舌有瘀斑等血瘀较重者,加水蛭、地龙、全蝎。

常用中成药:柴香理气丸(院内制剂)一次 9 g,一日 3 次;二陈丸一次 6 g,一日 3 次;血府逐瘀口服液一次 10 mL,一日 3 次。

(二)中医特色疗法

1.中药外用法

泰山散瘀膏(雷公藤、夏枯草、玄参、浙贝母、黄药子、莪术、蒲公英等)(院内制剂)。

功用:理气化痰,活血。

方法:一日一贴,10～15 天为一个疗程。

适应证:适用于各型瘿病甲状腺肿大者。

外敷泰山散瘀膏作用于颈部甲状腺部位,药物成分经颈部皮肤直接作用于甲状腺。同时,根据中医经络学说的理论,颈前有任脉、手足阳明经,有人迎、水突、扶突等穴位,中药颈部外敷可以刺激相应的穴位,通过经络系统之间的相互作用,使气血运行流畅,从而可消除导致本病的基本病理因素,达到治疗的目的。

2.针灸治疗

取穴:主穴为太冲、肾俞、肝俞、大椎、颈部夹脊穴、颈部阿是穴(在肿大的甲状腺上)、合谷、内关、太溪、三阴交、足三里等。

加减根据辨证分型及症状体征进行,肝郁火旺者加曲泉、期门等;阴虚阳亢者加阴陵泉等;气阴两虚者加气海等;多汗加复溜等;心悸加心俞、厥阴俞、心平(少海穴下 1 寸处)等;失眠加心俞、神门等;突眼加耳上阿是穴(耳尖直上入发际约 1 寸处)、光明等;月经不调加血海、阴陵泉;瘿肿较大者加刺瘿肿局部;烦躁失眠者加神门;眼征明显者加风池、睛明、攒竹、鱼腰、四白、瞳子髎穴通络明目;手抖甚者加刺曲池、合谷等。

针刺方法:一般,肾俞、肝俞、三阴交、太溪、阴陵泉、复溜、心俞、厥阴俞、神门、气海等穴用补法刺之,太冲、大椎、曲泉、期门、血海、光明、合谷、颈部夹脊穴、阿是穴等穴用泻法刺之,内关、心平等穴用平补平泻法刺之,并根据病情调整。一般,每次针刺两个体位,每个体位留针 20～30 分钟,每日治疗一次,以一个月为一个疗程,共治疗 2～3 个疗程。

3.耳穴压豆

选穴:神门、肝、肾、心、内分泌。

方法:埋王不留行籽于神门、肝、肾、心、内分泌等耳穴,用拇指按压至产生酸痛感即可,并嘱患者每日按压数次,每次贴压一侧耳穴,3 日后交替,一个月为一疗程。可隔月一次,反复 3～5 个疗程。或用耳针轻刺激耳穴。

4.艾灸

艾灸是用艾叶制成的艾灸材料产生的艾热刺激体表穴位或特定部位,通过激发经气的活动来调整人体紊乱的生理生化功能,从而达到防病治病目的的一种治疗方法。

取穴:足三里、三阴交等。

5.拔罐

拔罐能平衡阴阳、扶正祛邪、疏通经络,宣通气血、活血散瘀,消肿止痛、除湿逐寒,托毒排脓,缓解症状。肝火旺盛者可拔罐肝经腧穴以泄肝火,一般结合患者证型选择拔罐部位,以泻为补。

(三)护理调摄要点

1.病情观察

护士应观察全身有无高代谢综合征的表现,注意观察患者颈部肿块情况及患者神志、血压、舌脉、心悸等情况;若有瘿肿过大、心悸、呼吸困难、卧则喘鸣等情况出现,及时报告医生;观察患者的眼突度、视力、视野等变化。有无出现神经系统、心血管系统、消化系统、血液系统、生殖系统、运动系统等异常,皮肤及肢端有无水肿、潮红、潮湿、杵状指等异样表现。

2.生活起居

护士应保持病室安静,空气清新,温湿度适宜,避免因环境引起患者不适;生活规律,起居有常,避免过劳,注意增强体质的运动锻炼要适量适度;保证充足的休息和睡眠;汗出较多时及时更换衣服,注意个人卫生;做好眼部卫生,避免强光刺激,予眼罩护眼,佩戴有色眼镜等预防眼受到刺激和伤害,将肝郁气滞、肝火旺盛患者安排在安静阴凉的房间。

3.饮食指导

护士应指导患者低盐饮食或低碘高热量饮食。忌食含碘食物,如海带、紫菜、海鱼、虾等;忌用含碘药物,如海藻、昆布、碘制剂等。遵医嘱进食,以高热量、高蛋白、高维生素、适量脂肪和钠盐摄入为原则。饮食应清淡、富有营养,禁烟酒,忌浓茶和咖啡。

杏林笔录
XINGLINBILU
王素美学术思想及临证经验集

4.情志调护

护士应关心体贴患者,多与患者交谈,了解患者的思想状况,引导患者放下思想疑虑。人在患病后,常有恐惧、紧张、苦闷、悲哀等不良情绪,迫切需要他人关心和照顾。医护人员要以热情诚恳的态度去关心体贴患者,如主动介绍医院规章制度和同病室的病友,安置优雅舒适的病室等,使患者感到温暖、亲切和舒适,很快安下心来接受治疗和护理;鼓励患者通过听音乐、练八段锦等方法自我放松,达到调畅情志的效果。正确运用开导法,解除患者不良情绪,可以使患者精神愉快,气机条达,气血调和,脏腑气血功能旺盛,促使疾病早愈。

5.用药护理

护士应指导患者按时按量服药,不可自行减量或停服,有效治疗可使体重增加,缓解不适症状,促进康复;中药汤剂宜早晚分服,根据证型指导患者服汤药:痰结血瘀、肝郁气滞者温服;肝火旺盛者偏凉服。服药期间宜清淡饮食。内服中药,遵医嘱用药,中药汤剂宜温服,观察用药后反应。外用中药,如出现灼热、发红、瘙痒、刺痛等局部症状,及时报告医师配合处理。

6.适宜技术

此类患者可给予泰山散瘀膏外敷以理气化痰活血;耳穴压豆、针灸治疗以疏通经络,清肝泻火;拔罐以活血化瘀,通络止痛。在治疗过程中,注意观察患者的病情变化,及时询问患者有无不适。

7.健康教育

护士应向患者讲解有关甲亢的临床表现、治疗、饮食原则以及眼睛的防护方法。低碘饮食,避免吃海带、紫菜、海鱼等含碘食物。用盐应食用无碘盐,同时注意饮食,以高热量、高蛋白、高糖及维生素 B 族类食物为主。不宜饮浓茶、咖啡等刺激性饮料。保持心身愉快,避免过劳和精神刺激。应坚持长期用药,一般需要治疗 1 年半到 2 年,要注意按时按量服用,不可随意减量和停药。强调抗甲状腺药物长期服用的重要性,服抗甲状腺药者每周查血常规一次,每隔 1~2 个月做甲功测定。上衣领宜宽松,避免压迫甲状腺,不要用手挤压甲状腺,以免加重病情。每日清晨卧床时自测脉搏,定期测量体重,脉搏减慢、体重增加是治疗有效的重要标志;出现高热、恶心、呕吐、腹痛、腹泻、大汗淋漓、体重锐减、突眼加重等甲亢危象可能时,应及时就诊。

(四)康复治疗

1.饮食

此类患者宜低盐饮食或低碘高热量饮食。忌食含碘食物,如海带、紫菜、海鱼、虾等;忌用含碘药物,如海藻、昆布、碘制剂等。

气阴两虚,痰气郁结者宜进食补气滋阴的食品,如鸭肉、甲鱼、糯米、莲子、山药、白扁豆、大枣、鹌鹑、黄鳝等。

肝郁脾虚者宜进食解郁健脾的食品,如雪梨、苦菜、荸荠、苦瓜、西红柿、绿豆、绿豆芽等,少食辛辣、海腥、过腻过酸、煎炸食品等。

肝火旺盛者宜进食清肝降火的食品,如雪梨、苦菜、荸荠、苦瓜、西红柿、绿豆、绿豆芽等,少食辛辣、海腥、过腻过酸、煎炸食品等。

心肝阴虚者宜进食补气滋阴的食品,如鸭肉、甲鱼、糯米、莲子、山药、白扁豆、大枣、鹌鹑、黄鳝等。

气滞痰凝血瘀者宜进食理气化痰活血的食品,如佛手、杏仁、白果、白木耳、橘皮、山楂、桃仁等。

2.运动

甲亢患者应减少活动、注意休息。

3.疗法

辨证应用耳穴压豆、艾灸、拔罐、针灸及按摩、红外红光、空气波压力治疗仪等。

4.心理

患者应保持心情舒畅,避免情绪波动和精神刺激。

经典案例

案例 1

患者男,35 岁,2023 年 5 月 20 日初诊。主诉:颈部不适 3 年余,加重 1 年。有甲状腺结节病史,近 1 年甲状腺结节有增大现象,甲状腺功能无异常,平素易怒手抖。现症见双侧甲状腺结节,颈部发紧,纳眠二便可,舌尖红,苔薄白,双脉弦。中医诊断瘿类病,病已入血,证属气滞痰凝血瘀证,治宜疏肝解郁、化痰散瘀。处方:龙骨 15 g,浮小麦 15 g,柴胡 12 g,当归 20 g,白芍 15 g,炒白术 20 g,茯苓 10 g,昆布 15 g,海藻 10 g,夏枯草 30 g,白芥子 10 g,土贝母 15 g,皂刺 15 g,郁金 10 g,桃仁 15 g,红花 6 g,丝瓜络 15 g,桑椹 15 g,菊花 15 g,山豆根 6 g,牛蒡子 10 g,山药 10 g,炙甘草 6 g。7 剂,水煎服,每日一剂早晚分服。二诊:脖颈较之前发紧感减轻,纳眠可,二便可,舌暗红,苔薄黄腻。去菊花,加金银花 20 g、紫花地丁 12 g,7 剂水煎服,每日一剂,早晚分服。三诊:脖颈发紧感症减明显,仍易怒。5 月 20 日方去皂刺、牛蒡子,加丹皮10 g、栀子 10 g、鳖甲 12 g(先煎),14 剂水煎服,每日一剂,早晚分服。

按语

瘿病初期气滞痰阻于颈部,引发颈部不适,日久则入血入络,气滞痰凝渐致血行瘀滞,痰凝血瘀聚于颈前,故见甲状腺结节甚则肿大,牵引肌肤,故颈部自觉发紧。又患者平素易怒,痰气郁久化热,肝风涌动出现手抖。故当下该患者的病位以肝为主,次为脾,其病机为肝郁化火、气痰瘀互结。以逍遥散为主方,奏疏肝健脾解郁、治肝补脾之效;佐以海藻、昆布消痰软坚,夏枯草散结消肿、清热泻火,白芥子利气散结,土贝母解毒消肿,皂刺祛痰,郁金活血行气解郁,桃仁、红花活血通经,丝瓜络祛风通络活血,桑椹滋阴补血,诸药合用以消气痰之郁结;菊花清热解毒,山豆根清热解毒、利咽,补而不留瘀,活血而不伤正,使邪气得除,络脉安畅,故获良效。

案例 2

患者女性,2021 年 4 月 21 日初诊。主诉:自觉颈前正中肿大 1 个月余,质软不痛。现症见甲状腺可触及肿大,质软不痛 1 个月,未予重视,近来急躁易怒,胸闷气短,喜太息,遂来就诊。患者自诉病情与情绪波动关系较大,生气后病情加重,心情舒畅时可缓解,晨起咳嗽甚,痰量多、易咳,自觉心慌,神疲乏力,汗出甚,食后胃脘胀满,呃逆,纳差,睡眠良好,大便秘结,舌红苔黄,脉弦数。月经量少,周期时有延长,经期小腹胀痛。既往体健,无传染病史,无药物过敏史,于当日做颈部彩超,见 2 mm×2 mm 甲状腺结节。中医诊断为瘿病(肝郁脾虚型),西医诊断为甲状腺肿大。此患者病位主要在肝,与脾胃关系密切。方用龙骨小麦疏肝汤加减,治则:行气化痰、软坚散结,兼理脾胃,标本兼治。处方如下:龙骨15 g、蜈蚣 1 条、浮小麦 10 g、蒲公英 20 g、苦参 15 g、桑枝 30 g、蜂房 3 g、柴胡 12 g、茯苓 10 g、白术 15 g、醋香附 18 g、通草 1 袋(5 g)、醋鳖甲 15 g、鹿衔草 15 g、陈皮 12 g、路路通 20 g、酒大黄 3 g、浙贝母 15 g、昆布 15 g、海藻 15 g、麸炒枳壳 15 g、黄连 10 g、当归 25 g、木瓜 15 g、连翘 15 g。6 剂,每日一剂,水煎服,早晚饭后 1 小时服用。

2021 年 4 月 28 日二诊:药后症减,咳嗽痰多、心慌汗出、便秘症状基本消失,仍有食后胃胀、口渴多饮、多梦。去掉蜈蚣、浮小麦、桑枝、白术、鹿衔草、浙贝母、茯苓、木瓜,加玄参 15 g、麦冬 12 g、生地黄 12 g、茯神 10 g、山药 15 g。6 剂,每日 1 剂,水煎服,早晚饭后 1 小时服用。

5 月 12 日三诊:药后症减,触诊可明显感觉甲状腺结节渐小,口渴多饮症状缓解,胃胀缓解,情绪趋于稳定。去掉醋鳖甲、蜂房、酒大黄,加党参

15 g、黄芪 20 g。巩固疗效。6 剂,每日 1 剂,水煎服,早晚饭后 1 小时服用。

按语

该患者初次就诊,根据所述症状,由王素美教授对其进行甲状腺触诊,发现颈前肿大。高度怀疑甲状腺疾病,经过与检查结果结合,确诊为甲状腺结节。从中医辨证来看,患者属"瘿病"的范畴,总体病机为气、痰、瘀三者结合为患。患者平素急躁易怒、胸闷气短、情志不畅,为肝气郁结的表现;晨起咳嗽,胸膈满闷皆为痰气凝结于中上二焦所致;因其病程较短,故未出现明显的血瘀症状。经过辨证,选用龙骨小麦疏肝汤加减,治则:行气化痰、软坚散结,兼理脾胃,标本兼治。根据该患者的具体症状进行加减:加浮小麦固表止汗;加柴胡、香附、木瓜疏肝解郁,行气通络;加蒲公英、连翘、鳖甲、蜈蚣增强消肿散结之效;加苦参、桑枝利水燥湿;加橘皮、浙贝母燥湿化痰;加黄连泻火通便。二诊患者症状有所好转,便秘症状消失,故在一诊处方的基础上去蜈蚣、浮小麦、桑枝、白术、鹿衔草、浙贝母、茯苓、木瓜等药,加入玄参、麦冬、生地黄等药滋阴润燥,加茯神、山药改善患者睡眠质量。三诊时,患者症状基本好转,结节减小,痰气互结有所改善,故减少软坚散结、燥湿化痰之药,加入党参、黄芪益气生津、巩固疗效。在此次诊疗中,从痰气出发,调肝理脾,使肝气畅达、脾气健运,才能达到满意的治疗目的。

案例 3

患者女,28 岁,2021 年 2 月 27 日初诊:甲状腺癌切除术后 1 年,颈后淋巴结肿大 1 周余,质软,急躁易怒,情绪波动大,心慌乏力、自汗盗汗并见,眼干目眩,纳可,睡眠状况良好,二便调,舌红苔黄,脉细数。西医诊断为甲状腺癌术后不良反应,中医诊断为瘿病(心肝阴虚型)。治法:滋养阴精,宁心柔肝。方药:龙骨小麦育阴汤加减。治则:泻肝调气血为治疗大法,标本兼治。处方:煅龙骨 30 g,浮小麦 15 g,茯苓 15 g,盐小茴香 6 g,薏苡仁 20 g,炙甘草 9 g,半枝莲 12 g,党参 20 g,炒莱菔子 12 g,酒大黄 9 g,乌药 12 g,法半夏 6 g,麸炒枳实 12 g,莪术 6 g,柴胡 12 g,鸡内金 12 g,酒白芍 20 g,黄芩 9 g,厚朴 15 g,醋延胡索 12 g,建曲 12 g,白花蛇舌草 20 g。6 剂,每日 1 剂,水煎服,早晚饭后 1 小时服用。

2021 年 3 月 6 日二诊:药后症减,眠差多梦,淋巴结时有痛感,二便调。去茯苓、薏苡仁、党参、乌药、鸡内金、建曲,加红花 12 g、海螵蛸 30 g、砂仁 15 g、盐川楝子 12 g、盐香附 9 g、制远志 12 g、珍珠母 20 g、木香 9 g、陈皮 12 g、炒柏子仁 15 g。6 剂,每日 1 剂,水煎服,早晚饭后 1 小时服用。

2021 年 3 月 20 日三诊:药后症减,失眠症状基本消失,情绪渐稳定。去炒柏子仁、制远志、莪术、酒大黄,加当归 15 g、党参 20 g、黄芪 25 g,将木香增至 15 g,陈皮增至 15 g,以增加理气效果。

按语

患者甲状腺癌切除术后,总体属于虚证,且颈部淋巴结肿大,心慌,乏力,情绪急躁易怒,属于心肝阴虚的表现。痰气郁结颈前,故渐起瘿肿;火郁伤阴,心阴亏虚,心失所养,故心慌不宁;肝开窍于目,目失所养,则眼干目眩。在治疗上运用泻肝调气血法,选用敦煌大泻肝汤为基础方。因患者淋巴结肿大,故加入盐小茴香、莪术、柴胡、厚朴、醋延胡索,起理气活血、消肿散结之效;二诊时出现眠差多梦,故加入制远志、珍珠母、炒柏子仁等药,达到养心益肝、交通心肾的目的;三诊时患者症状基本平稳,情绪趋于稳定,治疗效果良好,加入当归、黄芪、党参等药增强调肝气、补气血的效果,巩固疗效,增强体质。

◎ **案例 4**

患者女,40 岁,2017 年 11 月 22 日以"发现颈部肿大 1 个月余"初诊。患者 1 个月前无意中发现颈部肿大,无发热恶寒,局部无红肿热痛,无心慌手抖,无声音嘶哑及呼吸困难,为求进一步诊治,于门诊求助于王教授。查体:颈软,颈静脉无怒张,气管居中,两侧甲状腺Ⅱ度肿大,质较韧,可随吞咽上下活动,双颈部未扪及肿大异常淋巴结。患者平素急躁、易怒,胃纳尚可,月经正常,二便调,睡眠欠佳,舌红,苔薄,脉弦数。甲状腺功能未见异常。甲状腺B超显示:甲状腺左叶上下径 5.9 cm,左右径 2.0 cm,前后径 2.2 cm;右叶上下径 5.7 cm,左右径 2.4 cm,前后径 2.3 cm。西医诊断为甲状腺腺瘤。中医诊断为瘿类病,证型为气阴两虚、痰气郁结证,治法为益气养阴、理气化痰、活血散结。方药为龙骨小麦生脉汤(煅龙骨 30 g,浮小麦 15 g,柴胡 10 g,红花 6 g,醋莪术 10 g,醋三棱 10 g,川芎 10 g,蜜远志 10 g,炒酸枣仁 10 g,茯苓 10 g,法半夏 10 g,炙甘草 5 g,当归 10 g,炒白芍 10 g,醋香附 10 g,醋青皮 10 g,陈皮 10 g,佛手 10 g,徐长卿 10 g,夏枯草 10 g)加减。14 剂,每日 1 剂,水煎服。并嘱患者勿急躁处事,保持心情愉快。患者于王教授门诊加减调方 3 个月后,肿大的甲状腺明显缩小,复查甲状腺彩超提示甲状腺大小在正常范围。

按语

本案患者"平素性情急躁易怒""舌红""脉弦数",是肝气郁滞之象,而"两侧甲状腺Ⅱ度肿大""质较韧"是痰瘀互结之征,故王教授从肝论治,选用柴胡、醋香附、醋青皮、佛手等疏肝行气,炒白芍兼以柔肝;红花、醋莪术、醋三棱、当归等活血化瘀。二陈汤、徐长卿、夏枯草等化痰散结,酸枣仁、远志、茯苓等养心安神。诸药合用，共奏化痰消瘀、疏肝散结之功。另外，王教授还嘱患者勿急躁处事，保持心情愉快。《丹溪心法》言："气血冲和，万病不生，一有怫郁，诸病生焉。"情志内伤可使肝气郁结，肝为刚脏，可横逆犯脾，进而津液输布失常，凝聚成痰，气滞痰凝壅结于颈前；若瘿病日久，血行不畅而为瘀，致痰瘀互结。本案中王教授从肝论治，细辨患者气滞、痰凝、血瘀之侧重，诸药合参，效如桴鼓。

第六节　瘿病(亚急性甲状腺炎)

亚急性甲状腺炎(subacute thyroiditis，SAT)是一种甲状腺组织炎症反应性疾病，有渗出、变性、增生、坏死等炎症性改变。西医以解热镇痛为主，必要时加用糖皮质激素帮助快速度过炎症反应期。临床在缓解症状和防止复发方面，中医中药有着十分可观的优势，中医药疗法在治疗亚急性甲状腺炎中疗效确切，不仅能缩短疾病疗程，减少复发，而且避免了应用激素所带来的众多不良反应。

亚急性甲状腺炎属于中医"瘿痛""结喉痛"范畴。本病初起多因感受火热之邪，热毒循经上攻，结于颈前；或情志不遂，肝气郁滞，气郁化火，灼津为痰，痰热互结于颈，瘿络瘀滞。亚急性甲状腺炎又称急性非化脓性甲状腺炎、病毒性甲状腺炎、肉芽肿性甲状腺炎等，病因尚未完全明了，现多认为与病毒感染有关。病久则由实致虚，出现脾肾阳虚之证。

临床甲状腺炎可分为急性、亚急性、慢性三种类型。1895 年，米金德(Mygind)首次提出亚急性甲状腺炎(以下简称亚甲炎)区别于淋巴细胞性甲状腺炎和急性化脓性甲状腺炎，是一种自限性炎症性疾病，又称"de Quervain 甲状腺炎"，也称"肉芽肿性甲状腺炎"。亚甲炎占甲状腺疾病的 5%～6.2%，且近年来呈上升态势。亚甲炎可以发生在各年龄段，以 40～50 岁女性最为常见，男女发病比例为 1∶6～1∶3。现代医学对本病的发病原因尚不明确。自 1952 年格林尼(Greene)提出其与病毒感染有关以来，世界范围内已经有大量相关研究，却仍未发现有力证据证明其确切性；之后又有人认为亚甲炎是病毒感染后诱发的变态反应性炎症，属自身免疫性疾病。1995 年，有研究者提出亚甲炎的发病与遗传因素有关。

王教授在亚急性甲状腺炎病患的临床治疗中，采取中医辨证治疗的方式，能加速患者康复进程，缓解患者临床症状，控制病情恶化。

杏林笔录 XINGLINBILU 王素美学术思想及临证经验集

一、病因病机

亚甲炎属于中医"瘿痛""结喉痛"的范畴,古代文献如《外科正宗》等提出用海藻玉壶汤等方治疗,对典型性有畏寒发热者并不适宜。现代医家常用疏散风热、清热解毒、散结消痛等法。王教授认为甲状腺位于颈前项下,为少阳经脉循行之处,处清虚之地,外邪易袭。邪入少阳,枢机不利则见恶寒发热,寒热往来;表邪未罢,故全身酸痛;里热已炽,则汗出不解;痰火内郁,胆气不利则颈项肿痛;气机不和,故胸脘闷、食欲下降;邪热留恋,伤阴耗气而呈朝轻暮重,乏力口干。因此,王教授创新性地提出了亚甲炎从"邪郁少阳"论治,重在初起疏解散邪,解郁退热,而非大剂苦寒清热解毒的观点,具体治疗上需结合亚甲炎病程分期、分型辨证论治。

(一)外感六淫

"风为百病之长",常兼夹他邪合而为病,且风邪易袭阳位、善行数变。风邪兼夹寒邪、热邪,侵袭肺卫,病邪入里郁而化热,热毒循经壅结于颈,上犯颈咽而致颈前疼痛忌触碰。六淫风邪善行,游走不定,故颈前疼痛可先发于一侧,后辗转另一侧,又可往来游走发作。基于此,向楠教授结合自身临床经验,认为外感风热毒邪是其发病的主要外因。

(二)内伤

内伤病因则主要与情志内伤、水土、饮食及体质因素相关。《诸病源候论》曰"瘿者,由忧恚气结所生",《济生方》言"夫瘿瘤者,多由喜怒不节,忧思过度,而成斯疾焉。大抵人之气血,循环一身,常欲无滞留之患,调摄失宜,气凝血滞,为瘿为瘤"。患者因情志不遂,肝气郁结,疏泄失职,气血运行不畅,久则气郁化火,炼液为痰,气滞、血瘀、痰凝阻于颈前,发为痛瘿;《诸病源候论·养生方》曰:"诸山水黑土中,出泉流者,不可久居,常食令人作瘿病,动气增患。"说明瘿病的发生与水土地域有关;亦或因饮食失节,脾失健运,不能运化水湿,湿聚成痰,痰气凝滞日久,气血运行受阻,导致血行瘀滞,聚于颈项则为瘿;素体阴虚之人,痰气郁滞之后易于化火,更加伤阴,常使病机复杂,病程缠绵,说明与体质因素亦有密切关系。

二、辨证论治

(一)风热外袭证

症见:甲状腺疼痛(刺痛、胀痛)或放射至耳后颈后,部分患者疼痛剧烈难忍,并伴有恶寒发热,或咽痛,周身关节疼痛,小便短赤,舌红,苔黄或白,脉多浮数。

邪气初起进犯人体，正盛邪伎，正邪相搏，外在反应为一派表证。

治则：疏风清热，泻火解毒。

方药：银翘散加减。以银翘散辛凉透表、清热解毒，或可酌加夏枯草、大青叶、板蓝根、半枝莲等加强清热解毒效果。

(二)肝郁热积证

症见：颈部肿痛，触之坚硬，心悸失眠，多汗，口苦口干，急躁易怒，或消谷善饥，小便黄赤，大便干结，舌红苔黄，或见厚腻，脉滑数。

情志失调，气郁日久，恰逢病邪进犯，壅滞少阳，或久郁而化热，热传阳明而成。此时表现为胃火偏盛；肝胆为人体气机升降及代谢之枢纽，病则枢机不利，易生变证，或见兼证。

治则：疏解少阳，散邪退热。

方药：小柴胡汤加减。药用柴胡、黄芩、党参、法半夏、青蒿、秦艽、地骨皮、连翘、炙甘草等。胆火内郁，易夹痰火，加浙贝母、天竺黄、竹茹清化痰热。痰火互结于颈前，故见甲状腺肿大，加连翘、浙贝母、天花粉等清热化痰散结。夹湿者，合六一散、茵陈以利湿。颈前咽部疼痛明显者，加醋元胡、土牛膝、射干、马勃清热利咽止痛。颈前胀痛，酌加旋覆花、炒枳实、瓜蒌皮、醋香附疏理气机。

(三)痰瘀互结证

症见：颈前肿块触之柔软，疼痛不甚，性情急躁易怒，憋气堵闷，肢体困重，头昏头沉，舌暗红，苔薄白或腻，脉弦滑。

患者素体阳虚，气血津液失于温煦，易生痰凝，情志不畅或情志过激都可导致肝气郁结，气行不利，阻碍津血运行，津凝化痰，血滞化瘀，从而痰瘀阻络，或因郁久化火，煎灼津血，以致痰瘀阻络，发为瘿病。

治则：理气化痰，活血散瘀。

方药：柴胡疏肝散加浙贝、丹参、竹茹、半夏以活血兼化痰。

情志过极、热病过后、久病耗伤均易耗伤人体之阴阳，本病的前几个阶段恰是这种状况，所以极易造成阴虚和阳虚，按病程划分，此时也属于亚甲炎的后期。

(四)阴虚火旺证

症见：颈前肿块坚硬，疼痛较重，焦躁烦热、潮热或低热，舌体瘦，色红少苔或无苔，脉沉迟。

治则:滋阴降火,软坚化痰。

方药:六味地黄丸加沙参、麦冬、川楝子、浙贝、枸杞。潮热盗汗加鳖甲、龟甲养阴清热;烦躁不寐加炒枣仁养心安神。

(五)脾肾阳虚证

症见:肢寒怕冷,面色无华,食少便溏,浮肿,小便清长,大便稀溏,舌淡苔白,脉弱。

治则:温补脾肾,助阳化气。

方药:金匮肾气丸加附子、枸杞、肉桂。

三、中医外治法

王素美教授根据自己多年的临床经验,创制了青黛冰片散局部外敷,以清热解毒,改善患者疼痛症状,获得良好的临床疗效。

经典案例

案例1

患者女,51岁,2023年3月5日初诊。主诉:左侧颈前部肿大疼痛15天,加重伴发热5天。患者无明显诱因出现左侧颈前部肿大疼痛,5天前出现发热,体温38℃,伴吞咽困难、周身疼痛,遂来我院门诊就诊。查体:体温37.4℃,左侧甲状腺可扪及结节,质韧,有压痛,未闻及杂音。右侧甲状腺不大。突眼征阴性。手颤征(十)。查甲功:游离三碘甲状腺原氨酸(FT$_3$)5.52 pg/mL,血清游离甲状腺素(FT$_4$)2.63 ng/dL,促甲状腺激素(TSH)0.012 μIU/mL,甲状腺过氧化物酶抗体(TPOAb)、抗甲状腺球蛋白抗体(TGAb)均正常,抗促甲状腺素受体抗体(TRAb)2.09 IU/L。血沉60 mm/h。甲状腺细针穿刺细胞学检查:(左颈前)亚急性甲状腺炎。来诊时症见:低热、心悸、怕热、盗汗,舌暗红,苔薄白,脉细。

处方:柴胡10 g,黄芩10 g,法半夏10 g,桔梗6 g,甘草6 g,牛蒡子10 g,玄参15 g,芦根15 g,蝉蜕6 g,浙贝母15 g,天花粉15 g,防风15 g,薏苡仁30 g。

7日后二诊症见:颈部疼痛,咳嗽无痰,疲倦,大便秘结;舌暗,苔薄白;脉细。

处方:柴胡10 g,黄芩10 g,法半夏10 g,金银花15 g,连翘10 g,山慈菇10 g,玄参20 g,葛根40 g,蝉蜕6 g,浙贝母15 g,延胡索15 g,皂刺15 g,猫爪草 15 g,甘草 6 g。

14 日后三诊:服药后颈部无疼痛,无发热,无咳嗽,无胸闷心悸,纳可,大便稀溏,汗多,舌淡暗,苔薄白,脉细。守上方继服 7 剂,回访诸症好转。

按语

亚甲炎是常见的甲状腺痛性疾病,中药治疗有助于缓解症状,减少西药的用量及其不良反应。其典型病程呈甲亢、甲减、甲功正常等动态变化的过程,相应的其症状早期以表证、阳证、热证居多,治以疏风清热解毒,活血消瘿止痛;中期以阴虚内热,寒热错杂居多,治以清热滋阴降火,散结消瘿止痛;后期以阴证寒证、居多,治以温阳化痰,消瘿散结。

案例 2

患者女,43 岁,2023 年 4 月 10 日初诊。左侧甲状腺部位疼痛 3 个月。患者自诉 3 个月前开始出现左侧甲状腺部位疼痛,伴有低热,最高体温37.5 ℃,于当地诊断为 SAT,予以抗生素治疗 3 日,病情缓解不明显。现甲状腺部位疼痛,左侧明显,体温正常,轻微怕热汗出,口干口渴,急躁易怒,大便偏干。甲状腺Ⅰ度,轻微压痛。舌质淡红,苔薄白,脉弦。甲功:TSH 0.013 IU/mL,FT_3 5.15 pg/mL,FT_4 2.05 ng/dL,总三碘甲状腺原氨酸(TT_3)2.16 ng/mL,总甲状腺素(TT_4)14.66 ng/d,抗甲状腺球蛋白抗体(ATG)75.9 IU/mL,抗甲状腺过氧化酶抗体(A-TPO)4.91 IU/mL,促甲状腺激素受体抗体(A-TSHR)0.3 IU/L。超声:甲状腺实质部分回声减低,符合 SAT 表现。

辨证:肝郁热积证。

处方:柴胡 18 g,黄芩 9 g,法半夏 9 g,青蒿 15 g,连翘 15 g,芦根 30 g,浙贝母 10 g,炙甘草 3 g。7 剂,水煎服,每日一剂。

7 日后二诊。自诉上次就诊后 1 日即发热,体温 37.7 ℃,服药 1 剂后热退,现体温正常,左侧甲状腺部位疼痛已不明显,面色偏红,口干口渴,饮水偏多,二便调,甲状腺部位无压痛。舌质偏红,苔薄白,脉弦偏数。血沉53 mm/h,C 反应蛋白(CRP)19 mg/L。

处方:柴胡 15 g,黄芩 9 g,清半夏 9 g,青蒿 15 g,连翘 15 g,天花粉 15 g,芦根 30 g,浙贝母 10 g,炙甘草 6 g。续服 2 周,甲状腺部位疼痛消失。

按语

患者以甲状腺部位疼痛为主要表现,辨证属肝郁热积证,方用小柴胡汤,柴胡重用合青蒿以清解疏散邪气,黄芩苦寒清泄少阳邪热,浙贝母、半夏合连翘化痰散结,芦根以养阴清热不碍邪。诸药合用以和解少阳,调达枢机,少阳经气得利,甲状腺疼痛渐消。

> **案例3**

　　患者女,56岁,2022年12月25日初诊。主诉:甲状腺部位反复疼痛伴低热2个月。患者于2个月前出现颈部正中及右侧甲状腺部位疼痛,之后出现颈部两侧疼痛,连及耳后,疼痛时体温升高,体温最高达37.5 ℃。就诊于当地省人民医院及省中医院,诊断为SAT,予以激素治疗10余日,之后反复发作,复予以布洛芬及中药汤剂治疗效果不显。现仍低热,伴有前部头疼,全身关节疼,恶寒,汗出即热退,口干而饮水偏多,伴有心慌、急躁易怒,颈部按之无疼痛,停经4年余。舌质暗红,苔黄厚干,脉弦滑数。血沉26 mm/h。甲功:FT_3 5.83 pmol/L,FT_4 20.7 pmol/L,TSH 0.015 IU/mL,ATG>1000 IU/mL,A-TPO>270 IU/mL。超声:SAT并双侧颈部多发淋巴结肿大,结节性甲状腺肿。

　　辨证属痰火郁于少阳,气机郁滞。

　　处方:柴胡24 g,黄芩9 g,法半夏9 g,青蒿15 g,连翘30 g,元胡10 g,贝母10 g,芦根30 g,炙甘草3 g,生姜3片,大枣10 g。14剂,水煎服,每日一剂。

　　7日后二诊。患者自诉上方服2剂即热退,之后出现心悸心慌,汗出,夜卧上半身汗出尤其明显,微恶寒,乏力甚,伴有右耳作胀,急躁易怒,胆怯,口干已不明显。舌质暗红,苔薄黄干,脉弦。血沉16 mm/h。

　　辨证属余邪不尽,邪热伤阴,心火偏旺。

　　处方:青蒿15 g,薄荷6 g,蝉蜕6 g,焦栀子10 g,芦根30 g,连翘30 g,天花粉20 g。

　　按语

　　《伤寒论》:"伤寒五六日中风,往来寒热,胸胁苦满,默默不欲饮食,心烦喜呕,或胸中烦而不呕,或渴……身有微热,或咳者,小柴胡汤主之。"患者初见身热、颈前疼痛、易怒、口渴等症,苔黄厚干,皆为邪郁少阳,兼有痰火伤阴,气机郁滞之征。故以小柴胡汤为主方,重用柴胡,加青蒿轻清透邪,浙贝、半夏燥湿化痰,芦根养阴清热,元胡活血止痛。2剂而热退,邪气大势已去,正虚阴伤显露,兼有心肝火旺,故以辛凉疏解,养阴清热善后。

> **案例4**

　　患者女,55岁,2021年3月12日初诊,因"右侧颈部疼痛3个月"就诊。患者3个月前无明显诱因出现右侧颈前疼痛,压之明显,伴恶寒发热,曾至外院予以泼尼松口服治疗,症状有所缓解,后又复发。1周前到我院就诊,查彩超示甲状腺结节,今为求进一步诊治,遂来我科。现症见右侧颈前疼痛难忍,不可触碰,吞咽疼痛,伴恶寒发热。纳可,小便调,大便干,夜寐欠安。体温:37.5 ℃,甲状腺肿大Ⅱ°(右叶),质硬,压痛(+)。舌质红,苔薄黄,脉浮数。甲状腺彩超:甲状腺实质弥漫性改变;甲状腺右侧叶稍高回声,结节可疑;双侧颈部淋巴结可显示。甲功:FT_3 4.16 pg/mL,FT_4 1.68 ng/dL,TSH 0.025 μIU/mL,TGAb 43.10 U/mL,TPOAb 28 U/mL。血常规:白细胞 $10.06×10^9$ g/L。超敏 C 反应蛋白:60.6 mg/L。血沉:96 mm/h。中医诊断为痛瘿,外感风热证;西医诊断为亚急性甲状腺炎。治以疏风清热解毒,活血行气止痛。处方:金银花 20 g,板蓝根 10 g,连翘 10 g,蒲公英 10 g,野菊花 10 g,穿山龙 10 g,玄胡 10 g,浙贝母 10 g,桔梗 9 g,枳壳 10 g,生甘草 6 g。7 剂,每日 1 剂,水煎服;吲哚美辛 50 mg,每日 3 次;醋酸泼尼松 10 mg,每日 3 次;夏枯草胶囊 2 粒,每日 2 次口服;青黛冰片外敷。

二诊(2019 年 3 月 19 日):服用上方后,患者诉颈部疼痛较前有所好转,吞咽疼痛、恶寒发热症状减轻。查体:体温 37 ℃,仍能触及甲状腺肿大,复查血沉 30 mm/h,纳可,小便调,大便稍干,夜寐稍安。舌红,苔薄白,脉浮。效不更方,守上方 21 剂。

三诊(2019 年 4 月 23 日):颈部疼痛消失,无吞咽疼痛、恶寒发热,心情甚为愉悦。查体甲肿不显,无压痛。复查甲功:FT_3 2.83 pg/mL,FT_4 1.11 ng/dL,TSH 3.517 IU/mL,血常规正常,超敏 C 反应蛋白 3.06 mg/L,血沉 9.6 mm/h。随访至今未复发。

按语

王教授认为,外感风热毒邪是本案患者主要病因。颈前疼痛与吞咽困难为外感风热毒邪侵袭肺卫,热毒壅结上犯颈咽所致;外邪克于肌表,卫阳之气与外邪交争而致恶寒发热;舌苔脉象佐之。故王教授将其辨为外感风热证,以疏风清热解毒,活血行气止痛为治疗大法。细考究王教授遣方用药,颇为精妙。方中板蓝根、连翘清热解毒,散结消肿;蒲公英清热解毒散结;猫爪草、穿山龙化痰散结,解毒消肿;玄胡行肝中气滞,活血止痛;浙贝母解毒散结,以增消瘿之力;桔梗配枳壳能够升降相因;生甘草清热解毒,调和诸药。予临床经验之中成药夏枯草胶囊清肝泻火,散结消肿;并予以青黛冰片外敷,注重内外合治。有研究表明,中药内服结合外敷治疗本病有明显优势。此外,王素美教授针对患者剧烈疼痛症状,予其激素及非甾体类抗炎药迅速止痛,以安抚病患焦虑之态,这也是病证结合治疗观的体现。西医辨病与中医辨证相结合,整体与局部相结合,标本兼顾,以疏风清热解毒,活血行气止痛为基本大法,疾病向愈。

王教授认为本病误诊率很高,如误诊为上呼吸道感染或急性甲状腺炎,但抗生素治疗无效。若误诊为甲状腺癌而手术者,有可能发生黏液水肿,且残留的甲状腺组织仍有可能发生本病。西医采用激素治疗本病,虽然用药后发热、局部疼痛很快消失,甲状腺肿块亦减小乃至消失,但减药太快或停药太早则往往复发。由于用药时间较长,往往带来不良反应,有些患者用激素可长达一年以上。剂量越大、疗程越长则不良反应越多。激素不能改变病程,反可延长甲状腺恢复时间,笔者曾见到多例用激素治疗时间较长的患者,其甲状腺恢复均较缓慢。不少患者苦于激素的不良反应而要求中医治疗。中医治疗的核心是辨证,在明确诊断的前提下,根据病情发展的不同阶段和证候表现,正确的辨证施治是提高疗效的关键。

第七节 绝经前后诸证

王素美教授根据更年期的临床表现、病因病机,结合自己多年临床经验,总结出更年期综合征分为肾阴亏损、阴阳两虚、心肝火旺、肝郁气滞、肝血亏虚、心肾不交六大证型,分别给予知柏地黄汤、二仙汤、丹栀逍遥散、四逆散、酸枣仁汤、交泰丸加减辨证论治,并辅以针灸、耳针、中药足浴等辅助治疗,可显著改善患者的不适症状,为临床更年期的辨证论治提供了良好的指导。

更年期综合征是由于女性卵巢功能逐渐衰退,体内雌激素合成与分泌减少,从而导致妇女绝经前后出现月经紊乱、潮热汗出、心悸心慌、情志异常、腰酸背痛等多种症状。《金匮要略·妇人杂病脉证并治》曰"妇人脏躁,喜悲伤欲哭……",又云"妇人年五十所,病下利数十日不止,暮即发热,少腹里急,腹满,手掌烦热,唇口干燥……",根据临床症状可将其归属为中医"绝经前后诸证""郁证"等范畴,其主要病机是肾气亏虚、天癸渐竭、阴阳不和、脏腑功能失调等,治疗上应辨证论治。

一、病因病机

肾衰天癸竭为绝经前后诸证发病之基础,肾阴阳失衡为病机之关键。《素问·上古天真论》曰:"七七任脉虚,太冲脉衰少,天癸竭。地道不通,故形坏而无子也。"肾气的盛衰,决定了女性天癸的至与竭,月经的潮与绝,生殖功能的盛与衰。五脏之中，肾衰独早。肾阴阳失调，常涉及其他脏腑，尤以心、肝、脾为主，从而发生一系列的病理变化，并有诸多因素，常可兼夹气郁、瘀血、痰湿等复杂病机。王素美教授认为，更年期综合征以肾阴亏虚为基础，与心肝肾密切相关，将更年期综合征分为六大证型辨证论治，疗效显著，不良反应小，在临床中得到广泛应用。

二、辨证论治

（一）肾阴亏虚

证候特点：口干口渴、怕热多汗、手足心热、面红目赤、小便黄、大便干燥、舌红苔薄黄。肾藏精，为人体生长发育之源，女子七七，肾气虚衰，肾精衰少，肾水不足，阴虚易生内热，可口干口渴、手足心热。

治则：滋补肾阴为主，兼以清降虚火。

方药：六味地黄汤加减。本方三阴并补，尤以补肾阴为重，三泻合用，泄湿浊而降相火，即薛己所谓："此壮水制火之剂，夫人之生，以肾为主……此方乃天一生水之剂。"

（二）阴阳两虚

证候特点：燥热汗出、怕冷恶风、口干。阴精亏损，久则阴损及阳，阴不敛阳，虚阳浮越而见潮热汗出。

治则：阴阳双补。

方药：二仙汤加减阴阳双补。以二仙汤六味药材为基础，壮阳药与滋阴泻火药同用，温肾益精、滋阴降火，温肾而无伤阴之弊，泻火而无伤阳之偏，调治肾之阴阳，善治更年期阴阳两虚者。

（三）心肝火旺

证候特点：急躁易怒、焦虑心烦、躁动难以平静、口干口苦。肝为刚脏，内寄相火，易郁而化火，内炽于心，扰于肝，气火上逆；五行之中，水生木，木生火，水不涵木则肝阳上亢，木火上炽则引动心火，心肝火旺则口干口苦、焦虑急躁。

治则：清肝泻火。

方药：丹栀逍遥散加减。费伯雄："逍遥散，于调营扶土之中，用调达肝木、宣通胆气之法，最为解郁之善剂。"加丹皮泻血分郁热，栀子清气分郁火，其理甚通。

（四）肝郁气滞

证候特点：焦虑抑郁、胸闷胸胀、善太息，长叹气则舒，舌红苔黄，脉虚

杏林笔录 XINGLINBILU 王素美学术思想及临证经验集

弦。叶天士谓"女子以肝为先天",肝脏体阴而用阳,喜调达而恶抑郁,若肝疏泄失职,肝气郁滞,则气机不畅,郁结中焦易胸闷胸胀,善太息。

治则:疏肝理气。

方药:四逆散加减。柴胡既可疏解肝郁,又可升清阳,白芍养血敛阴,柴胡与白芍相配,一升一敛,使郁热透解而不伤阴,枳实行气散结,炙甘草缓急和中、调和诸药。气滞久而生瘀,应根据病情进展适当配合活血化瘀药物。

(五)肝血亏虚

证候特点:失眠、头晕、心悸、心烦。肾精亏损无力化血,肝血来源不足,加之产育哺乳,数伤于血,致肝血亏虚,不能上荣于头面,髓鞘失养,则见头晕、心悸。《金匮心典》云"血虚脏燥,则内火扰而神不宁",心神不宁则心烦、失眠。

治则:养血安神。

方药:酸枣仁汤加减。尤怡"魂不藏故不得眠,酸枣仁补肝敛气",主以酸收,辅以辛散、甘缓,治肝血不足、心神不宁之"虚烦不眠"疗效显著。

(六)心肾不交

证候特点:失眠多梦、口干、怕热、腰膝或足发凉怕冷。肾水不足,不能上济于心,心肾不交,心火独亢,热扰心神,以致失眠多梦。

治则:交通心肾,引血下行。

方选交泰丸加减,交通心肾,引血下行,助下焦气化而使水津升,清降心火而使心火不亢,遵循天地之交之理,以交通心肾。

三、辅助治疗

(一)针灸

毫针:主穴为关元、三阴交、肾俞、交信。阳虚配气海、命门、复溜;阴虚配然谷、阴谷、复溜。针用补法,酌情用灸。

(二)耳针

主穴:子宫、卵巢、肝俞、神明、肾俞、膏肓俞、百会、血海、三阴交等,每次选3~4穴,每日或隔日1次,留针30~60分钟,亦可用耳穴埋针法。

(三)中药足浴

泡脚方:桂枝30 g,苏木30 g,干姜20 g,桃仁30 g,红花20 g,艾叶20 g。放入锅中,加清水2000 mL,煎至水剩1500 mL,滤出药液,倒入盆中,先熏蒸,待温度适宜时泡洗双脚,每晚临睡前泡洗1次,每次30分钟。

四、护理调摄要点

（一）病情观察

护士应注意观察患者是否出现面红目赤、精神倦怠、烦躁易怒、头晕目眩、耳鸣失眠健忘、手足心热、潮热汗出、心悸心慌、情志异常、腰酸背痛或伴有月经紊乱等与绝经前后有关的症状。患者出现暴躁、抑郁、忧伤等异常情绪变化时，应及时采取治疗措施进行干预，并加强监护，防止患者发生意外。注意观察患者有无全身症状，如出现面浮肢肿，应注意观察尿量和体重变化。

（二）生活起居护理

患者应注意生活规律，起居有常，劳逸适度，保证充足睡眠，避免熬夜。穿着柔软、宽松、舒适，勿过暖，汗出及时更换，避风寒，防外感。经期要注意休息，室内要清净，睡眠要充足；加强体育锻炼，如打太极拳、练八段锦、慢跑、游泳等。在身体条件允许时，应主动从事力所能及的工作和家务，尽量参加一些文体活动和社会活动，增强身心素质。

（三）饮食护理

患者要注意饮食清淡，忌吃厚味，注意进食高蛋白食物如鸡蛋、牛奶、豆浆、瘦肉等，可以缓解身体乏力症状，为身体提供充足的能量；高维生素食物包括猕猴桃、火龙果、苹果、黄瓜、冬瓜等，维生素是体内必不可缺的一种物质，吃以上食物可以预防体内维生素缺乏，能够维持机体的正常需求；患者通常有心烦易怒、潮热、出汗增多等现象，应忌食辣椒、大蒜、酸辣粉等过于刺激、辛辣的食物，避免加重不适症状。注意摄入膳食纤维食物，如玉米、菠菜等，膳食纤维可以在一定程度上促进胃肠道蠕动，能够预防和缓解患者便秘情况。

（四）情志护理

患者可能会出现烦躁、失落、焦虑和悲观等情志状态，应该教会女性如何实现自我心理状态调整。可以让其通过栽种花草、练习书法和下棋等调节情志，同时，也需要学会自我情绪宣泄。若有不良情绪状态，应该与家人、朋友进行沟通与交流，并让患者养成"知足者常乐"的心态，保证其心理健康。

（五）用药护理

护士应指导患者按时服药，中药汤剂早晚温服，以滋补肝肾，养血安神，

杏林笔录
XINGLINBILU
王素美学术思想及临证经验集

平衡机体内分泌,缓解病情。

（六）适宜技术

此病可给予耳穴压豆、针灸治疗以疏通经络,清肝泻火;中药足浴以温经通脉,活血化瘀;耳部综合疗法以改善失眠、烦躁易怒、头晕目眩、耳鸣心悸等症状。在治疗过程中,护士应注意观察患者的病情变化,及时询问患者有无不适,若有不适应立即停止操作,通知医生给予处理。

（七）健康教育

患者应定期检查复诊;适当参加体育锻炼,增强体质;维持适度的性生活,调畅情志,劳逸结合;饮食调节,可适量进食枸杞、大枣、山药、乌鸡、鲫鱼等食品以滋阴养血安神。护士应做好情志护理,鼓励患者家属理解并支持患者,加强与患者的沟通交流,使患者心情舒畅,性格开朗,精神饱满,促进疾病康复。

<h2 style="text-align:center">经典案例</h2>

案例 1

患者女,48 岁,月经紊乱 1 年余,18～20 天行经一次,持续 5～7 天,色红,量多,有血块,伴头晕、心悸、失眠、潮热汗出,平素性情急躁,舌红,苔薄黄,脉弦细。

中医诊断:绝经前后诸证（肾阴亏虚证）。

治则:滋补肾阴,调理冲任,宁心安神。

处方:生地 20 g,熟地 20 g,山药 10 g,酒萸肉 10 g,丹皮 12 g,枸杞 15 g,菟丝子 15 g,柴胡 10 g,炒酸枣仁 45 g,茯神 30 g,合欢皮 30 g。7 剂,水煎服,每日一剂。

7 日后二诊:诸症状均有好转,在原方基础上加香附 9 g、白芍 15 g,续服7 剂,回访上述症状明显好转。

按语

方中生熟地、山药、酒萸肉滋补肝肾、养血益精,枸杞、菟丝子既补肾阴又补肾阳,丹皮滋阴泻火,柴胡疏肝理气,炒酸枣仁、茯神、合欢皮养心安神,诸药合用,共奏滋补肝肾、宁心安神之效。

案例 2

患者女,51 岁,2022 年 7 月 15 日初诊,主诉劳累后出现心前区疼痛

3天。心前区疼痛,或灼痛,或隐痛,时有头晕、烦热、盗汗,平素腰膝酸软无力、胸闷、心悸,寐不安、多梦,绝经1年余,舌质红,苔薄白,脉弦细数,心电图显示ST-T段改变。

中医诊断:绝经前后诸证(肾阴亏虚证)。

治则:养阴清热,补益心肾。

方药:地黄30 g,山茱萸10 g,山药10 g,泽泻10 g,牡丹皮10 g,茯苓20 g,仙茅30 g,淫羊藿30 g,煅牡蛎30 g,知母10 g,黄柏10 g,当归20 g,钩藤30 g,远志10 g,酸枣仁10 g,生龙齿30 g,续断30 g,桑寄生30 g,炒杜仲30 g,牛膝30 g。共7剂,水煎服,每日一剂。

7日后复诊,病史如前,患者诉服药后心前区疼痛症状较前缓解,夜寐较前好转,仍时有腰膝酸软无力、头晕,继前方基础上去黄柏、钩藤,加黄连15 g、天麻20 g。

14日后三诊,患者诉心前区疼痛症状基本消失,余诸症状较前皆有好转。患者续服此方1个月余后,诉上述症状基本消失,随访至今,未见不适。

按语

患者年过半百,天癸已竭,素体虚弱,失于调养,肾阴亏虚日久,肾主骨生髓,骨骼、脑髓不得充盈,故头晕、腰膝酸软无力;阴不制阳,虚火内扰,故烦热,热扰营阴则盗汗;肾阴亏损,水不济火,心失所养、虚热内灼则发为心痛;心阴亏虚不能下达于肾,肾精亏耗不能上承于心,故夜寐不安。结合患者已绝经,烦热、盗汗等诸症应为更年期综合征,结合舌脉辨证为肾阴亏虚之证,故结合病证予汤药以六味地黄丸合二仙汤为基础方。六味地黄丸中所用地黄为熟地黄,而王教授换以生地黄,取其滋阴生津之功的同时,考虑患者虚火内扰可清热凉血除烦,避免了熟地黄过于滋腻。《慎斋遗书》有云:"心肾相交,全凭升降。"脾胃为心肾上下交通、水火升降必经之地,脾气不升,则少火不能上达于心,胃气不降,则心肾不能相交,故王教授从健脾和胃入手以交通心肾,用山药补益脾阴,亦能固精;山萸肉补养肝肾、收涩内敛以防精气外泄;泽泻、茯苓利湿泄浊、淡渗脾湿,并助山药共同健脾,共奏健脾养心之效,达补肾填精之意。淫羊藿又名仙灵脾,与仙茅共为主药,以温肾阳、补肾精,启肾中真水上济于心;配以黄柏、知母泄肾火、滋肾阴,并助心火下降;当归温润养血、调理冲任。临床研究亦证实,二仙汤可通过刺激下丘脑,改善卵巢功能,促进性腺激素释放,提升雌激素水平,对改善更年期综合征,特别是绝经期失眠患者症状具有良好效果。另予煅牡蛎、生龙齿、远志、酸枣仁、钩藤以重镇安神、清热除烦,对治疗惊悸怔忡、失眠有良好效果;予续断、寄生、炒杜仲、牛膝等以补肝肾、强筋骨、调血脉,佐以当归补血活血,以改善更年期最易出现的头晕、头痛、潮热汗出、失眠多梦等症状。如此全方共奏养阴清热、补益心肾之效,平衡全身阴阳。

王素美教授认为,更年期综合征以肾阴亏虚为基础,与心肝肾密切相关,《辨证录》云"肝气往来于心肾之间,自然上引心而入于肾,下引肾而入于心""肾水润而肝不燥,肝血旺而心不枯",《黄帝内经》云"精神不进,意志不治",更年期综合征的具体临床表现繁杂多变,在治疗过程中标本兼顾,动态调整用药,同时辅以心、肝、肾、交感、内分泌等耳穴的耳针治疗,均可收到良好的疗效,在临床诊疗中起到良好的指导作用。

第八节　痛　风

痛风是一种单钠尿酸盐沉积所致的晶体相关性特征性关节炎症,与嘌呤代谢紊乱及(或)尿酸排泄减少所致的高尿酸血症直接相关,临床上以高尿酸血症、特征性急性关节炎反复发作、痛风石形成为特点,严重者可致关节畸形及功能障碍,甚至引起急性梗阻性肾病或痛风性肾病。本病起病急骤,患者多夜间因剧痛而惊醒,最易受累部位是第一跖趾关节,局部常表现为红肿热痛,并可伴头痛、发热、乏力、关节功能障碍等全身症状。西医急性发作期主要口服秋水仙碱、非甾体抗炎药等缓解疼痛,严重者可短期应用糖皮质激素,缓解期以降尿酸为主,需要将尿酸水平长期维持在目标值以下才能有效控制痛风发作。而痛风是中医药治疗优势病种之一,尤其在维持长期缓解及并发症等方面具有优势。

一、病因病机

《景岳全书》云:"自内而致者,以肥甘过度,酒醴无节,或多食乳酪湿热等物,致令热壅下焦,走注足胫,而日渐成肿痛,或上连手节者。"《格致余论》更是提出"更节厚味而自愈"的说法。《诸病源候论》也提出了痛风的发病与饮酒关系密切。《医学正传》提出"慎口节欲"可以减轻痛风的病情和减少复发的观点。这些论述与现代研究提出的痛风的发病是由于长期高嘌呤饮食导致血尿酸持续升高所致的观点相吻合。

痛风的机制主要可归于湿热痰瘀互结。朱丹溪《格致余论》描述痛风:"大率因血受热,已自沸腾,其后或涉冷水,或立湿地,或扇取凉,或卧于当地,寒凉外搏,热血得寒,污浊凝涩,所以作痛,夜则痛甚,行于阴也。"即痛风的发病为自身血受热,再受风寒湿邪等引诱,发本病,疼痛难耐,如被虎咬。张景岳在《景岳全书》中指出"痛风"一病,由外感寒湿侵袭皮肉筋脉,加之饮食肥甘厚味过度,伤及脾胃,致湿浊下壅,阻于肌肤,导致病变部位红肿热痛,久则伤及骨节。这与西医学痛风反复发作导致关节变形的理论相似。《千金要方》云:"热毒流于四肢,历节疼痛。"即痛风的发作不仅是由于热毒诱发,而且还描述了痛风发作时病变部位红肿热痛,与西医学痛风发作时症状相似,这对当代痛风的中医治疗意义重大,也为西医学诊治痛风提供了新的思路。

痰和瘀都是病理产物,痰是由于机体脏腑功能失调,脾胃运化功能失常,致水液代谢失衡而化生的病理产物,瘀血是体内血液运行溢于脉外留而不行的病理产物。巢元方认为,痰瘀同病的重要因素为饮食不节,脾胃运化功能失常。脾胃为中焦运化之枢纽,气血生化之源,后天之本。若脾失健运,气机升降失常,枢机不利,则经脉阻涩,气滞成瘀,故导致经脉气血瘀滞。脾运化功能失常,泌别清浊与传输功能失职,痰湿堆积体内,则血中尿酸生成过多,可发为痛风。朱丹溪《格致余论》指出:"肢节肿痛,脉涩数者,此是瘀血。"可以看出,古人已经认识到痰浊、瘀血在痛风发病中的作用,为后世提出从痰浊、瘀血论治痛风的理论奠定了基础。

二、证候诊断

(1)湿热蕴结型:关节卒然红肿热痛、拒按,局部触之有灼热感,得凉稍舒,可伴发热、口渴、心烦、溲黄,舌红,苔黄或黄腻,脉滑数或弦滑。

(2)湿热夹瘀型:关节红肿刺痛,局部肿胀变形,屈伸不利,肤色紫暗,按之稍硬,病灶周围或有硬结,肌肤干燥,皮色黝黑,舌红或紫暗或有瘀斑,苔黄或黄腻,脉弦滑或细涩。

(3)痰瘀阻滞型:关节肿胀,甚至关节周围漫肿,局部刺痛,可伴硬结、瘀斑,可有目眩,面浮足肿,胸脘痞闷,舌胖质黯,苔白腻,脉缓或弦滑。

(4)肝肾亏虚型:病久屡发,关节疼痛变形,或有活动不灵,筋脉拘急,昼轻夜重,肌肤麻木不仁,头晕耳鸣,腰膝酸软,或潮热,颧红口干,舌苔薄或少津,脉沉或细弱。

三、治疗方法

(一)基础治疗

治疗前对患者进行健康宣传与教育,使患者更好地理解和认识疾病,进而能使患者更好地依从治疗。基础治疗主要通过对患者生活方式的干预改善其机体的代谢情况。2019 年的痛风诊疗指南中指出,改善生活方式能够有效预防痛风的发作。根据指南,生活中应遵循的原则总结如下:①加强患者对痛风及高尿酸血症的认识,使患者了解并终生关注血尿酸水平,控制影响因素,使血尿酸持续控制在目标范围。②限制酒及高嘌呤、高果糖饮料的摄入。③防止剧烈运动或突然受凉。④了解高尿酸血症和痛风的危害,筛查及监测相关并发症,控制合并症。⑤大量饮水(每日 2000 mL 以上)。⑥规律饮食和作息,保持健康的生活方式,包括控制体重、规律运动。⑦鼓励摄入奶制品和新鲜蔬菜。

(二)西药治疗

急性痛风性关节炎的治疗目标是终止急性发作,防止复发性发作,并预防并发症。痛风一旦发作,应尽快启动抗炎镇痛治疗,欧洲抗风湿联盟与美国风湿病学会分别推荐在痛风发作 12 小时内以及 24 小时内开始抗炎镇痛治疗,主要药物包括非甾体抗炎药、秋水仙碱、糖皮质激素等,可有效改善临床症状。《中国高尿酸血症与痛风诊疗指南(2019)》指出,患者急性发作时,若经判断有降尿酸治疗指征,发作期间应启动降尿酸治疗。

1.非甾体类抗炎药

非甾体类抗炎药(non-steroidal anti-inflammatory drugs,NSAIDs)是一类不含甾体结构的药物,具有解热镇痛和抗炎的作用,临床上用于各种炎性疾病及各种疼痛症状的缓解。环氧化酶 2(cyclooxygenase-2,COX-2)是参与滑膜及关节组织炎症的关键因子,也是合成前列腺素 E2(PGE2)的关键酶,NSAIDs 发挥抗炎镇痛的作用机制主要是通过抑制环氧化酶(COX)活性,从而抑制 PGE2 的合成。NSAIDs 可分为 COX 非选择性抑制剂双氯芬酸钠、布洛芬等,COX-2 选择性抑制剂美洛昔康、洛索洛芬等,及 COX-2 特异性抑制剂塞来昔布、依托考昔等。非甾体类抗炎药是一把双刃剑,虽能发挥抗炎镇痛的良好效果,但会对胃肠道、心血管及肝肾功能造成一定的损害。COX 非选择性抑制剂由于抑制了 COX-1,因此容易导致恶心、呕吐等胃肠道的反应。COX-2 特异性抑制药物既能减少胃肠道的反应,发挥良好的抗炎镇痛作用,又有吸收起效快、半衰期长、安全性高、止痛效果持久等优点,对于有胃肠道危险因素的患者,应优先选择 COX-2 特异性抑制剂。

2.秋水仙碱

秋水仙碱属生物碱,能够降低机体白细胞活性及吞噬效果,能使多形核白细胞黏附性、活性及趋化性降低,从而抑制多形核白细胞在关节部位的聚集,使多形核白细胞吞噬尿酸盐的作用减弱,多形核白细胞破坏引起的炎症反应就减轻,从而达到控制炎症反应、缓解病情的作用。秋水仙碱经口服进入机体能够减少乳酸的生成,从而抑制尿酸盐结晶沉积,减轻炎性反应。然而使用大剂量秋水仙碱控制关节症状时不良反应较大,常常引起肝肾功能的损伤,故在临床应用上受到限制。现在更倾向于小剂量秋水仙碱的应用,小剂量秋水仙碱不但可以降低患者白介素-6(IL-6)、前列腺素(PG)以及白三烯的合成与分泌,还可以避免大剂量用药带来的风险,能够控制患者炎症反应,缓解关节症状。秋水仙碱可连续小剂量使用7～10日。

3.糖皮质激素

糖皮质激素(glucocorticoids,GC)是一种由肾上腺皮质分泌出来的甾体激素,因其具有强大的抗炎作用,临床上作为抗炎剂被广泛应用。根据其半衰期,可分为短效糖皮质激素,如可的松、氢化可的松等;中效糖皮质激素,如甲泼尼龙、泼尼松、泼尼松龙等;长效糖皮质激素,如地塞米松等。GC治疗急性痛风性关节炎(AGA)效果虽佳,但未将其作为治疗AGA的一线抗炎镇痛药。NSAIDs及秋水仙碱常作为临床治疗AGA的首选方案,当AGA患者不能耐受或有禁忌证时,可静脉使用GC。但其反复及大剂量使用可增加发生痛风石的概率。在炎症反应的初期,GC通过抑制毛细血管扩张,抑制炎症细胞的迁移来减轻组织水肿和炎性反应。研究表明,GC可以抑制IL-1β等促炎因子的表达,进而发挥抗炎作用。但长期大剂量使用GC会导致感染、骨质疏松、消化性溃疡、皮疹、肥胖、血糖升高、库欣综合征等诸多不良反应。临床用药中应小心谨慎,合理选择用药剂量及时长,以降低发生不良反应的风险。

4.降尿酸药物

既往的指南多建议痛风急性期缓解2～4周后开始降尿酸治疗。新的指南建议患者在急性期时,经判断患者有降尿酸治疗指征,推荐有条件者发作期间启动降尿酸治疗,而不必待急性期缓解后再行降尿酸治疗。有关研究表明,在痛风发作早期行降尿酸治疗时,在小剂量用药的基础上逐渐加量,能够降低早期行降尿酸治疗时发生痛风的风险。降尿酸药物主要有抑制尿酸合成的别嘌醇、非布司他等,以及促进尿酸排泄的苯溴马隆等。抑制尿酸生成的药物降尿酸的作用机制是通过竞争性地抑制黄嘌呤氧化酶的活性来实现的,此类药物适用于尿酸生成过多者或不宜使用促进尿酸药物排泄者。

别嘌醇是一种能抑制还原型黄嘌呤氧化酶的抑制剂,其降尿酸效果较好且经济实惠。但我国患者在使用时有潜在的超敏反应,其发生率及死亡率均较高。研究表明，$HLA-B-5801$ 基因与别嘌醇超敏反应有较显著的相关性，携带 $HLA-B-5801$ 基因的汉族人群阳性率较高，中国高尿酸人群概率为 11.51％。因此，2019 年的指南指出，中国人群使用别嘌醇治疗前需进行 $HLA-B-5801$ 基因检测以降低超敏反应的发生率及致死率。非布司他是一种新型的黄嘌呤氧化酶抑制剂，对氧化型和还原型黄嘌呤氧化酶可同时起到特异性抑制作用，具有肝肾、肠道多通道排泄的特点，可用于别嘌醇过敏、$HLA-B-5801$ 基因阳性等患者中。相关实验研究均表明非布司他在降低尿酸方面较别嘌醇效果显著。非布司他虽可增加心血管疾病的患病率，但并无确切证据表明其能增加心源性猝死的风险。因此，2019 年的指南仍然推荐其作为治疗痛风的一线用药，推荐从小剂量（20 mg/d）起始使用，若血尿酸水平在使用药物 2～4 周后仍未达标可增至 40 mg/d，最大剂量不超过 80 mg/d。苯溴马隆属于黄嘌呤氧化酶抑制剂，通过减少尿酸在肾小管的重吸收达到降尿酸的作用，适用于尿酸排泄不良且肾功能好的患者，患肾结石及肾功能严重受损（肾小球滤过率＜20 mL/min）的患者禁用。苯溴马隆经口服进入机体后还可有效抑制尿酸盐结晶沉积，从而缓解炎性反应。据以往荟萃分析表明，苯溴马隆降尿酸效果较非布司他弱，但较别嘌醇强，安全性较丙磺舒高。苯溴马隆可引起肝功能损害，故使用时需定期复查肝功能指标。

5.碱化尿液药

碳酸氢钠片是临床碱性类药物。尿酸盐是一种酸性物质，在 pH 值较低的环境中更易于形成尿酸盐晶体导致痛风急性发作，在 pH 值较高的环境中，尿酸的溶解度更高，更易于排泄。临床上，痛风患者尿 pH 值普遍较非痛风者低，故治疗时应加用该药碱化尿液，以降低体内酸性物质的积聚，使尿 pH 值维持在 6.2～6.9，进而减少尿酸盐的沉积，从而促进尿酸的排泄。同时，服用一周左右需要复查相关指标。

综上所述，单纯服用西药治疗急性痛风性关节炎，仍存在许多弊端。一是西药的不良反应较为明显，如恶心、呕吐等胃肠道反应、肝肾功能损伤等；二是目前尚无特效药治愈痛风，长期服用西药不能达到远期的目标效果。因此，单纯依赖西药治疗，临床效果无法保障，临床上亟需有效的、安全性高的防止痛风发作的措施。

（三）中医辨证论治

国医大师朱良春提出"痛风非风"的观点，认为痛风的发生主要是湿邪瘀浊阻于血脉之中，与血相结合形成瘀浊，结于经脉；严重者则引起骨节肿痛、关节畸形、破溃、渗溢脂膏。他指出,患者多为形体丰腴之人,并有嗜酒、喜啖之好,长期易导致脏腑功能失调,升清降浊无权;或郁闭化热,聚而成毒,损及脾肾,最终成"关格"危候,即痛风性肾炎,而至肾衰竭之症,故认为痛风病机用"浊瘀痹"论述较为确切。在治则上采取"泄化浊瘀"的治法,一方面可以促进湿浊泄化,溶解瘀结;另一方面又可以推陈致新,正所谓瘀血不去,新血不生"。范黎明等认为,脾肾不足只是痛风的发病基础,浊瘀痹阻才是关键。脾胃为后天之本,主运化水湿和痰浊。脾的运化功能失调,则痰浊内生。肾主水,为先天之本,主开阖,司二便。若开阖功能失调,则痰浊排泄异常,内聚为患,久而瘀积痹阻于关节则发为痛风。治疗上主张以泄浊化瘀为主,兼调补脾肾。李建洪等提出"痰瘀同治"理论,认为痛风在发病过程中,痰瘀始终相互胶结,治痰要兼治瘀,化瘀要兼治痰,认为痰瘀贯穿于疾病发展过程的始终。以上医家都认为,痛风的发病与浊瘀痹阻于经脉骨节相关,故在治疗上方向皆同。西医学认为,痛风的发生是由于人体内代谢紊乱,导致血尿酸水平过高,超出肾脏排泄的范畴,沉积至关节处,形成结晶物质而发病。总之,无论是从中医还是西医而言,痛风的发生究其根源都是体内的代谢环节出现问题,体内有形之邪阻于机体所致。

因痛风发作时局部红肿热痛,痛不可触,故很多医家提出浊毒是发病的重要因素。徐兆辉等从辨毒理论出发,认为先天禀赋不足,脏腑功能失调,蓄毒于内,难以排出,致热盛化火而内瘀积于脏腑,外溢经络,灌注肢体经脉,引发关节红肿热痛;并认为痛风之毒从阳明胃经溪谷逐步向内深入,日积月累,内渗于脏腑,病情深重。翟联霞认为,痛风"乃浊毒流注关节,瘀阻经络,非一般风邪所为"。杨仓良将痛风的发病机制归结于风、痰、湿、热、寒、瘀、虚七毒,且认为痛风的发生是七毒相互搏结的产物。张露等从毒邪致病理论阐述,认为痛风发作始于患者先天不足,后天失养,致脾肾两虚,化生肾精不足,脾虚失养,运化能力减弱,水谷精微布散失常,蓄积于脾,则排湿泄浊功能下降,湿浊聚而为毒邪,影响气血精微正常输布;加之又感外邪,内外合邪,诱发关节肿胀热痛,发为痛风。

脏腑致病学说被比较多的医家认同,认为痛风的发病是由于脏腑功能紊乱、津液代谢失常所致。王再谟认为,痛风是以脾肾亏虚为本,湿浊、痰瘀、浊毒为标,指出痛风乃本虚标实之证。张钟爱等也认为,痛风是以脾肾亏虚为本,湿浊内盛为主要病机。脾失健运,肾失气化,导致体内水液代谢失常,久则化湿生痰,酿生浊毒,流注于骨节、经脉,此时若遇外邪、七情或饮食不节等诱因,则发为本病。陈湘君认为,本病基本病理以脾虚为本,湿热瘀毒为标。李振华认为,痛风是由于脾胃运化失调,湿热痰浊内生,湿浊内聚,注于关节,痹阻经脉而形成。吴生元认为,痛风乃本虚标实之证,由先天禀赋不足、脾胃功能失宣所致,脾虚湿盛乃其本,而外邪侵袭则为其标。崔淑梅等认为,先天禀赋不足,后天饮食不节,劳倦过度,或久居湿地,或受外邪等因素导致肝脾肾三脏以及三焦等脏腑功能失调,津液运行失常,湿聚生痰,痰与瘀博结,痹阻而发为痛风。归纳起来比较一致的观点是,痛风发病的基础为脾胃功能运化失常,机体水液代谢功能紊乱,产生湿、浊、痰、瘀等病理产物,最终形成痛风。

(四)王教授对痛风的辨治认识

痛风急性期,患者以湿热蕴结、湿热夹瘀证候为主。王教授分析,此时湿浊痰凝,或外邪壅滞,痹阻关节,"不通则痛",浊瘀化热,发于急者,疼痛明显,急则治其标,应化毒止痛,刻下以缓解患者疼痛为主,四诊合参,辨证施治,以清化湿热、化毒止痛为基本治则,采用四妙散加减治疗。

四妙散是由朱丹溪二妙丸(苍术、黄柏)加牛膝、薏苡仁而成。方中苍术苦温,燥湿健脾,为君药。黄柏苦寒,入下焦而祛湿热毒邪;牛膝活血化瘀通络,补肝肾,强筋骨;薏苡仁入阳明经,祛湿热而利筋络。苍术挥发油所含的苍术素、桉叶醇和茅术醇等成分,具有改善脾虚、促进肝脏蛋白合成、抗炎的作用;黄柏可显著抑制小鼠肝脏黄嘌呤氧化酶活性,降低小鼠血尿酸水平;牛膝能激活巨噬细胞的吞噬能力,可改善循环、扩张血管、促进炎症吸收,提高机体免疫力;薏苡仁可增强人体免疫力,具有温和的镇痛抗炎作用。以上四味药合用可促进尿酸排泄,起到消炎镇痛的作用。

临证不同,随证加减,热盛者加知母、丹皮、忍冬藤,湿盛者加土茯苓、绵萆薢,关节肿者加威灵仙、元胡、徐长卿,痛剧者加地龙、乌梢蛇等虫类药搜邪剔络。王教授认为,病势急骤,清利祛化之物通过化湿排浊、通络止痛,可抑制血尿酸的形成,并加快尿酸排出,同时能够减少西药的用量,减轻药物不良反应。研究证实,清利祛化药物具有降尿酸作用,从尿酸代谢两大途径入手,抑制尿酸的合成,促进尿酸的排泄,如海风藤、虎杖等能够抑制尿酸的合成,苍术、茯苓、猪苓、海金沙等则主要促进尿酸的排泄,以上药物主要通过抑制黄嘌呤氧化酶、腺苷脱氨酶的活性,或调节尿酸盐转运蛋白活性,从而发挥降尿酸效能。而针对尿酸盐的重吸收和排泄,发挥作用的多为乙醇提取物和乙酸乙酯提取物,化学成分集中在皂苷类和黄酮类。

王教授临床发现,医者常用大量清化之品,还有土茯苓、绵萆薢、泽泻等,虽可迅速缓解症状,但"清邪居上,浊邪居下""阳化气,阴成形",湿浊毒瘀等阴邪遇行则行,用量不慎、祛化太过则推波助澜,适得其反,致湿浊下行;阴邪黏滞,阻遏气机,瘀毒流注经络,痹阻关节,聚积于下,则肿痛复发,甚者更剧。故王教授认为,不可过量使用清化之品,使湿毒浊瘀聚散走串,刺激关节周围,加重炎性病变和关节损害,导致疼痛更加剧烈。

痛风急性发作期后进入间歇缓解期,此期患者症状缓解,病情相对稳定,关节红肿热痛程度减轻。王教授分析,缓解期病机以本虚标实为主,本虚有先后天之分,脾肾为关键,脾虚、肾虚是其发病内因;标实包括有湿、有热、有痰,三者互为外邪阻滞,胶着为患。应治以补益肝肾、健脾化痰、活血化瘀之法。

(五)中医特色疗法

王教授临床常使用四黄粉外敷,四黄粉为黄连、黄芩、黄柏、大黄等分为末,外用于局部清热燥湿,同时可减少口服清热药物用量,避免寒凉过用,伤及阳气,克伐脾胃。

四、护理调摄要点

(一)病情观察

医护人员应注意观察患者有无出现疼痛、关节肿胀、局部发冷、神疲乏力、头晕、头痛、发热、局部红肿热痛、恶寒怕冷、关节功能障碍、局部关节灼热感等症状。

(二)生活起居

患者日常尽量避免剧烈运动,做好保暖工作,避免受凉,防止寒冷刺激;注意休息,保证睡眠充足,不能经常熬夜,避免过度劳累。规律饮食和作息,保持健康的生活方式,包括控制体重、规律运动,忌烟酒,养成良好的生活习惯。

(三)饮食调理

患者应增加奶制品和新鲜蔬菜的摄入;禁食高嘌呤食物,如肉汤、动物内脏、海鲜、螃蟹、虾、酒等,避免诱发或加重痛风。限制高热量食物如油炸食物、动物肥肉、各种甜食等,长期摄入这些食物会导致体重增加,加重关节负担,不利于痛风的康复。鼓励患者多喝水,每天喝水量最好在 2000 mL 以上,从而可以增加尿液,有利于尿酸排出,从而可以防止结石。

(四)心理护理

痛风易反复发作,会给患者带来比较大的心理负担,患者容易产生焦

杏林笔录
XINGLINBILU
王素美学术思想及临证经验集

虑、抑郁等不良情绪。家属应多开导患者,积极与其沟通,帮助患者了解疾病的变化,使其能够积极面对疾病,配合治疗,减轻或消除患者的不良情绪。

（五）用药护理

中药宜温服,饭后一小时服用;痛风患者可以遵医嘱使用非甾体抗炎药、秋水仙碱、糖皮质激素、降尿酸药物等药物治疗疾病,尽量避免使用抑制尿酸排泄的药物,如呋塞米片、阿司匹林咀嚼片等,以免影响病情恢复。

（六）适宜技术

痛风患者可行耳穴疗法、针灸疗法、中药外敷关节肿痛处、中药熏洗等方法以缓解症状,减轻患者痛苦。

（七）健康教育

饮食合理搭配,注意保持理想体重,可防止因饮食不当而诱发急性痛风。糖类可以促进尿酸排出,每餐以馒头、面条、玉米为主,可有利于尿酸排出。患者可少量进食肉类,忌食嘌呤含量较高的鸡汤、肉汤;适当限制脂肪,少吃火锅;忌食或少食茶、咖啡、肉、鱼、海鲜、辛辣、刺激食物;戒酒戒烟。大量饮水,饮水 2000～3000 mL,促进尿酸排出;尽量均匀饮水,每小时一杯。限盐,每日 2～5 g。避免过度劳动、紧张、湿冷,穿鞋要舒适;注意保暖,避免受凉而加重病情。

经典案例

> **案例 1**

患者男,25 岁,2022 年 6 月 24 日初诊。主诉:反复手指、足趾小关节肿痛 1 年余,加重 1 天余。患者于 1 年前连续 1 周大量饮酒后,出现夜间左侧第一、第二足跖趾关节热痛,伴肿胀,遂就诊于当地医院,查血尿酸 588 μmol/L,当地医院诊断为痛风,发作时口服秋水仙碱治疗(具体用量不详)。当时症状控制尚可,后因饮食不节、饮酒等原因导致上述症状反复出现。患者 1 天前因饮酒再次出现双足关节红肿热痛,口干渴,纳可,眠差,大便可,大量饮酒后腹泻,小便黄,舌质暗红,苔黄腻,脉弦。

西医诊断:痛风、高尿酸血症、高脂血症。

中医诊断:痛风(湿热痹阻证)。

治则:清热利湿,活血通络。

方药:四妙散(炒黄柏 9 g,麸炒苍术 15 g,川牛膝 10 g,麸炒薏苡仁30 g,

通草 9 g,车前草 10 g,土茯苓 30 g,泽泻 10 g,独活 12 g,川芎 12 g,姜黄 9 g,茯苓 10 g,生甘草 12 g)加减,7 剂,每日 1 剂,早晚分服。

外用四黄粉:大黄、黄连、黄芩、黄柏研末,以香油调敷于患处,并嘱患者多饮水,控制饮食。

二诊(2022 年 7 月 1 日):患者自诉症状较前明显减轻,偶有关节作痛,纳眠可,二便调,舌质暗红,苔薄腻,脉细,拟通络为治,原方继服 7 剂。

三诊(2022 年 7 月 8 日):患者关节疼痛症状消失,出现乏力,因食冷饮腹泻 1 天,舌质暗,舌苔白,脉细。王教授认为此时湿热邪气大减,加之饮食不节,而正虚症状明显,治以扶正兼祛余邪。处方:黄芪 50 g,白术 10 g,麸炒苍术 15 g,陈皮 10 g,车前子 30 g,土茯苓 10 g,炒薏苡仁 30 g,桂枝 10 g,川芎 10 g,蚕砂 10 g,木瓜 10 g,牛膝 15 g。10 剂,水煎服,每日 1 剂。

四诊(2022 年 7 月 16 日):患者二便调,双足疼痛未再发,复查血尿酸为 397 μmol/L,嘱患者坚持戒烟戒酒,控制饮食,规律作息,原方继服 7 剂。

按语

本病属湿热痰瘀阻滞关节之痛风,患者平素喜饮酒,嗜食肥甘厚味,脾胃受损,致体内湿浊内蕴。本病已反复发作 1 年余,疾病迁延不愈,湿热痰瘀互结,可见痛风石。患者关节红肿热痛明显,寐差,小便黄,舌质暗红,苔黄腻,均属湿热之象,红肿热痛较为剧烈,应急则治其标。故以四妙散加减达清热利湿通络之力,方中以四妙散原方为基础,加用通草、土茯苓、车前草、泽泻等药物,增强其清热利湿之力,综合考虑患者病情迁延,痰瘀痹阻,加独活、川芎、姜黄,以行气、活血、通络,姜黄、独活等性辛温,是为佐制。二诊时,患者诸症减,偶有发作,肿痛程度减轻,故效不更方。三诊时,患者正虚症状渐现,治以扶正兼祛余邪,"治病必求于本",故以益气健脾祛湿,达到标本兼治。

🔖 案例 2

患者男,35 岁,2022 年 11 月 12 日初诊。主诉:右足跖趾关节反复疼痛发作 5 年,加重伴红肿 3 天。现病史:患者 5 年前因过量饮酒及嗜食油腻厚味后出现右足跖趾关节疼痛,伴肿胀发热,自行口服非布司他片(20 mg,每日 1 次)后疼痛明显缓解,近 3 天因受寒疼痛再次发作,伴有左膝关节疼痛,活动后加重,自服用非布司他片后症状未见明显改善。现症见右足跖趾关节及踝关节疼痛,左膝关节疼痛,乏力,目赤,纳寐一般,大便黏腻,小便调,舌红,苔黄腻,脉滑数。血尿酸为 613 μmol/L。X 线显示右侧第一跖趾关节腔积液伴滑膜增生,血供二级,右足胫骨后肌腱积液,右侧跟骨后滑囊积液,左侧跟腱后方等回声结节,痛风石不除外。

西医诊断:痛风。

中医诊断:痹证(湿热互结证)。

治则:清利湿热,止痛通络。

方药:四妙散(黄柏10 g,麸炒苍术10 g,薏苡仁30 g,川牛膝12 g,生石膏30 g,穿山龙30 g,虎杖10 g,土茯苓30 g,秦艽15 g,独活15 g,秦皮15 g,山药15 g,白术30 g)加减。7剂,水煎内服,早晚各1次,每日1剂。

外用四黄粉,并嘱患者平日注意休息及饮食管理,坚持低嘌呤饮食,注意控制体重,避免剧烈运动。

二诊(2022年11月20日):患者左膝关节疼痛明显好转,左踝关节走路时偶有疼痛,无红肿发热,上方去生石膏。5剂,水煎内服,早晚各1次,每日1剂。

三诊(2022年11月25日):患者关节疼痛症状消失,尿酸为366 μmol/L。上方原方7剂继续巩固治疗,水煎内服,早晚各1次,每日1剂,嘱调饮食。

按语

《脾胃论》认为"内伤脾胃,百病由生",患者一方面喜食膏粱厚味之品,易滋腻脾胃;另一方面又好饮酒,酒乃大热有毒之品,酒性大热易损伤胃阴。加之患者久病亏虚,导致脾胃运化失常,久之聚湿生热。气血运化及循行受阻,不能荣于四末,导致远端气血亏虚或阻滞,故出现足趾关节疼痛,虽因感寒诱发,但结合舌脉辨别疾病主要矛盾,为湿热蕴结证,治宜清利湿热,兼以通络。关节红肿疼痛,故以四妙散加生石膏,清热泻火、消肿止痛;秦艽质润不燥,为"风药中之润剂",可祛风除湿、利胆退湿、舒筋活络、退虚热;秦皮药性苦寒,可清热燥湿、清肝明目、止涩止痢;穿山龙、独活活血通络,使诸药寒性不更加凝滞经脉。山药药性甘平,气轻性缓,可补气养阴;白术药性苦温,可益气健脾,被誉为"补脾益气第一要药",除此之外,还可燥湿、利尿、固表止汗。二药相须为用,山药可辅助白术补气,改善乏力症状。诸药合用,一方面可以清热利湿,改善关节红肿症状;另一方面,"脾胃为全身气机之枢纽",益气健脾,补益患者正虚,正盛则邪气不易留恋。

第九节 痤 疮

痤疮是指好发于颜面、前胸、背部的一种毛囊、皮脂腺的慢性炎症性皮肤病。本病以皮肤散在性粉刺、丘疹、脓疱、结节及囊肿，伴皮脂溢出为临床特征，起病缓慢，反复发作，致病因素多样。目前，西医治疗痤疮以减少皮脂分泌、抗角化、抗菌、消炎为主，具有一定的不良反应，且治疗后易出现瘢痕以及色素沉着，影响患者面容。中医药治疗痤疮经验丰富，效果突出，不良反应较少。

王素美教授认为，此病多为素体阳热偏盛，肺经蕴热复受风邪，熏蒸面部而发；过食辛辣厚味，助湿化热，湿热互结，上蒸颜面而致；脾气不足，运化失常，湿浊内停，郁久化热，热灼津液，煎炼成痰，湿热瘀痰凝滞肌肤而发。在中医辨证的基础上，同时采取中药、耳穴、中药涂擦等多种治疗方法，取得了较为满意的治疗效果。

一、病因病机

痤疮属中医学"粉刺"范畴。《素问·生气通天论》曰："汗出见湿，乃生痤痱……劳汗当风，寒薄为皶，郁乃痤。"指出病机为郁，发病与肝密切相关。朱丹溪《格致余论》曰"湿热相火，为病甚多"。情欲常能煽动相火，相火妄动则阴阳失衡，脏腑失和，痤疮遂生。女子以肝为先天，肝藏血，主疏泄，若情志不遂，肝失疏泄，肝气郁结，气郁日久化火，郁火上炎于面，发为痤疮。若肝血不足，气血不能荣于面亦可发为痤疮。本病临床好发于青年，患者多因肝火旺盛，加之饮食不节，嗜食肥甘厚腻，酿生湿热，湿热蕴阻于肝经，肝经湿热循经上扰或湿热蕴结，肝胃郁热，循经上熏，上壅于面而发为痤疮。若病情日久不愈，则气血郁滞，经脉失畅，痰瘀互结。

二、辨证论治

（一）肺经风热型

证候特点：炎性丘疹，以前额为主，散见于颜面及背部，疹呈红色，或痒或痛，颜面潮红，口渴欲饮，小便短赤，大便秘结，舌红，苔薄白或微黄，脉细数。

治则：疏风、宣肺、清热。

方药：枇杷清肺饮，药物组成包括枇杷叶、桑白皮、连翘、黄柏、黄连、生地黄、白花蛇舌草、牡丹皮、赤芍、大黄、甘草等。其中，枇杷叶、桑白皮清肺止咳、降逆平喘、利水消肿；黄连、黄柏清热燥湿、泻火解毒；白花蛇舌草清热行气、化瘀散结；甘草调和诸药。

（二）肠胃湿热型

证候特点：丘疱疹或有脓疱、结节，以口唇周围为主，散见于颜面、前额、前胸及后背，疹呈红色，肿胀而疼痛，口臭，小便短赤，大便秘结，舌红，苔黄腻，脉滑数或濡数。

治则：清热化湿，通腑泻浊。

方药：选用茵陈蒿汤合黄连上清丸，药物组成包括茵陈、栀子、大黄、生地黄、赤芍、黄芩、黄柏、蒲公英、薏苡仁、生石膏、甘草等。其中，茵陈健脾利湿；栀子、大黄、黄芩、黄柏清热燥湿、泻火解毒。

（三）脾虚夹湿型

证候特点：丘疱疹或有脓疱、结节、囊肿、瘢痕，前额、颜面、前胸及后背均可见，疹损较深，不易溃脓，神疲气短，胃脘胀满，大便溏薄，舌淡胖，苔白腻，脉沉滑。

治则：健脾化湿，疏肝和胃。

方药：小柴胡汤合四逆散，药物组成包括柴胡、半夏、苍术、白芷、黄芩、枳壳、白芍、陈皮、茵陈、甘草等。其中，陈皮理气健脾，柴胡解表退热，枳壳清热行气、化瘀散结。

（四）毒热炽盛型

证候特点：丘疱疹或有脓疱，以颜面为主，脓疱易于溃破，口唇干裂，心神不宁，大便秘结，舌红，苔黄，脉数。

治则：清热、凉血、解毒。

方药：三黄汤，药物组成包括黄芩、黄连、大黄、丹皮、桑白皮、连翘、栀子、赤芍、生地等，其中生地清热凉血、生津润燥。

（五）冲任不调型

证候特点：红斑或黄褐斑以及炎性丘疹，经前乳房胀痛，腰膝酸软，夜不能寐或频繁做梦，睡眠质量不高，舌暗红，苔薄白，脉弦细。

治则：舒肝解郁，调理冲任。

方药：丹栀逍遥散，药物组成包括丹皮、丹参、栀子、白芍、赤芍、香附、当归、女贞子等。其中，当归补血活血、润燥滑肠。

三、辅助治疗

（一）耳穴疗法

耳部以肺、内分泌、肾上腺、神门、皮质下、面颊为主穴，然后按照辨证分型增减穴位,如肺经风热加大肠穴,肠胃湿热加脾、胃、大肠穴,冲任不调加肝、肾穴等。常规消毒后将王不留行籽固定在耳穴上,每穴每次按压1分钟,3次/日,压力以耐受为度,双耳交叉贴压,每5日更换,共6次。

（二）耳尖放血

通过耳尖放血可达到清热、凉血、泻火、解毒、散结的目的。首先,简单地揉搓患者的耳朵,使其充血,然后进行局部消毒,对折耳朵,在耳朵最高位置用采血针迅速刺入皮肤使其出血,挤压双侧耳部皮肤使血液流出,并不断用棉球擦拭,待流出的血液减少时可停止操作,再次对皮肤消毒即可。

（三）中药涂擦

处方:黄柏15 g,麸炒薏苡仁20 g,麸炒苍术20 g,土茯苓20 g,苦参20 g,白鲜皮30 g。

上方水煎后加醋,外涂于皮肤痤疮处。

功效:清热燥湿,祛风解毒止痒。

四、护理要点

（一）病情观察

医护人员应观察患者粉刺、丘疹、脓疱、结节及囊肿的颜色、大小、数量,有无伴皮脂溢出等症状。

（二）生活起居

患者居住环境应清洁整齐、空气清新、及时通风、温湿度适宜;生活规律,起居有时,注意劳逸结合,适量运动,避免六淫邪气,避免局部不良刺激。多食蔬菜水果,保持大便通畅;注意面部清洁,选用性质柔和、刺激性小的肥皂或洗面奶。

（三）饮食护理

患者应注意饮食调整,限制高糖和油腻之品及奶制品尤其是脱脂牛奶的摄入,适当控制体重,清淡饮食,忌生冷烟酒之品,多饮水,少喝浓茶、咖啡,多食水果蔬菜,可适当补充维生素及富含锌的食物如莲子、芝麻、瘦肉等,能有效减少皮脂的分泌。根据患者的体质或辨证选择不同的食物调膳,如肺经风热型的患者要避免辛辣温热之物,如花椒、辣椒、洋葱、韭菜等,以清淡饮食为主,如丝瓜、黄瓜、冬瓜、苦瓜、西瓜等。肠胃湿热型患者饮食上避免肥甘油腻、辛辣之物,宜清热化湿、通腑泻浊,如红豆、百合、绿豆等,适量进食粗纤维食物,保证大便通畅。毒热炽盛型的患者禁忌油腻生冷的食物,宜进食清热凉血解毒的食物,如雪梨、橘皮、马齿苋等,应戒烟限酒。冲任不调型的患者,饮食宜选舒肝解郁、调理冲任之品,如玫瑰花、大枣、山药等。

（四）情志护理

医护人员应加强与患者交流沟通,掌握其思想动态,介绍成功病例,让患者学会自我调节情绪,以减轻心理压力,使之保持愉悦乐观的精神状态,积极配合治疗。对于痤疮较重者,要耐心细致关心体贴患者,鼓励患者坚持配合治疗,树立战胜疾病的信心,克服自卑不自信的心理。

（五）用药护理

中药汤剂宜凉服,观察用药后反应;护士应指导患者不要随便用药,要遵医嘱用药,不要外用激素类等药物,疗程中注意不能化妆。用药过程中注意药物不良反应,包括较常见的胃肠道反应如药疹、肝损害、色素沉着等,服药期间要注意防晒,以减少黄褐斑的发生。

（六）适宜技术

痤疮患者可行中药涂擦、耳穴贴压、耳尖点刺放血、针灸、刺络拔罐等中医适宜技术配合治疗,以达到清热凉血、疏通经络、活血化瘀功效,缓解症状,促进患者早日康复。

（七）康复指导

患者在治疗期间需要定期复诊,根据病情及时调整治疗方案,以减少后遗症的发生。保持皮肤清洁,皮肤常伴有皮脂溢出,选用合适的清洁剂洁面,不宜过度清洗,忌挤压和搔抓,清洁后选择相应的护肤品配合使用。谨慎使用或选择粉底、隔离、防晒剂及彩妆,避免化妆品性痤疮发生。注意皮肤卫生,不可挤压痤疮。

经典案例

案例 1

患者女,20岁,主诉反复头面部痤疮半年余。患者半年来无明显诱因出现头面部痤疮反复发作,左侧尤甚,无脓头。现经期延后,经前乳房胀痛,面色晦暗,手脚发凉,纳可,眠差,二便调,舌暗红,苔薄白,脉弦。

中医诊断:痤疮（冲任不调型）。

治则:舒肝解郁,调理冲任。

处方:丹栀逍遥散(丹皮9 g,丹参20 g,栀子6 g,白芍15 g,赤芍10 g,香附9 g,郁金12 g,当归15 g,女贞子10 g,白芷6 g,泽兰9 g,甘草6 g,盐杜仲9 g,续断9 g,川楝子6 g,川芎9 g)加减。7剂,水煎服,每日1剂。

二诊(7日后):皮疹明显减轻,色暗淡,手足较温,纳眠可,二便调,舌淡,苔薄白,脉弦。

处方:上方加炒白术12 g、防风9 g、茯苓15 g。7剂,水煎服,每日1剂。

随访:诸症减轻,病情好转。

按语

女子以肝为先天,易受情志影响,导致肝失疏泄,机体阴阳失调,气血失调而发病。该患者肝郁日久,导致肝不藏血,血虚不能上荣于面,故面色晦暗;血虚肝郁导致面色晦暗,手脚发凉,肝不藏血影响女子月经来潮,气机郁滞,血行不畅,经期延后,肝血不足不能濡养四肢经脉,导致手脚发凉,故见患者经期延后,面色晦暗,手脚发凉,舌暗红,苔薄白,脉弦。治宜舒肝解郁,调理冲任。

案例2

患者女,25岁,2023年3月15日初诊,主诉面部红丘疹1年余。患者1年前在进食辛辣食物后面部出现红色丘疹,4～5粒,伴轻微疼痛感,患者未予重视,未行相关治疗,后红丘疹逐渐增多增大,疼痛感明显,遂来就诊,近日食欲不佳。查体见前额及下颌部暗红色丘疹,触痛阳性,口唇干燥,舌红,苔薄黄,脉弦。

中医诊断:痤疮(毒热炽盛型)。

治则:清热解毒,消肿散结。

处方:黄芩6 g,黄连3 g,酒大黄3 g,广藿香10 g,栀子10 g,赤芍10 g,防风6 g,石膏15 g,连翘15 g,紫花地丁15 g,白鲜皮15 g,地肤子15 g,枇杷叶15 g,金银花12 g,菊花9 g,蒲公英7 g,桂枝3 g,甘草3 g,薏苡仁30 g。7剂,水煎服,每日1剂。

二诊(7日后):患者面部丘疹颜色较前变淡,有新生痤疮,触痛明显。舌红、苔黄较前减轻,脉弦滑,上方改薏苡仁为20 g,余药不变。7剂,剂型及服法同前。

三诊(14日后):患者面色红润,面部丘疹较前变小,留有瘢痕,月经来潮,伴经行腹痛。上方改紫花地丁为20 g,加牡丹皮、延胡索各9 g,益母草15 g。7剂,剂型及服法同前。

回访诸症好转,余无不适。

按语

《诸病源候论》曰:"脾主肌肉……内热则脾气温,脾气温则肌肉生热也。湿热相搏,故头面身体皆生疮。"王教授结合患者症状,认为脾经有郁热,故用三黄散,清泻脾胃伏火。患者热毒明显,以五味消毒饮清解热毒、消散疔疮。两方合用既可解热毒,又内泻伏火,标本兼治。加少量桂枝,辛温,可发汗解肌、助阳化气,防清热解毒药伤阳。王教授认为,该患者无明显瘀象,但痤疮本为结节中一类,故加赤芍散瘀止痛、凉血。薏苡仁甘、淡、微寒,归脾胃肺经,甘能入脾补脾,固护中焦,防苦寒药伤脾胃,淡能渗利,消水肿,给予邪气以出路,使邪气从水道而出。现代药理研究发现,薏苡仁具有抗菌、抗病毒的作用。白鲜皮清热祛湿邪、祛风,地肤子清热利湿,祛风止痒,二药配伍,清热与祛风止痒同行。现代药理研究发现,白鲜皮、地肤子具有抗炎、抗过敏,或抗病原微生物等作用,对多种皮肤真菌具有抑制作用,常制备成外用剂治疗各类湿疹。枇杷叶归肺经、清肺,肺主皮毛,可作为引经药,药力直达病所。诸药合用,伏邪得祛,热毒得清,脏腑自安,共获良效。

✿ 案例3

患者女,38岁,2023年4月2日初诊,主诉口周、下颌丘疹反复发作2个月余。现病史:患者于2个月前无明显诱因出现口周、下颌部丘疹、结节,色暗红,伴轻微疼痛感,留有痘痕,患者自行外用药物治疗(红霉素软膏),疗效不佳,后间断性反复发作。查体:患者口周、下颌处暗红色丘疹、结节及瘢痕,丘疹触之微痛;舌质暗红,苔黄腻,脉滑数。辨证属湿热蕴结证。

中医诊断:痤疮(肠胃湿热型)。

治则:泻火解毒,利湿清热。

处方:黄连3 g,黄柏9 g,白鲜皮、地肤子各12 g,黄芩、栀子、广藿香、佩兰、竹茹、枇杷叶各10 g,瓜蒌、薏苡仁各15 g。7剂,水煎服,每天2次,早、晚饭后冲服。

二诊(7日后):患者口周、下颌部痤疮减半,痘痕较前减轻,再无新增,舌暗红,苔黄略腻,脉滑。效不更方,继续一诊方服用7剂,用法同前。

三诊(14日后):患者口周、下颌部痤疮明显减轻,痘痕较前减轻,患者诉大便每日2~3次,不成形,无其他不适。舌红,苔薄黄,脉弦滑。改上方黄柏、黄芩各6 g,栀子8 g,减瓜蒌,余药不变。继服14剂,用法同前,患者再无复诊。

按语

《外科启玄》曰:"妇女面生窠瘘作痒……乃肺受风热,或绞面感风,致生粉刺,盖受湿热也。"湿热证是湿与热相互夹杂的证候,其本质为一种难以自行缓解的慢性炎症状态。王教授以黄连为君药，清泻上、中、下三焦火毒，泻其亢盛之火。现代药理研究发现，黄连具有抗炎作用，临床可用于各种皮肤疾病的治疗。广藿香、佩兰为臣药，芳香化湿，祛湿邪。现代研究又发现广藿香具有抗炎、抗菌的作用。竹茹清热除烦，与瓜蒌、薏苡仁共为佐药。少量瓜蒌清热、润燥滑肠，使湿热之邪从肠道而去；薏苡仁健脾固护中焦，防苦寒药伤中，又可排脓、解毒散结，加强君药的作用。白鲜皮、地肤子、枇杷叶为引经药，可使药力直达病所。诸药并用，湿热得祛，中焦得护，共奏奇效。

王教授治疗痤疮讲究辨证施治，随证处方。此外，临证治疗痤疮时，加入大量清热解毒之药，其性寒，易伤正气，故处方中加入适量固护中焦之药，邪祛而正不伤。随着病情变化和证候改变，加减用药。王教授也注重患者饮食、情志和日常生活作息管理，治病与生活同行，使药到病除，邪去正安。

第十节　肥　胖

肥胖症属于中医"肥满""痰饮""膏人""脂人""肥人"等范畴。中医典籍对肥胖早有记载。《灵枢·阴阳二十五人》曰"土形之人……圆面，大头，美肩背，大腹，美股胫……多肉……"，正是对肥胖人的写照。至于肥胖机制，诸家也有多方面的阐述。例如，《素问·痿论》曰"脾主身之肌肉"，《素问集注·五脏生成篇》注解谓"脾主运化水谷之精，以生养肌肉，故主肉"，沈金鳌《杂病源流犀烛》曰"肉也者，所以主一身之肥瘦"。脾主肌肉，脾脏运化功能的正常与否直接影响形体的肥瘦。

一、病因病机

（一）病因

1.年老体衰

中年以后，肾气渐衰，火不生土，脾失健运，湿浊内聚，痰瘀渐生，尤其是经产妇女或绝经期妇女，肾气不足，不能化气行水，以致水液留滞而致肥胖。

2.禀赋不足

患者父母为肥胖之人，以致先天肾气不足，后天脾失健运，水谷精微转输失常，痰浊、膏脂停聚而为肥胖。

3.过食肥甘

嗜食肥甘厚味，湿热内生，蕴酿成痰；又可损伤脾胃，致水谷运化失司，湿浊停留体内,痰热湿浊停聚,使体重增加,形成肥胖。

4.缺少活动

"久卧伤气,久坐伤肉",伤气则气虚,伤肉则脾虚,脾气虚弱,运化失司,水谷精微不能转输,水湿停聚,形成肥胖浮肿。

5.久病正虚

久病则正气亏耗,气血阴阳虚衰,气虚运血无力,阳虚而阴寒内生,易生痰浊;阴血虚少,血行涩滞,痰浊、脂(瘀)变生而致肥胖。

6.情志所伤

五脏皆能藏神,七情内伤,脏腑功能失调,升降失序,影响水谷、水液运化,使代谢紊乱,发生肥胖。

(二)病机

1.发病

渐积而成,缓慢发生。

2.病位

主病在肌肉,与脾肾关系密切,肝胆及心肺功能失调亦与本病相关。

3.病性

肥胖病多为形盛气虚,引起肥胖的主要原因为正气虚衰。因此,肥胖病乃本虚标实,本虚以气虚为主,主要表现为脾肾气虚,可见肝胆疏泄失调及心脾气虚;标实以痰浊、膏脂为主,兼有水湿、血瘀、气滞,但临床虚实常各有所侧重。

4.病势

初起膏脂堆积较少,临床可无任何症状,但随着膏脂、痰浊增多,兼有水湿、血瘀、气滞者,日久侵心肺,扰肝胆,著四肢,则可发生多种病症。

5.病机转化

过食肥甘厚味,酿成湿热,壅遏脾胃,气机窒滞,脾胃升降失序,水谷精微不归正化,酿成脂瘀痰浊。或起居不时,好坐好卧,气血流行不畅,脾胃呆滞,运化失司,水谷精微失于输布,化为膏脂和水湿,留滞体内而致肥胖。若情志调达,饮食有节,起居适宜,治之如法,则湿热、痰浊、脂瘀渐渐疏化,脾胃复升降之职,病渐向愈。若七情失节,恣意饮食,起居不时,因循失治,或治不如法,易成胸痹、胆胀等疾。若年老体虚,脾土怯弱,失其转输、消磨之用,或肾气不足,不能化气行水,则湿浊内聚,水液留滞,久病正虚,损及肝肾精血,血行涩滞,或脾肾气阳衰微,鼓动斡旋无力,血行迟缓,水液濡滞,发为肥胖。若经益气运脾,滋养肝肾,温煦脾肾之法,脾复升运之职,肝肾精血渐充,脾肾气阳渐复,病有向愈之机;若因循失治,或治不如法,则五脏精华之血,悉变败浊,病向消渴、眩晕、中风转化。

二、诊断

(一)诊断依据

(1)实测体重超过标准体重 $10\%\sim19\%$ 为超重,超过 20% 为肥胖,$20\%\sim30\%$ 为轻度肥胖,$30\%\sim50\%$ 为中度肥胖,超过 50% 为重度肥胖。

(2)可伴有疲乏无力,气短,嗜睡,食欲亢进,容易饥饿,或闭经,阳痿,心悸,怕热多汗,腰背痛,关节痛等诸多症状。

(3)体脂测定:男性体脂超过 25%,女性超过 30% 为肥胖。脂肪细胞测定见脂肪细胞数增高,超声波检查见皮脂厚度增加。

(二)鉴别诊断

1.水肿

颜面四肢浮肿,按之凹陷不起,可有小便不利等症。肥胖无此临床表现。易于鉴别。

2.鼓胀

患者其腹胀大,往往伴有头面四肢消瘦、腹部脉络怒张、尿少等症,与肥胖鉴别较易。

(三)证候诊断

1.脾虚痰湿证

患者形体肥胖,面色淡黄或黯黄,倦怠乏力,脘腹痞闷,头身沉重,眼睑虚浮,或下肢浮肿,舌淡或胖,苔白腻或白滑,脉濡缓。

2.湿热内蕴证

患者形体肥胖,口腻而干,渴不欲饮,或饮下不适,脘胀痞闷,便干或大便溏黏而恶臭,舌红,苔黄腻,脉濡数或滑数。

3.肝郁气滞证

患者形体肥胖,胸胁胀满,胃脘痞胀,月经不调,失眠多梦,精神抑郁或烦急易怒;亦可伴有大便不畅,舌淡红或偏红,苔白或薄腻,脉弦细。

4.气滞血瘀证

患者肥胖,胸胁作痛,痛有定处,脘腹胀满,月经不调或闭经,经血色暗有块,舌质紫暗或有瘀斑瘀点,苔薄,脉弦或弦涩。

5.阴虚内热证

患者肥胖,头昏眼花,头胀头痛,腰膝酸软,五心烦热,低热,舌红苔少或无苔,脉细数微弦。

三、王素美教授经验

(一)脾与肥胖的关系

脾主运化水谷,输布精微,运行水液。人体气血、津液等维持生命活动的物质均来源于水谷精微,故李东垣《脾胃论》谓:"脾为后天之本。"脾气通于口,脾气健运则口能知五味。在生理上,脾将饮食化生的营养输送全身,充养肌肉四肢。因此,食欲与营养的消化、吸收与脾有直接关系。

按照经络学说,脾为足太阴经,胃为足阳明经,二者同居中焦,互为表里,胃主受纳腐熟,脾主运化水谷,为胃行其津液。脾主升,胃主降;脾喜燥,胃喜润;升降互用,润燥相济,共同完成饮食摄入、吸收、消化和传输人体所需热量的生理功能,故李东垣谓"脾胃旺,能食而肥"。

(二)湿、痰与肥胖的关系

朱丹溪曰"肥白人多湿""肥白人必多痰",说明肥胖者与痰湿关系密切。痰湿的产生有内外二因:①内因与脾之健运有关:脾恶湿喜燥,如脾虚中阳不振,运化失司,则水湿凝聚不化,留中滞膈,化而成痰。②外因与饮食有关:张仲景《金匮要略》曰:"内湿,多因久病脾虚或饮食不节、贪食生冷、嗜饮酒类,损伤脾气,以至脾阳不振,运化失司,气化不利。"《脾胃论》曰"油腻厚味,滋生痰涎",谈到了饮食与痰湿的关系。沈金鳌《杂病源流犀烛》也说:"由于脾胃寒湿生痰,或兼饮啖过度,好食油面猪脂,以至脾气不利,壅滞为痰。"

(三)气虚与肥胖的关系

中医重视气血、津液的正常运行,认为人体的生长发育,各脏腑、经络的正常活动,血液的运行,津液的输布和排泄都有赖于气的激发和推动。若饮食失调,劳倦伤脾,或长期不做体力活动,均可致中气虚损。朱丹溪《脉因证治》曰:"肥人沉困怠惰是气虚。"张景岳《景岳全书》曰:"夫人之多痰,悉由中虚使然。"沈金鳌《杂病源流犀烛》认为:"人之肥者气必虚。"说明沉困怠惰,气虚阳微,可导致津液的生成、输布和排泄失常,津液停聚为痰,湿痰滋漫周身腠理,湿痰停滞而致肥胖。

综上所述,王素美教授遍览古籍,结合临床经验,认为肥胖为本虚标实之证。本虚以气虚为主,病位以脾为主,次为肾及肝胆,亦可及心肺,但总以脾肾气虚为多见,也可见肝胆疏泄失调。标实以膏脂、痰浊为主,常兼有水湿,亦有兼气滞、血瘀者。标本虚实之间,可有侧重,表现为复杂多样的证候。应详察证侯、舌、脉,抓住重点,精确辨证,精心遣药,方能取得较好疗效。

四、治疗方法

(一)辨证论治

1.脾虚痰湿证

治法:健脾益气,祛痰除湿。

方药:香砂六君子汤加减。

组成:木香、砂仁、人参、白术、茯苓、炙甘草、陈皮、半夏、生姜、红枣。

2.湿热内蕴证

治法:清热利湿。

方药:连朴饮加减。

组成:制厚朴、姜川连、石菖蒲、制半夏、焦栀子、泽泻、薏苡仁。

3.肝郁气滞证

治法:疏肝理气。

方药:大柴胡汤加减。

处方:柴胡、白芍、黄芩、半夏、枳实、大黄、甘草。

4.气滞血瘀证

治法:理气活血。

方药:桃红四物汤加味。

处方:桃仁、红花、白芍、当归、川芎、熟地、香附、枳壳、柴胡、川楝子。

5.阴虚内热证

治法:滋阴清热。

方药:一贯煎加减。

处方:生地、枸杞子、沙参、麦冬、川楝子、当归、黄柏、知母。

(二)中医特色疗法

1.单验方

(1)三花减肥茶:玫瑰花、玳玳花、茉莉花、川芎、荷叶。每日 1 包,开水冲泡代茶饮,每 3 个月为一个疗程。

(2)春风减肥茶:杜仲、三七、云雾茶、普洱茶等,每日 1~2 包,冲泡代茶饮。

(3)轻身降脂乐:荷叶、山楂、泽泻代茶饮,疗程为 3 个月,适用于肥胖有湿浊、湿热者。

（4）大黄，每日 6～12 g，水煎服，用于大便干燥偏实者。

（5）草决明，炒熟研末，每日 2～3 次，每次 3～5 g，适用于肥胖合并高脂血症者。

（6）荷叶煎茶饮，或与粳米同煮粥食用，适用于肥胖有湿热者。

（7）清宫减肥仙药茶：荷叶、苏叶、山楂、乌龙茶。每次 1 包，每日 1～2 次，泡水代茶。

（8）防风通圣丸：每次 6～10 g，每日 2～3 次。

（9）肥胖丸：由番泻叶、松罗茶、泽泻、淡竹叶、槐花、夏枯草、葶苈子、茯苓组成。每次 1 丸，每日 2 次，浓茶水送服，见汗为宜，便秘者加量，有除湿化痰、利尿通便作用。

2.针灸

（1）体针：取梁丘、公孙，每日 1 次，交替使用，用泻法，产生强烈针感后接电针仪 20 分钟。起针后在当时所针穴位上用麦粒型皮内针沿皮下刺入 1 cm 左右，留针 3 天，10 天为一个疗程，连用 3 个疗程。对于腹部肥胖者，选用天枢、大横、气海、关元等穴位，每日 1 次，交替使用。

（2）耳针：取胃、脾、心、肺、内分泌、神门、止饿点、直肠下段、肾等，每次取 2～3 穴，埋针，或以王不留行籽或白芥子贴敷穴位上，4～5 天更换一次，两耳交替进行，5～7 次为一个疗程。

3.按摩

患者仰卧，按前胸、腹部、双腿、臀部，每次 10～15 分钟，然后按压曲池、足三里、太溪、关元等穴位，疗程 1 个月，休息 1 周后开始第 2 个疗程。

五、护理调摄要点

（一）病情观察

医护人员应注意观察患者饮食量、运动量、体重、大小便、出汗、舌脉等情况的变化。《素问集注·五脏生成篇》注解谓："脾主运化水谷之精，以生养肌肉，故主肉。"脾脏运化功能的正常与否，直接影响形体的肥瘦，要注意观察患者代谢紊乱及多脏器功能障碍情况，是否出现气急、心悸、憋闷、关节痛、水肿及肌肉酸痛等躯体症状；密切注意观察患者血糖、血压、血脂等情况。

（二）起居护理

室内环境安静整洁，温湿度适宜，空气新鲜。患者应生活规律，早睡早起，戒烟限酒，养成良好的生活习惯；饮食有节，忌饱食，切忌暴饮暴食；坚持运动锻炼减肥,保持气血通畅,心情愉悦。若能坚持锻炼,应动静结合,如走路、跑步、游泳、打球、登山、打太极拳等,以有氧运动为主,循序渐进进行,亦可以达到减肥的作用,但需持之以恒,切忌半途而废;注意个人卫生,出汗较多时及时更换衣物,防止出汗受凉。

（三）饮食护理

患者应严格控制饮食,做到饮食有节,忌多食和暴饮暴食,养成良好的饮食习惯。饮食宜清淡,可进食低脂、低热量、低盐、粗纤维、富含维生素的食物,忌肥甘、醇酒、厚味、油腻、煎炸、辛香燥烈的高热量饮食,多食蔬菜、水果,适当补充蛋白质。可多食粗纤维低热卡蔬菜,如芹菜、冬瓜、黄瓜、南瓜等食品,以增加饱食感。减少痰湿之品的摄入及限制糖类食物的摄入;忌食零食,进食宜细嚼慢咽,晚餐宜少食,避免过饱。根据患者辨证给予饮食指导,脾虚痰湿者可选青白茯苓粥、鲜拌莴苣、桑椹粥等;肝郁气滞者可食萝卜、柚子、番茄等,或可饮用荷叶玫瑰茶等。

（四）运动护理

医护人员应对患者的每日运动量进行评估,根据患者年龄、性别、病情,与其共同制订可行的活动计划,具体指导患者打太极拳、走路、跑步、游泳、打八段锦等,注意运动要循序渐进,逐步增加活动时间及活动强度,活动量以活动后患者能耐受,不感疲劳为度。患者进行活动时应有陪护,陪护者应注意观察患者活动时的神志、面色、精神状况,注意有无出现头晕、目眩、憋喘、气促、汗出、发绀等症状,并测量记录患者生命体征。若患者活动时出现呼吸困难,血压、脉搏异常变化,或患者主诉心慌、头晕、不能耐受、呼吸困难、胸闷、心悸、活动后感到疲劳,应立即停止活动,卧床休息,继续观察病情变化。

（五）情志护理

患者往往心情不畅、自卑、焦虑、自信心不足等。根据患者情况,结合中医辨证分型,可通过说理开导、移情解惑、节制郁怒或疏泄法等情志调护方法开解患者,减轻患者心理压力,使其配合治疗和护理,早日恢复健康。

（六）用药护理

中药汤剂宜饭后温服。临证时,在辨证施护基础上,可酌情选用具有减肥作用的中药,如何首乌、荷叶、山楂、决明子、莱菔子、冬瓜皮、防己、泽泻、赤小豆、薏苡仁等。

（七）适宜技术

此类患者可行耳穴贴压、循经点穴、推拿、拔罐或用穴位埋线法等适宜技术配合治疗，促进减肥。

（八）健康教育

医护应嘱患者严格控制饮食，坚持运动，逐步增加活动，须持之以恒，否则极易复发。久胖体重难降者，易并见胸痹、消渴、眩晕、水肿等多种病证。科学的生活方式是治疗肥胖的根本，坚持运动与饮食控制相配合才能取得良好效果。本病重在预防，应从儿童时期就养成良好的生活习惯，切忌暴饮暴食，忌食垃圾食品；劳逸结合，切忌懒动或过劳。

经典案例

案例 1

患者男，45 岁，2022 年 7 月 8 日初诊。

患者因长期应酬，饮食不节，近 2 年体重增加，达 95 kg，因肥胖前来就诊，症见面色黯黄，倦怠乏力，脘腹痞闷，头身沉重，眼睑虚浮，下肢轻度浮肿，大便黏滞，排便用力，舌淡胖，苔白腻，脉濡缓。

辨证：脾虚痰湿证。

治法：健脾益气，祛痰除湿。

处方：香砂六君子汤［木香 9 g（后下），砂仁 3 g，党参 9 g，炒白术 6 g，茯苓 10 g，炙甘草 6 g，陈皮 6 g，半夏 6 g，炒麦芽 15 g，炒神曲 15 g，焦山楂 15 g，莱菔子 15 g］加减。

7 剂，水煎 200 mL，早晚餐后温服。嘱其规律作息，戒烟限酒，每周 3 次快走运动，总时长累计 150 分钟。

二诊（2022 年 7 月 14 日）：服上方后，患者自觉倦怠乏力感明显好转，胸腹畅快，脘腹未再有痞闷感，头身沉重感好转，眼睑虚浮好转，下肢无浮肿，大便通畅，患者自诉运动后有眩晕感，舌淡胖，苔白滑，脉濡缓。

处方：上方中加天麻 15 g、胆南星 10 g、竹茹 10 g。

7 剂，水煎 200 mL，早晚餐后温服。

仍嘱其规律作息，戒烟限酒，每周 3 次快走运动，总时长累计 150 分钟。

三诊（2022 年 7 月 22 日）：服药后，患者自觉倦怠乏力症状大减，胸腹畅快，脘腹未再有痞闷感，再无头身沉重感，运动后无眩晕感，二便调，夜眠可，舌淡胖,苔白滑,脉濡缓。体重 93.5 kg,2 周体重减轻 1.5 kg。

上方继服 7 剂。后改制水丸,每日 3 次,每次 30 丸,连服 2 个月,患者诸症大减,体重减少 4 kg。

按语

患者素体脾虚,健运失司,水湿不化,聚为痰湿,"中央黄色,入通于脾",脾色外露,故其面色淡黄或黯黄;脾虚失运,痰浊困滞,水湿溢泛,故见倦怠乏力,脘腹痞闷,头身沉重,眼睑虚浮,或下肢浮肿;舌淡或胖,苔白滑或白腻,脉濡缓,均为脾虚痰滞之象。因此,治以健脾益气,祛痰除湿为法,王素美教授常选香砂六君子汤加减。兼饮食积滞者,加炒麦芽、神曲、焦山楂、莱菔子消食导滞;胸闷胸痛者,加瓜蒌化痰宽胸;眩晕加天麻、白术、胆星化痰息风;肢肿者,加黄芪、扁豆、薏苡仁、莲米健脾利湿。气虚重加党参,湿浊重加薏苡仁,腹胀加厚朴、枳壳,纳呆加佛手、生山楂。同时嘱患者忌饱食,戒烟限酒,减少痰湿之品的摄入,同时逐步增加运动,以有氧运动为主,循序渐进地进行,从而养成良好的生活习惯。

◈ 案例 2

患者女,50 岁,2022 年 9 月 10 日初诊。

患者形体肥胖,身高 160 cm,体重 90 kg,症见肥胖,头胀,口腻而干,渴不欲饮,消谷善饥,肢重困楚,大便秘结,舌质红,苔腻微黄,脉滑数。

辨证:湿热内蕴证。

治法:清热利湿。

处方:连朴饮(制厚朴 6 g,黄连 3 g,石菖蒲 9 g,制半夏 6 g,栀子 6 g,泽泻 15 g,薏苡仁 15 g,连翘 6 g,川芎 6 g,当归 9 g,薄荷 9 g,炒白术 9 g,酒大黄 7 g)加减。

7 剂,水煎 200 mL,早晚餐后温服。

嘱其规律作息,保持情志舒畅,多吃蔬菜,少吃肉,每周 3 次快走运动,总时长累计 150 分钟。

二诊(2022 年 9 月 20 日):患者体重较前减轻 2 kg,自觉上述诸症大减。现症:肥胖,头胀减轻,口腻而干较前好转,口渴症状好转,消谷善饥改善,肢重困楚明显好转,自觉体力好转,大便较前好转,基本保持每日 1 次,舌质红,苔腻微黄,脉滑。

处方:上方中减酒大黄为 3 g。

7 剂,水煎 200 mL,早晚餐后温服。嘱其规律作息,保持情志舒畅,多吃蔬菜,少吃肉,每周 3 次快走运动,总时长累计 150 分钟。

按语

患者过食肥甘厚味,酿湿生痰,痰湿郁久化热,湿热熏蒸,湿热伤津,则口腻而干;湿困中焦,则渴不欲饮;湿热困阻中焦,故饮下不适,脘胀痞闷;湿热下注,则便干或大便溏粘而恶臭;舌红,苔黄腻,脉濡数或滑数均为湿热之象。方中黄连、栀子苦寒清热燥湿;半夏、厚朴、石菖蒲行气化湿除满;泽泻、薏苡仁利水渗湿。诸药合用,清热除湿以消除致病之因,燥湿化浊以恢复脾胃功能,俾热清湿去,升降复常,运化得司,诸症自除。如涎嗽者,则可加姜半夏下气化痰;内热盛者,可加石膏;无便秘者,去大黄、芒硝;体质壮实者,去当归、白芍、白术等扶正之品;如时值暑令,暑湿伤人,上方加鲜荷叶解暑化湿。

案例 3

患者女,40 岁,2021 年 6 月 5 日初诊。患者肥胖,身高 162 cm,体重 80 kg,平素缺乏运动,家庭关系紧张,近 5 年体重持续增加,前来就诊。症见:肥胖,胸胁胀满,胃脘痞胀,月经延后,失眠多梦,烦急易怒,大便不畅,舌红,苔薄黄腻,脉弦细。

辨证:肝郁气滞证。

治法:疏肝理气。

处方:大柴胡汤(柴胡 9 g,白芍 9 g,黄芩 6 g,半夏 6 g,麸炒枳实 9 g,酒大黄 3 g,香附 9 g,郁金 9 g,川芎 9 g,茯苓 10 g,炒枣仁 30 g,首乌藤 15 g,甘草 6 g)加减。

7 剂,水煎 200 mL,早晚餐后温服。嘱其保持情志舒畅,多与人沟通交流,多吃蔬菜,每周 3 次快走运动,总时长累计 150 分钟。

二诊(2021 年 6 月 12 日):肥胖,胸胁胀满好转,胃脘痞胀明显好转,自诉服药后排气,胸腹畅快,然吃油腻食物后,自觉恶心欲吐,月经延后,失眠多梦改善,烦急易怒明显好转,大便改善,舌红,苔薄腻,脉弦细。

处方:上方加竹茹 9 g、黄连 6 g、旋覆花 10 g。

继服 7 剂,水煎 200 mL,早晚餐后温服。

三诊(2021 年 6 月 19 日):患者体重减少 3 kg,自诉情志舒畅,诸症大减,亦无恶心呕吐之症,月经仍延后,但较既往好转,无痛经,夜眠尚可,情绪较前稳定,二便调,舌红,苔薄腻,脉弦。

处方:上方中减黄连、旋覆花、首乌藤,炒枣仁减为 15 g。

继服 7 剂,水煎 200 mL,分两次,早晚餐后温服。

按语

本例患者因家庭琐事,长期情志不畅,这种情况多见于青中年或更年期妇女,肥胖多与月经不调有关。临床表现为胸胁苦满,胃脘痞满,月经不调或闭经,失眠多梦,舌质红,苔白或薄腻,脉弦细。治宜疏肝、理气、清热。王素美教授常用大柴胡汤加减治疗,方中柴胡、白芍疏肝理气解郁,配黄芩清热除烦;半夏、枳实、大黄调气机、通大便,除痞满、消膏脂;甘草调和诸药。如胁脘痛剧者,加川楝子、延胡索、郁金等,以加强行气止痛之功;恶心呕吐剧烈者,加竹茹、黄连、旋覆花等,以加强降逆止呕之功;如连日不大便,热盛烦躁,舌干口渴,渴欲饮水,面赤,脉洪实者,加芒硝以泻热通便;伴黄疸者,加茵陈、栀子以清热利湿退黄;胆结石者,加金钱草、海金沙以化石。如肝阳上亢,出现眩晕者,加钩藤、天麻、茺蔚子。肝经湿热,带下色红者,可加莲须、赤芍。血瘀和舌有瘀斑者,加五灵脂、生蒲黄。

案例 4

患者女,38 岁,2023 年 7 月 10 日初诊。患者肥胖,身高 158 cm,体重 83 kg,症见肥胖,胸胁作痛,痛有定处,乳房胀痛,脘腹胀满,平时月经后期,经血色暗有块,舌质紫暗有瘀斑瘀点,苔薄黄,脉弦涩。

辨证:气滞血瘀证。

治法:理气活血。

处方:桃红四物汤(桃仁 6 g,红花 6 g,赤芍 9 g,当归 9 g,川芎 9 g,熟地 10 g,香附 9 g,枳壳 9 g,柴胡 6 g,川楝子 10 g,益母草 15 g,元胡 10 g,甘草 6 g)加减。

7 剂,水煎 200 mL,早晚餐后温服。嘱其保持情志舒畅,多与人沟通交流,多吃蔬菜,每周 3 次快走运动,总时长累计 150 分钟。

二诊(2023 年 7 月 17 日):症见肥胖,体重较前减少 0.5 kg,胸胁作痛好转,乳房胀痛好转,脘腹胀满好转,未来月经,舌质紫暗有瘀点,苔薄黄,脉弦。患者自诉服药后,自觉身体较前轻松。

处方:上方继服 7 剂,水煎 200 mL,分两次,早晚餐后温服。

嘱其保持情志舒畅,多与人沟通交流,多吃蔬菜,每周 3 次快走运动,总时长累计 150 分钟。

三诊(2023 年 7 月 24 日):体重减少 2 kg,自诉情志舒畅,诸症大减,上周服第二剂后即来月经,患者继服中药,痛经情况较过去明显好转,颜色仍暗,血块少,量较过去略多,现已结束。舌质紫暗较前好转,苔薄,脉弦。

处方:上方中减少香附、枳壳、川楝子;加酒萸肉 10 g、炒山药 15 g。

继服 7 剂,水煎 200 mL,分两次,早晚餐后温服。嘱其保持情志舒畅,多与人沟通交流,多吃蔬菜,每周 3 次快走运动,总时长累计 150 分钟。

按语

本症多属疾病日久,痰浊内盛,侵淫脉道,阻塞经脉,气机痹阻,血行瘀滞而成;瘀血阻于胸中,胸阳痹阻,则发胸痹心痛;瘀血聚于腹中,胶结不化,则为症积、腹痛;舌质紫黯,有瘀斑,脉弦涩,均为气滞血瘀之象。王素美教授常用桃红四物汤加味。本方重在活血化瘀,方中桃仁、红花活血化瘀,白芍、当归养血活血,川芎理气活血,熟地滋阴补血。气滞为主者如胸胁胀痛、脘腹胀满,则选加香附、枳壳、柴胡、川楝子;月经后错或闭经者改白芍为赤芍,选加乳香、没药、益母草;痛经者可加元胡理气、活血、止痛,加甘草配白芍以缓急。有症块者,加三棱、莪术;瘀甚者,可加软坚散结逐瘀之品,如穿山甲、水蛭、三七等。若为气虚血瘀,又当益气活血,可加人参、黄芪等益气之品。

❥ 案例 5

患者男,60 岁,2023 年 3 月 2 日初诊。

患者肥胖,身高 170 cm,体重 100 kg,症见肥胖、头昏眼花、头胀头痛、腰膝酸软、五心烦热、低热、舌红苔少、脉细数。

辨证:阴虚内热证。

治法:滋阴清热。

处方:一贯煎(北沙参 9 g,麦冬 9 g,当归 9 g,生地黄 20 g,枸杞子 10 g,川楝子 6 g,何首乌 10 g,女贞子 9 g,旱莲草 9 g,黄柏 9 g,知母 9 g,白薇 9 g)加减。

7 剂,水煎 200 mL,分两次,早晚餐后温服。嘱其保持情志舒畅,多与人沟通交流,多吃蔬菜,每周 3 次快走运动,总时长累计 150 分钟。

二诊(2023 年 3 月 9 日):症见肥胖,体重较前减少 2 kg,头昏眼花明显好转,头胀头痛改善,仍有腰膝酸软,五心烦热,无低热,舌红苔少,脉细数。患者自诉服药后自觉身体较前轻松。

处方:上方继服 7 剂,水煎 200 mL,早晚餐后温服。嘱其保持情志舒畅,多与人沟通交流,多吃蔬菜,每周 3 次快走运动,总时长累计 150 分钟。

三诊(2023 年 3 月 16 日):体重减少 3 kg,自诉情志舒畅,诸症大减,头昏眼花明显好转,头胀头痛不明显,自觉下肢较前有劲,腰膝酸软改善,五心烦热好转,无低热,舌红苔薄,脉细数。

处方:上方减黄柏、知母。

继服 7 剂,水煎 200 mL,早晚餐后温服。

嘱其保持情志舒畅,多与人沟通交流,多吃蔬菜,每周 3 次快走运动,总时长累计 150 分钟。

四诊(2023 年 3 月 25 日):体重未再明显减轻,然患者自觉身体轻松,无燥热感,无腰酸,无头昏沉感。

处方:上方继服 7 剂后,改知柏地黄丸口服。嘱其保持情志舒畅,多与人沟通交流,多吃蔬菜,每周 3 次快走运动,总时长累计 150 分钟。

按语

本例多属病程日久,湿热耗伤肝肾之阴,或年老体虚,精血虚衰而成,故其面色多黯淡不鲜;肝肾阴虚,精不上承,髓海空虚,故视物昏花,眩晕耳鸣;腰为肾府,肾精不足,故腰膝酸软;肝主筋,筋脉失养则肢体麻木;肾水不足,不能制约肝木,肝阳亢逆于上,则头胀痛,急躁易怒,口干苦;舌红少苔或无苔,脉细数均为肾阴亏虚之象。王素美教授常用一贯煎合二至丸加减:方中重用生地养阴生津,滋水涵木,为主药;枸杞子、女贞子、何首乌、旱莲草助生地滋养肝肾,沙参、麦冬滋补肺阴,既可滋水之上源,又能扶金抑木,当归养血活血以调肝,共用为辅;在一派滋阴养血柔肝之中佐少量川楝子疏肝理气,补而不滞。如是则肝肾之阴充足,诸症可除。气滞明显可加枳壳、山楂。口苦燥者,加酒炒川连;大便秘结,加瓜蒌仁;有虚热或汗多,加地骨皮;痰多,加川贝母;舌红而干,阴亏过甚,加石斛;胁胀痛,按之硬,加鳖甲;烦热而渴,加知母、石膏;腹痛,加白芍、甘草;脚弱,加牛膝、薏苡仁;不寐,加炒酸枣仁;若胁痛甚者,加合欢花、玫瑰花、白蒺藜等以舒肝调气;头目昏晕者,加女贞子、桑椹等补益肝肾。

第十一节　不寐病

不寐病为中医病名,是以经常不能获得正常睡眠为特征的一类病证。轻者入睡困难,或寐而不酣,时寐时醒,或醒后不能再寐;重则彻夜不寐。西医学中的神经官能症、更年期综合征、慢性消化不良、贫血、动脉粥样硬化症等以不寐为主要临床表现时均属本病范畴,可参照本病辨证论治。病位主要在心,涉及肝胆脾胃肾,病性有虚有实,且虚多实少。治疗以补虚泻实,调整脏腑阴阳为原则。

一、病因病机

不寐病的基本病机为阳盛阴衰，阴阳失交。一为阴虚不能纳阳，一为阳盛不得入于阴。病理性质有虚实两方面，肝郁化火、痰热内扰、心神不安为实，心脾两虚、心胆气虚、心肾不交、心神失养为虚，但久病可表现为虚实兼夹，或为瘀血所致。

饮食不节：暴饮暴食，饮食积滞，脾胃受损，生痰化热，中焦失和，而不得寐。此外，喜饮浓茶、咖啡也是不寐的重要影响因素。

情志失常：情志不遂，暴怒伤肝，肝气郁结，肝郁化火，邪火扰神，神不安而不寐；或由五志过极，心火内炽，扰动心神而不寐。

劳逸失调：劳倦太过伤脾，脾失健运，气血生化乏源，心神失养而失眠。或因思虑过度，伤及心脾，阴血暗耗，神不守舍。

本病辨证首分虚实。虚证多属阴血不足，心失所养，临床特点为体质瘦弱，面色无华，神疲懒言，心悸健忘。实证为邪热扰心，临床特点为心烦易怒，口苦咽干，便秘溲赤。次辨病位，病位主要在心。由于心神的失养或不安，神不守舍而不寐，且与肝胆脾胃肾相关。如急躁易怒而不寐，多为肝火内扰；脘闷苔腻而不寐，多为胃中食积心烦心悸；头晕健忘而不寐，多为阴虚火旺，心肾不交；面色少华、肢倦神疲而不寐，多属脾虚不运，心神失养；心烦不寐，触事易惊，多属心胆气虚等。

二、证候诊断

(1)肝火扰心证：不寐多梦，甚则彻夜不眠，急躁易怒，伴头晕头胀，目赤耳鸣，口干而苦，不思饮食，便秘溲赤，舌红苔黄，脉弦而数。

(2)痰热扰心证：心烦不寐，胸闷脘痞，泛恶嗳气，伴口苦，头重，目眩，舌偏红，苔黄腻，脉滑数。

(3)心脾两虚证：不易入睡，多梦易醒，心悸健忘，神疲食少，伴头晕目眩，四肢倦怠，腹胀便溏，面色少华，舌淡苔薄，脉细无力。

(4)心肾不交证：心烦不寐，入睡困难，心悸多梦，伴头晕耳鸣，腰膝酸软，潮热盗汗，五心烦热，咽干少津，男子遗精，女子月经不调，舌红少苔，脉细数。

(5)心胆气虚证：虚烦不寐，触事易惊，终日惕惕，胆怯心悸，伴气短自汗，倦怠乏力，舌淡，脉弦细。

三、治疗方法

(一)辨证论治

1.肝火扰心证

治法:疏肝泻火,镇心安神。

方药:龙胆泻肝汤(龙胆草、黄芩、栀子、泽泻、车前子、当归、生地、柴胡、甘草、生龙骨、生牡蛎、灵磁石)加减。

常用中成药:清肝利胆颗粒、丹栀逍遥丸。

2.痰热扰心证

治法:清化痰热,和中安神。

方药:黄连温胆汤(半夏、陈皮、茯苓、枳实、黄连、竹茹、龙齿、珍珠母、磁石)加减。

常用中成药:牛黄清心丸。

3.心脾两虚证

治法:补益心脾,养血安神。

方药:归脾汤(人参、白术、甘草、当归、黄芪、远志、酸枣仁、茯神、龙眼肉、木香)加减。

常用中成药:人参归脾丸。

4.心肾不交证

治法:滋阴降火,交通心肾。

方药:六味地黄丸合交泰丸(熟地黄、山萸肉、山药、泽泻、茯苓、丹皮、黄连、肉桂)加减。

常用中成药:养心安神丸、天王补心丹。

5.心胆气虚证

治法:益气镇惊,安神定志。

方药:安神定志丸合酸枣仁汤(人参、茯苓、甘草、茯神、远志、龙齿、石菖蒲、川芎、酸枣仁、知母)加减。

常用中成药:柏子养心丸。

(二)中医特色疗法

1.针灸疗法

(1)肝火扰心证

主穴:肝俞、行间、大陵。

配穴:肝郁加胆俞、期门。

（2）痰热扰心证

主穴：神庭、中脘、天枢、脾俞、丰隆、内关、公孙、神门、三阴交、百会、四神聪。

配穴：心悸加神门、内关。

（3）心脾两虚证

主穴：心俞、厥阴俞、脾俞、神门、三阴交、百会、四神聪。

配穴：便溏加天枢、合谷。

操作：用补法或灸法，隔日或每日一次，留针 30 分钟，10 次为一个疗程。

（4）心肾不交证

主穴：神庭、太溪、心俞、肾俞、郄门、交信、神门、三阴交、百会、四神聪。

操作：用补法或灸法，隔日或每日一次，留针 30 分钟，10 次为一个疗程。

（5）心胆气虚证

主穴：神庭、大陵、阴郄、胆俞、气海、足三里、丘墟、神门、三阴交、百会、四神聪。

操作：用补法或灸法，隔日或每日一次，留针 30 分钟，10 次为一个疗程。

2.拔罐

拔罐是一种中医外治疗法，可以起到通经活络、行气活血、祛风散寒的作用。此法能使气血运行通畅，使人精神放松，辅助缓解失眠。

3.推拿按摩

对于失眠的患者，可以由中医医生按摩百会穴、安眠穴等部位。百会穴位于头部，前发际正中直上 5 寸，主治失眠、健忘、痴呆等，适当按摩百会穴对大脑中枢神经系统具有调节作用，可以帮助改善睡眠状况。

4.刮痧

刮痧可以养心安神，疏肝解郁，促进气体运行，使血液流通，可达到改善失眠的目的。

5.耳豆

耳豆在临床上指耳豆贴压，又称"耳穴埋豆"，具有操作安全、无创痛、无损伤等优点。

治疗失眠可将耳豆贴在耳穴的位置，即胃、神门、耳尖、皮质下、耳背心处。贴耳豆时以出现痛感或热胀感为宜，可用于改善失眠症状。

胃：在耳轮脚消失处，即耳甲 4 区。

神门：位于三角窝后 1/3 的上部，即三角窝 4 区。

耳尖：位于耳轮向耳屏对折，耳郭上端的尖端处。

皮质下：位于对耳屏内侧面，即对耳屏区。

耳背心：位于耳背上部，即耳背1区。

(三)经方治疗

王素美教授在从医近40年的临床工作中发现，很多经方对治疗失眠有不错的效果。《黄帝内经》曰："思伤脾。"思虑过度，损伤心脾，暗耗阴血，从五脏论之，心藏神，脾统血，脾胃乃气血生化之源，心脾亏虚则气血生化不足，无以濡养心神，则神不守舍。《景岳全书》："血虚则无以养心，心虚则神不守舍。"

1.归脾汤

归脾汤出自《济生方》，有健脾益气、补血养心功效。方中黄芪甘温，益气健脾；配伍党参、麸炒白术益气补中生津，增强补脾之功；酸枣仁为宁心安神之佳品，相伍当归补血养心，加龙眼肉补心脾，安神志，增强补血；远志安神益智，解郁，佐以理气醒脾之木香，使得全方补其不足，补而不滞；砂仁开胃消食，甘草补益心脾，以姜、枣为引，调和脾胃。王素美教授临床用之补益心脾，对于心脾两虚、气血不足型失眠疗效显著。

2.黄连阿胶汤

黄连阿胶汤滋阴降火，交通心肾。《伤寒论注》曰："此病发于阴，热为在里。"素体阴虚，病发于少阴，虽感邪不久，然阴虚则邪易化热。肾阴本不足，肾水不能上济心火，心火扰神而致失眠。临床表现：失眠，心烦，形体偏瘦，精神萎靡，口干舌燥，舌红少苔，甚则裂纹，脉微细或弦细。辨为阴虚火旺，心肾不交证；治则为滋阴降火，交通心肾；黄连苦寒；黄芩苦平，主诸热，泻火除烦；阿胶珠甘平，主心腹，滋养心肾之阴；鸡子黄补阴血，解热毒；白芍与阿胶珠、鸡子黄合用滋养肾水，与黄芩、黄连配伍降心火。王教授临证加减：若腰酸，夜尿多，耳鸣，盗汗，可合用六味地黄丸；若心烦，失眠，心悸，甚至怔忡，可合用交泰丸；若小便热疼，咽喉肿痛，口舌生疮，可合用导赤散。

3.柴胡加龙骨牡蛎汤

《伤寒发微》曰："以阳明浮热，上蒙脑气，而为谵语，上犯心脏，而致烦惊。"此病为外感伤寒误下后，正气耗伤，邪气由表入里，少阳受邪，胆火上扰，导致失眠。临床表现：失眠，心烦，惊悸恐惧，口苦，胸胁不适，小便不利，肢体沉重，舌红，苔黄，脉弦数或脉滑数。辨为邪陷少阳，胆火扰心证；治则为和解少阳，镇惊安神；柴胡苦平，通心腹，通少阳之气；黄芩苦寒，清少阳之热；清半夏、生姜和胃化痰；桂枝解表；茯苓宁心安神，利水；大黄泻里热；生龙骨、煅牡蛎、磁石重镇安神；党参、大枣补脾益气，扶正祛邪。

四、护理调摄措施

(一)病情观察

医护人员注意观察患者的睡眠情况,如睡眠的时间和形态,是否经常熬夜,是否伴有眩晕、耳鸣、乏力、心悸等症状。注意观察患者有无焦虑、烦躁等不良情绪;识别不寐的诱发因素,及时消除或缓解相关病因。

(二)起居护理

病室环境宜安静整洁,温湿度适宜,避免噪声和强光刺激,床铺软硬适度、清洁,创造良好的睡眠环境,并指导患者生活要有规律,建立良好的作息习惯,按时就寝,适当参加体育锻炼以促进睡眠,避免睡前过度兴奋。可默念数字、听轻音乐、睡前看书等,让患者转移注意力,精神放松,心境平和,有助于睡眠。患者日常应注意劳逸适度,避免思虑过度,鼓励其多参加体育活动;忌恼怒,节房事。

(三)饮食护理

饮食护理以清淡、易消化为原则,少食肥甘厚味、辛辣刺激之品,忌烟酒,睡前避免饮用咖啡、浓茶等。适当进食白萝卜、菊花、莲子、大枣、酸枣仁、桂圆等以促进睡眠,晚餐进食不宜过饱。

(四)情志护理

《灵枢·本神》中论述"随神往来者谓之魂",肝魂赖于心神的统摄和约束。白天肝魂游于目,感知外界事物,夜间神安,魂归于肝,此时心神失去对肝魂的统摄作用,若肝血虚不能滋养肝魂,肝魂妄动则不寐。因此,心理状态是患者不寐的重要因素,一定要了解患者的心理状况,解除患者的心理压力,尽量劝服患者不要过于依赖安眠药,加强精神护理,注意情绪变化,消除不良疑虑,及时开导安慰,保持心情舒畅,使之能积极配合。重视情志调摄对改善睡眠的作用,指导患者放松心情,鼓励患者学会自我情绪调节,保持心情舒畅,做到喜怒有节,避免过度兴奋、焦虑、惊恐等。

(五)用药护理

安神药应于睡前服用,以利于改善睡眠状况。中药汤剂以温服为主,陪护人员在患者服药后观察其睡眠的习惯、时间和形态,以及眩晕、耳鸣、心悸等伴发症状是否得到缓解。严格遵医嘱定时定量服药,避免长期依赖安眠药物。

（六）适宜技术

此病可行按摩推拿疏通经络、平衡阴阳，耳穴贴压法以镇静安神宁心，耳穴综合疗法、针灸、中药足浴等适宜技术活血通络、调整脏腑、平衡阴阳等，以改善患者睡眠情况。

（七）健康指导

医护人员应协助患者建立良好的作息制度，养成按时就寝的习惯，鼓励其适当运动，促进睡眠。放松心情，克服兴奋、焦虑、惊恐、愤怒等不良情绪，顺其自然入睡，保持精神舒畅。保持饮食清淡，严禁食用肥腻和辛辣食物，晚餐避免过饱，临床前不要进食、喝咖啡和浓茶等，可以在睡前饮用牛奶；患者可适当食用萝卜、柑橘以及金桔等，理气化滞解郁；营造良好、安静的睡眠环境，光线要柔和、减少噪音，床铺舒适，消除影响睡眠的不利因素，为患者提供安静且舒适的睡眠环境；解除患者失眠的诱因，如哮喘、咳嗽以及疼痛等，使其能够安眠，睡觉之前避免情绪激动以及剧烈活动。在就寝之前不要看电视、小说过久，防止过度兴奋；睡前避免剧烈运动，不喝浓茶、咖啡、可乐等。睡前指导患者用热水泡脚，或是进行热水浴；针对心脾两虚患者，为其进行背部按摩夹脊穴，针对心神失养患者，给予其酸枣仁代茶饮，或遵照医嘱使用安神补心类药物。

经典案例

案例 1

患者女，58 岁，2023 年 3 月 12 日就诊。主诉：入睡困难 1 年。现病史：1 年前无明显诱因出现失眠，表现为多梦易醒，曾服中药汤剂，症状改善不明显。现症见：失眠，梦多，易惊醒，情绪急躁易怒，口干微苦，纳可，大便干结，2～3 日一行，舌边红，苔黄，脉弦数。中医诊断：不寐病（肝经郁热证）。处方：丹皮 12 g，栀子 12 g，柴胡 9 g，白芍 12 g，当归 10 g，白术 15 g，菊花 12 g，酸枣仁 30 g，茯苓 15 g，柏子仁 10 g，炙甘草 9 g，川芎 12 g，大枣 3 g，郁金 10 g，生龙骨（先煎）15 g。7 剂水煎服，每日一剂，水煎 400 mL，分两次饭后温服。

二诊（2023 年 3 月 19 日）：服药后夜梦稍减，入睡较前稍改善，情绪较前稍平稳，自觉口干苦有所减轻，再服 7 剂。

三诊（2023 年 3 月 26 日）：睡眠明显好转，小便调，大便仍稍干，予上方加郁李仁 12 g、火麻仁 12 g。继服 10 剂巩固疗效。此后随访病情稳定。

按语

本案患者患不寐病,四诊合参后,辨证为肝经郁热型,处方在丹栀逍遥散基础上加减而来,专以疏肝清热泻火、健脾养血安神,去辛散之生姜,加酸枣仁合柏子仁养心安神,郁金清心解郁,大黄泻下通便。三诊时患者睡眠明显好转,小便调,大便仍偏干,予以郁李仁配火麻仁以润肠通便。继服以改善症状,半个月后随访大便通畅,睡眠可,病情基本稳定。

❧ **案例 2**

患者女,49 岁,2023 年 5 月 15 日就诊。主诉:失眠 6 个月余,加重 1 个月。现病史:6 个月前因情志失调出现入睡困难,眠浅易醒,多梦。1 个月前因生气再次出现入睡困难,在当地医院就诊曾口服安眠药物(具体不详),服药后失眠未减轻,为求进一步治疗来我科就诊。现症见:入睡困难,乏力,甚则彻夜难眠,思虑较多,善太息,胁胀伴情绪低落,纳差,大便溏,小便可。舌淡,苔薄白,脉细。中医诊断:不寐病,辨证为肝郁脾虚证。治法:疏肝理气、养血健脾。予逍遥散加减。中药处方:柴胡 9 g,白芍 12 g,甘草 9 g,当归 10 g,炒白术 15 g,茯苓 15 g,炒酸枣仁 20 g,炒柏子仁 15 g,生姜 10 g,薄荷(后下)6 g,百合 12 g,合欢皮 12 g,制远志 10 g。7 剂水煎服,每日一剂,水煎 400 mL,分两次饭后温服。

二诊(2023 年 5 月 22 日):自觉睡眠改善,仍夜梦多,易醒,乏力,纳一般,因为患者既往思虑较多,暗耗阴血,脾胃虚弱,气血生化乏源,夜间不能入眠,虚阳上越,阳不入阴,在上方的基础上加生龙骨(先煎)30 g、珍珠母(先煎)20 g、琥珀粉(冲服)3 g 以镇惊安神、平肝潜阳。继服 7 剂。

三诊(2023 年 5 月 29 日):睡眠改善,每晚可睡 6 小时左右,偶有梦,乏力,余症减轻。患者病久伤气,健脾补中益气,于上方加党参 15 g、大枣 12 g。继服 10 剂巩固疗效。后随访睡眠较为满意。

按语

此案患者是因情志失调,日久致肝气郁滞,横逆犯脾,予以逍遥散加减。方中逍遥散顺应肝木调达之性,以疏肝理气、养心安神。酸枣仁味甘酸性平,酸能柔肝缓肝,故为安神要药。《药品化义》记载枣仁"透心气,助心神"。合炒柏子仁加强养心安神之功。合欢皮悦心安神,远志开心宁神,二者合用,悦心宁神。二诊时,仍多梦,眠浅易醒,予上方加生龙骨、珍珠母有重镇安神之意。龙骨、牡蛎均为贝石之类,药性沉降,两者配伍重镇潜阳,阳入于阴,使阴阳调和。琥珀粉"定魂魄,消瘀血",用琥珀粉以安神化瘀。三诊时,患者疲乏无力,考虑久病耗气伤阴,加党参、大枣以补脾益气血,中焦健运有常则气血化源有余,心神得养。

案例3

患者男性,52岁,2023年6月2日初诊。主诉:失眠5个月余,加重伴耳鸣2个月。现病史:患者2个月前无明显诱因出现入睡困难,多梦,易惊醒,后出现心烦,性急躁易怒。曾口服阿普唑仑片,失眠减轻,但晨起仍感觉困倦乏力,影响日常生活;2个月前因劳累出现双耳持续性耳鸣,如蝉鸣。现症见:患者精神不振,多梦易惊醒,急躁易怒,心烦,渴喜冷饮,纳可,大便干结,2～3日一行,小便色黄,舌质红苔黄,脉细数。中医诊断:不寐病(心火亢盛证)。处方:炒栀子10 g,黄连6 g,柏子仁15 g,炒酸枣仁30 g,五味子10 g,莲子心6 g,茯神15 g,合欢皮20 g,麦冬12 g,煅磁石(先煎)15 g,石菖蒲10 g,郁金10 g。共7剂,每日一剂,水煎服,分两次饭后温服。

二诊(2023年6月9日):服药后入睡困难稍改善,但仍多梦,晨起困倦减轻,白天工作时无法集中注意力,仍时有耳鸣出现,于上方加银杏叶12 g,继续口服7剂。

三诊(2023年6月16日):入睡时间较前明显缩短,做梦减少,白天精神可,工作生活基本不受影响,偶有耳鸣,予上方加丹参10 g。继服10剂巩固疗效,后随访睡眠可。

按语

《素问》曰:"心者,君主之官,神明出焉。"此案患者多梦易醒,急躁易怒,心烦,渴喜冷饮,大便干,2～3天一行,小便色黄,舌质红,苔黄,脉细数。结合症状及舌脉辨证为心火亢盛证。患者发病5个月,临床表现为虚实夹杂之证,心火亢盛,扰动心神,心神不宁,心烦则不寐;心火扰动肝火,心肝火旺,则急躁易怒,火热灼伤津液,则口渴喜饮。方中黄连清心热、泻心火;栀子清泻上、中、下三焦之火,除心烦;酸枣仁、柏子仁、茯神、五味子养血宁心、安神,兼通便;合欢皮愉悦心志;麦冬养阴、生津、清心火;郁金同石菖蒲相配伍增强清心、化痰、安神之效;磁石色黑入肾,然耳为肾之窍,聪耳明目,质重安神镇惊。二诊时,睡眠较前稍有改善,仍梦多,时有耳鸣,上方加银杏叶。三诊时,患者耳鸣偶有出现,持续时间较前缩短,睡眠明显改善,白天可以正常工作生活。久病入络,从瘀论治,加用丹参以清心除烦,兼活血祛瘀;诸药合用,养心阴、清心火、安神、利耳则可正常入眠。

第十二节 骨 痿

骨质疏松症(osteoporosis,OP)是老年人群以及绝经后妇女的多发病、常见病,临床表现为骨痛、腰痛甚至骨折等症状。其特点是:骨强度下降,伴有骨质量及骨密度减少。因原发性骨质疏松症发病较为缓慢,因此一般不易被及时发现。其临床症状一般为:双侧或单侧肢体酸困、沉重、麻木或无力,夜间尤甚;部分患者甚至出现全身骨骼疼痛及肌肉抽痛等症状,其中下肢酸困抽痛及腰背部无力沉痛最为常见,甚者摔倒容易发生骨折。根据当前调查文献表明,全球约有2亿人患有原发性骨质疏松症,在50岁以上人群中,约30%患有原发性骨质疏松症,多数患者日常生活及工作受到影响。据当前中国流行病学调查估计,多数民众对原发性骨质疏松症的概念有所了解,约有一半民众认同提前干预和治疗原发性骨质疏松症的必要性。在我国老龄化社会的进程中,60岁以上老年人口所占比例逐年攀升,随之而来的是与其密切相关的各种疾病也逐年递增。原发性骨质疏松症作为老年患者常见的慢性疾病之一,其发病率出现逐年上升趋势。骨质疏松症的西医干预方法主要分为基础治疗、药物治疗与手术治疗。西药对OP有一定疗效,主要针对疾病本身及骨折引起的疼痛,其使用有疗程限制,还存在不可忽视的安全性问题与不良反应;手术治疗仅适用于伴有骨折的OP患者。因此,在OP的治疗方面,西医治疗均存在明显的局限性。

纵观历代中医文献,虽然没有明确提出骨质疏松症的病名,但早在《黄帝内经》中已出现了与骨质疏松症症状相似的病名描述。例如,《素问·痿论》曰"肾气热则腰脊不举,骨枯而髓减,发为骨痿",《灵枢·经脉》曰"足少阴气绝,则骨枯……骨肉不相亲,则肉软却",这些症状表现与现代骨质疏松症吻合,中医学将骨质疏松症归于"骨痿""骨枯""骨极"等范畴。

王素美教授认为,从中医学角度看原发性骨质疏松症主要病机为肾虚、脾虚,兼夹血瘀,肾、肝、脾虚为本,瘀血阻痹为标。

一、肾、肝、脾虚为本

《黄帝内经》强调肾虚是其核心病机,《素问·六节脏象论》"肾者……封藏之本,精之处也……其充在骨",明确指出肾主藏精,有生髓壮骨之功能。又有《素问·上古天真论》"肝气衰则筋不能动""宗筋主束骨而利关节也",提出肝藏血主筋,筋约束骨骼,维持关节正常功能;《灵枢》"谷入气满,淖泽注于骨，骨属屈伸""脾气虚，则四肢不用"说明骨的强健与四肢关节功能活动有赖于脾的荣养。由此可见肝之虚、脾之虚对 OP 发生发展有重要作用。

《黄帝内经》认为"肾其充在骨""肾生骨髓""肝者……其充在筋""肝气衰则筋不能动"。因此，肝肾不足所导致的 OP 常出现骨痛、驼背、骨折、关节不利等临床表现。根据"肝肾同源""精血同源"的中医传统理论，肝血的充足与否影响了其化精下藏于肾的功能，是直接关系到筋是否得以充养的关键所在，肝血失藏会加速骨质疏松症的病情发展。筋附着于骨，"宗筋主束骨而利机关也"，筋病必然及骨，只有筋与骨协同作用，才能保持关节正常生理功能。《素问·痿论》云"肾者水脏也，今水不胜火，则骨枯而髓虚，故足不任身，发为骨痿"，《素问·脉要精微论》云"骨者，髓之府，不能久立，行则振掉，骨将惫矣"，强调了肾精在骨生长发育中的重要作用，是 OP 发病的直接因素。《素问·阴阳应象大论》提出"精不足者，补之以味"，指出形损是骨质疏松症的外在病理表现，而肾精的亏耗是疾病的核心病机。又有《素问·上古天真论》曰"肝气衰，筋不能动，天癸竭，精少，肾脏衰"，《素问·阴阳应象大论》曰"肾生骨髓，髓生肝"，均提示肝肾在支配筋骨活动、充髓壮骨方面有重要影响，即所谓"筋骨作痛，肝肾之气伤也"。因此，"骨痿""骨枯""骨极"的病位虽在骨，但病变基础复杂，治疗上应基于肝主筋，肾主骨生髓多角度论治。

骨痿属于痿证的范围，所谓"治痿独取阳明"，其中"阳明"包括脾胃，说明痿证与脾胃功能失常密切相关，正如《医宗必读·痿》所言"阳明虚则血气少……故足痿不用"。《素问·痿论》曰"脾气热则胃干而渴，肌肉不仁，发为肉痿"，认为"脾气热"可导致肌肉萎缩无力。根据《内经·刺热》的论述可知，"脾气热"本质属虚，"肌肉不仁"本质上仍由脾虚所致。《灵枢·经脉》曰"足少阴气绝则骨枯……故骨不濡则肉不能著也，骨肉不相亲则肉软"，明确脾肾亏虚是"骨痿"的重要病机之一，而脾肾亏虚所导致的骨质疏松症经常伴有全身肌肉力量、质量下降的表现。《素问·太阴阳明论》写道"今脾病不能为胃行其津液……筋骨肌肉皆无气以生，故不用焉"，指出脾虚使得四肢肌肉失去水谷精微的灌溉濡养，则无以生髓强肾，肾虚无以壮骨，骨质愈发脆弱；若脾胃运化功能正常，其化生的水谷精微、精气将皆输布于筋脉、肌肉及骨骼，四肢百骸得到滋养，得以发挥人体正常功能。李鸿泓通过动物实验发现，补肾健脾方对骨质疏松症模型大鼠骨密度、骨代谢相关指标作用显著，肾为先天之本，脾为后天之本，肾精旺盛依赖于脾胃运化水谷精微的支持。因此，对于原发性骨质疏松，治以补肾健脾，脾安则水谷精微化生不断，筋肉强健,更好地依附、约束、增强骨骼。

二、瘀血痹阻为标

《黄帝内经》将疼痛的病因总结为"不荣则痛"与"不通则痛"两方面。对于 OP 伴有的疼痛而言:首先,疼痛的性质多为持续性且痛处固定不移,符合血瘀致痛的特点。其次,OP 好发人群为老年男性及绝经后妇女,多因机体自身的功能衰退,其病理特点为多虚多瘀,易伴有气虚、血虚,气能行血,血能载气,气血亏虚日久易形成气滞血瘀之证。《素问·五脏生成论》云:"肝受血而能视,足受血而能步,掌受血而能握,指受血而能摄。"可见血虚使得筋骨失濡,则筋骨不坚,影响各关节的正常功能活动。血虚日久生瘀,瘀血阻络,气机不畅,新血生成受阻,筋脉、骨骼不荣,日渐痿软,筋骨不坚,最终形成"骨痿"。《素问·刺腰痛》"解脉令人腰痛如引带,常如折腰状,善恐……刺之血射以黑,见赤血而已……衡络之脉令人腰痛,不可以俯仰……恶血归之"也提出了"赤血""恶血"是导致骨质疏松症伴腰痛的主要病因,即瘀血阻络,经络不通,不通而痛。关于 OP 气滞血瘀证的治疗方面,《灵枢·本藏》云"是故血和则经脉流行,营复阴阳,筋骨劲强,关节清利矣",说明气血调和是骨代谢正常,筋强骨健,关节自利的重要前提。

三、骨痿治疗方法

(一)辨证治疗

王素美教授根据自己多年的临床经验,将骨痿归纳为以下三个基本证型:

1.脾肾阳虚证

脾肾阳虚,骨失温煦。证候:腰背冷痛,酸软乏力,甚则驼背弯腰,活动受限,畏寒喜暖,遇冷加重,尤以下肢为甚;或小便不利,小便频多;或大便久泄不止,五更泄泻;或浮肿,腰以下为甚,按之凹陷不起;舌淡或胖,苔白或滑,脉沉细弱或沉弦迟。脾肾阳虚型治则补益脾肾,强筋壮骨。

2.肝肾阴虚证

肝肾亏虚,阴精不足,骨骼失养,或外伤致血瘀脉络。证候:腰膝酸软无力,下肢抽筋,驼背弯腰;形体消瘦,眩晕耳鸣;或五心烦热,失眠多梦;舌红少津,少苔,脉沉细数。肝肾阴虚型治则滋补肝肾,填精壮骨。

3.肾虚血瘀证

肾阴阳两虚,血滞经络,骨骼失养。证候:腰背及周身疼痛,痛有定处,痛处拒按,筋肉挛缩,骨折,多有外伤或久病史;舌质紫暗,有瘀点或瘀斑,脉涩或弦。方选泰山四宝补肾饮加减,以健脾补肾、行气活血通络。

(二)中医特色疗法

1.外治法

(1)外用药:腰背部或其他疼痛部位给予外敷通络止痛药膏,可选用院内自制制剂泰山散瘀膏,视疼痛部位大小及疼痛程度,外敷 1～3 贴。

(2)中药外用熏洗:对于活动不利或酸痛不适的部位,给予中药外用熏洗,可选用防风、艾叶、透骨草、独活、伸筋草、川牛膝、白芷、苏木、红花、川芎等具有舒筋活络的中药水煎,外用熏洗,每日 2 次。

2.物理治疗

场效应、红外线、干扰电超声波、微波、按摩、中药热敷等,治疗部位以疼痛处为主。

3.其他

(1)营养疗法:预防骨质疏松症比治疗更有效,日常生活中必须考虑到各种营养素(钙、磷、蛋白质、脂肪、维生素 D 等),绝不能等到老年或绝经后再注意。

(2)运动疗法:五禽戏等运动。

四、护理调摄措施

(一)病情观察

医护人员应观察患者有无骨痛、腰痛,甚至骨折、肢体酸困、沉重、麻木或无力;或全身骨骼疼痛及肌肉抽痛等症状。注意观察疼痛的程度、性质、持续时间,情志、饮食、睡眠、四肢活动度、精神状态等相关因素。

(二)起居护理

患者应起居有常,顺应四时;睡眠充足,慎避外邪;居室安排恰当,通风整洁,温湿度适宜,光线适度;注意活动不可剧烈,避免摔倒等意外发生。护士应嘱患者规律起居,适当户外运动,勤晒太阳,避免劳累。

(三)饮食护理

《素问·阴阳应象大论》曰"肾生骨髓,髓生肝",肾主骨,可以通过补益肾气来治疗骨痿。对骨痿患者而言,食疗方简便易行,如核桃补肾粥,或将山楂、莲子、红枣、薏苡仁同煮成粥,或煲黑豆猪骨汤,食用后可活血通络,增补肾气。在膳食中增加各类维生素,尤其是维生素 D,可以帮助患者更好地

杏林笔录
XINGLINBILU
王素美学术思想及临证经验集

吸收钙质,如添加深海鱼类、适量的动物内脏、肉蛋类。多种水果中富含的维生素 C 也有助于钙质的吸收。但在进食蔬菜前需注意菜中蕴含的草酸可影响骨质对钙的吸收,热水中焯制可以减少草酸的浓度。

忌烟酒,禁止咖啡、浓茶、高盐和高脂食物等摄入;烟碱、酒精、咖啡因、腌制产生的亚硝酸盐等种种因素可导致骨质流失,甚至抑制成骨作用。食疗作为一种长期使用并简便易行的方式,可以多加采用,在补充摄入各类营养物质的同时增强锻炼,保证日晒,切实有效地预防骨痿。

(四)情志护理

护士在护理过程中应多给患者安慰和关怀,注意说话方式、语气,耐心向患者讲解骨质疏松症的知识,如发病因素、对机体的影响、治疗目的、现状、目前治疗中存在的问题、注意事项、预后、饮食、生活习惯等情况,做好思想疏导,使患者积极配合治疗,树立战胜疾病的信心。

(五)用药护理

护士给患者调药时要注意药物的使用方法,汤剂宜温服,观察并记录患者的用药量、用药时间、用药方式、用药后的效果及反应,合并用药时要注意前后时间间隔,以避免患者出现不良反应。预防骨痿除药物治疗外,同时要采用食疗、运动等方法,疗效更佳。

(六)适宜技术

此类患者可给予中药熏洗以温经通脉,活血止痛;灸法以温阳散寒;拔罐以活血化瘀,通络止痛;推拿按摩以疏通经络,行气活血;中药封包以活血化瘀,温经通络,祛风散寒等。中医适宜技术可促进血液循环,缓解疼痛,有利于关节功能恢复。在治疗过程中,注意观察患者的病情变化,及时询问患者有无不适,若有不适及时停止操作。

(七)健康教育

骨痿患者要定期测量骨密度;遵医嘱按时服药;戒烟、限酒,心境乐观、畅达,保持良好的情绪,养成良好的生活习惯;注意合理膳食,不偏食,日常多摄入一些牛奶,豆制品如豆腐,鸡蛋羹等富含钙质的食品;对于影响骨代谢,引起骨质疏松的药物,要严格按照医嘱服用,必要时请医生进行药物调整。骨质疏松老年患者较多,应每天进行户外活动,增加日晒,提高自身合成维生素 D 的能力,促进钙质吸收。运动时要注意安全,避免受到冲撞,防止跌倒;衣服不宜太长、太宽,鞋子要合脚,家中地毯不平整、低位电线、儿童玩具、地板打蜡等都是跌倒的因素,要注意预防。

案例 1

患者男,59 岁,2021 年 11 月 3 日就诊。患者主诉因血糖升高 11 年、腰骶部疼痛发凉 1 个月就诊。这名患者于 16 年前发现高血糖,经过如今一系列生理生化检查,确诊为 2 型糖尿病。患者依从性较差,平素未规律服药,于 2020 年 3 月在家测得空腹血糖 8.3～10.1 mmol/L,餐后 2 h 血糖 13.0～16.5 mmol/L,糖化血红蛋白 8.7%。经医生指导用药,目前口服盐酸二甲双胍片 0.5 g,每日 2 次;皮下注射门冬胰岛素 30,早 18 IU,晚 14 IU。首诊日空腹血糖 6.7 mmol/L,餐后 2 h 血糖 9.3 mmol/L,糖化血红蛋白 6.3%。患者有腰骶部疼痛发凉感长达 1 个多月,且疼痛部位固定,以活动后和夜间尤为明显,腰膝酸软,轻度体力劳动后疲劳乏力感明显,平时会突然发生下肢抽筋,肢体麻木刺痛,屈伸不利,夜间多尿,睡眠较差,纳食一般。视诊见患者舌质紫暗,苔白滑,脉沉涩。西医诊断:糖尿病性骨质疏松。中医诊断:消渴并骨痿,肾虚血瘀证,治以补肾益气,化瘀通络。处方:太子参 10 g,灵芝 10 g,黄芪 30 g,当归 10 g,赤芍 10 g,川芎 15 g,桃仁 10 g,红花 10 g,地龙 10 g,熟地黄 24 g,山茱萸 12 g,山药 12 g,茯苓 10 g,牡丹皮 10 g,泽泻 10 g,补骨脂 12 g,菟丝子 10 g。14 剂,水煎服,早晚饭后温服。嘱其规律起居,适当户外运动,勤晒太阳,避免劳累,不适随诊。

按语

患者糖尿病病程漫长,已经出现了骨骼方面的病变,表现为肢体方面的疼痛及其他不适感。核心病机为肾虚血瘀。肾为脏腑之主,肾阳为五脏阳气之本,肾阳虚则温煦功能减弱,易使机体津液停聚,血行不畅,化为痰饮、水湿及瘀血。王教授运用益肾回血汤,可起到活血化瘀、益肾强骨之效。此外,王教授还认为人身之气在于出入条达,在津液的代谢及血液的循环过程中,气的作用至关重要,气行则血行。故方中黄芪补气升阳,用以为君,佐以太子参、灵芝益气健脾,合方中桃仁、红花、赤芍、川芎、牡丹皮、地龙活血化瘀,通利血脉,使阳气在机体中的运行畅通无阻,熟地黄、山药、山茱萸、当归、补骨脂、菟丝子益肾养血、补肾强骨,补充五脏元阳,茯苓、泽泻利水渗湿,促进体内郁结之水液的运行而令阳气畅通。以上诸药联合使用,以扶助机体阳气为根,补肾为本,兼以活血通络,可达到标本兼顾的目的。

杏林笔录
XINGLINBILU
王素美学术思想及临证经验集

案例 2

患者男,64 岁,2021 年 11 月 14 日因"反复口干、多饮、多尿 7 年余,腰痛 5 个月"就诊。患者 7 年前开始出现口干、多饮、多尿等症,曾在外院明确诊断为 2 型糖尿病,规律服用米格列醇片 50 mg(每日 3 次)、格列齐特缓释片 60 mg(每日 2 次)降糖,自诉空腹血糖波动处于 7～8 mmol/L,餐后 2 h 血糖波动处于 8～10 mmol/L,血糖控制一般,5 个月前出现腰部疼痛,呈阵发性刺痛,以夜间明显,现来诊。刻下症:口干欲饮,腰部疼痛,呈阵发性刺痛,以夜间明显,心烦,头昏,乏力,耳鸣,视物稍模糊,纳一般,寐差,大便少干,每日一行,小便频,尿中有泡沫,每晚 2～3 次;舌淡暗,苔白,脉沉涩稍数。来院后进一步完善 CT 检查。诊断结论:腰椎骨质疏松表现。西医诊断:糖尿病性骨质疏松。中医诊断:消渴兼骨痿,证属肾虚血瘀,治宜温补肾阳、活血化瘀、通络止痛,方选泰山四宝补肾饮(处方:泰山参 10 g,灵芝 10 g,淫羊藿 15 g,枸杞 15 g,黄芪 20 g,骨碎补 15 g,杜仲 15 g,牛膝 10 g,山药 10 g,白术 10 g,丹参 15 g,三七 15 g,天花粉 15 g,竹叶 10 g,茯神 10 g,知母 6 g,黄柏 6 g,益智仁 6 g,甘草 6 g)加减。14 剂,每日 1 剂,水煎,早晚饭后温服。

二诊(2021 年 11 月 29 日):腰部疼痛较前缓解,口干欲饮,心烦,头昏较前缓解,乏力稍减轻,耳鸣,纳可,睡眠较前改善,舌脉基本同前,药效已显,原方天花粉加至 30 g 以加强滋阴润燥之功,另加磁石 10 g 聪耳明目,继服 14 剂,每日 1 剂,水煎,早晚饭后温服。

三诊(2021 年 12 月 15 日):腰部疼痛较前好转,无明显口干,饮水较前正常,心情畅快,头昏较前改善,乏力缓解,耳鸣较前好转,纳寐可,舌脉大体不变,近期血糖控制平稳,将二诊方中磁石加至 15 g,另加远志 12 g、天麻 10 g,继服 14 剂,服法同上。3 个月后随访,患者诉腰部症状较前改善明显,未复发,诊治效果满意,嘱患者定期复诊。

按语

患者病史较长,且临床症状相对复杂。患者口干欲饮,腰部疼痛,痛如针刺,以夜间明显,心烦、头昏、乏力、耳鸣,视物稍模糊,纳一般,寐差,舌淡暗,苔白,脉沉涩稍数,这些症状皆属于肾精不足、络脉瘀阻证,治以温补肾阳、活血化瘀、通络止痛为主,方选协定方壮骨方加减。初诊,重用淫羊藿、黄芪二者为君,以达温肾壮阳、助气、强筋骨之功;同时加以骨碎补、杜仲、牛膝,温补肾阳、强筋壮骨、通利关节、活血通络,枸杞养阴益肾,山药、白术、泰山参、灵芝健脾养胃、促进滋养后天之本,五味合为臣药;丹参、三七共奏活血通络止痛之效,甘草调和各药,同为佐使之药。天花粉滋阴润燥,改善口干症状；竹叶、知母、黄柏清热利尿、清心火，益智仁暖肾固精缩尿以解心烦、尿频之症；寐差则以茯神调心神助眠。二诊，加大天花粉用量，加强改善口干欲饮之症；为缓解耳鸣症状，予磁石聪耳明目。三诊，耳鸣症状好转，则继续加大磁石用量；仍有心烦，则予远志加强安神定志之效；为进一步改善头昏症状，加天麻止眩晕。整个治疗过程重在补肾填髓，肾精充足才能从本质上改善糖尿病性骨质疏松的症状。同时，应用活血化瘀药物即肾络通畅，气血运行无阻，则骨络荣，肾中精微物质得以充养骨骼，骨髓生化有源，骨坚固有力。诸药合用，补不留邪，散不伤正，标本兼治。

　　结合王教授对骨质疏松症的辨证分型，若患者辨证属肾阳虚证，在泰山四宝补肾饮基础上加巴戟天等温阳类药物。若患者辨证属脾肾阳虚证，在泰山四宝补肾饮基础上加桂枝、白术等。若患者辨证属肾虚血瘀证，在泰山四宝补肾饮基础上加白芍等。若患者辨证属脾胃虚弱证，在泰山四宝补肾饮生骨方基础上加白术、茯苓等。若患者辨证属血瘀气滞证，泰山四宝补肾饮加鸡血藤、防己等。若患者辨证属肝肾阴虚证，选用泰山四宝补肾饮，可加黄柏、知母；酸痛明显者，可加桑寄生等。用法：水煎内服，每日1剂，分早、晚两次温服。泰山四宝补肾饮具体方解：黄芪、太子参善入脾胃，为补气良药，气旺则血行顺畅；三七具有活血、化瘀、定痛之效；丹参活血、祛瘀、止痛，破宿血，善补新血；当归、川芎均能补血、活血，川芎能行血止痛；淫羊藿属小檗科，具有强筋健骨、祛风除湿、温补肾阳之效。淫羊藿总黄酮、淫羊藿苷及多糖为其内含有的3种重要成分。据报道证实，淫羊藿总黄酮在抗骨质疏松中起决定作用。并且，淫羊藿总黄酮能扩张机体外周血管，改善毛细血管微循环，增加骨组织中的血流量，延缓骨组织的衰老，从而防止骨质疏松症的发生。王婷等研究证实，其抗骨质疏松机制是通过淫羊藿内含有的黄酮类化合物抑制前体破骨细胞分化而达成的。同时，其主要成分在去势实验动物模型腰椎所有椎体中可促进骨质量和骨强度的显著提升，表现为原发性骨质疏松病理形态得到改善；延胡索被称为气中血药，具有镇痛作用，不仅能行血中之气滞，气中血滞，还能专治周身上下之诸痛；牛膝活血通经，引经下行，补益肝肾，强筋健骨，引火下行，善治肾虚腰痛膝痹等；骨碎补主破血补伤折，能活血续伤，补肾强骨；文献证实，骨碎补具有接骨、补肝肾等作用，常常被选为抗骨质疏松症的中药之一。方中狗脊具有强筋骨、补肝肾的功效，李天清等研究狗脊的相关文献证实，其提取物可以明显提高骨组织中的骨强度和骨质量，阻止骨小梁微损害进一步恶化，也是一味抗骨质疏松的良药。方中选用生甘草调和诸药,助参芪补气之功。诸药配合,共奏补气益精、通经养血的功效。

第十三节　郁　病

郁病是由于原本肝旺或体质素弱,复加情志所伤引起气机郁滞,肝失疏泄,脾失健运,心失所养,脏腑阴阳气血失调而成,以心情抑郁、情绪不宁、胸部满闷、胁肋胀痛,或易怒易哭,或咽中如有异物梗塞等症为主要临床表现的一类病证。

一、病因病机

《内经》中无郁证病名,但有关于五气之郁的论述。如《素问·六元正纪大论》载有"郁之甚者,治之奈何""木郁达之,火郁发之,土郁夺之,金郁泄之,水郁折之"。并且,还有较多关于情志致郁的论述。《金匮要略·妇人杂病脉证并治》记载了属于郁证的脏躁及梅核气,并观察到这两种病证多发生于女性,所提出的治疗方药沿用至今,如"妇人咽中如有炙脔,半夏厚朴汤主之""妇人脏躁,喜悲伤,欲哭,象如神灵所作,数欠伸,甘麦大枣汤主之"。《丹溪心法》从内伤情志致郁立论,创六郁之说,分气、血、湿、热、痰、食六类郁病,并指出:"气血冲和,万病不生,一有怫郁,诸病生焉,故人身诸病,多生于郁。"明代虞抟《医学正传》首先采用郁证这一病证名称,包含了西医学中的部分神经衰弱、癔病、抑郁症、焦虑症、更年期综合征及反应性精神病等疾病。《景岳全书·郁证》从概念上区分了外邪致郁与情志致郁的不同,提出"五气之郁,因病而郁;情志之郁,因郁而病",使情志致郁学说得到进一步发展,着重论述了怒郁、思郁、忧郁三种郁证的证治。

1.基本病机

肝失疏泄,脾失健运,心失所养及脏腑阴阳气血失调。

2.病位

病位主要在肝,但可涉及心、脾、肾。

3.病理基础

郁病以气机郁滞为病理基础。

4.病机转化

病变初起以肝气郁结为主,继之变生他郁,形成血瘀、化火、痰结、食滞等,诸郁可相因为病,或错杂互见,多属实证。病久由肝及脾,气血生化不足,或化火伤阴,肝肾阴虚,损伤脏腑,耗伤气血阴阳,由实转虚,形成心、脾、肝、肾亏虚的不同病变。

二、诊断

(一)疾病诊断

(1)郁病以忧郁不畅,情绪不宁,胸胁胀满疼痛为主要临床表现,或有易怒易哭,或有咽中如有炙脔,吞之不下,咯之不出的特殊症状。

(2)患者大多数有忧愁、焦虑、悲哀、恐惧、愤懑等情志内伤病史;并且,郁证病情的反复常与情志因素密切相关。

(3)郁病发于青中年女性,无其他病证的症状及体征。

(二)鉴别诊断

1.梅核气与虚火喉痹

虚火喉痹以青中年男性发病较多,多因感冒、长期烟酒及嗜食辛辣食物而引发,咽部除有异物感外,尚觉咽干、咽痒、灼热。

郁病中的梅核气多见于青中年女性,因情志抑郁而起病,自觉咽中有物梗塞,但无咽痛,咽中梗塞的感觉与情绪波动有关。

2.梅核气与噎膈

噎膈多见于中老年人,男性居多,梗塞的感觉主要在胸骨后的部位,吞咽困难的程度日渐加重,食管检查常有异常发现。

郁病中的梅核气因情志抑郁而起病,自觉咽中有物梗塞,做各种检查无异常发现。

3.脏躁与癫病

癫病多发于青壮年,男女发病率无显著差别,以精神失常为主要特征,病程迁延。

郁病中的脏躁一证,多发于青中年妇女,在精神因素的刺激下呈间歇性发作,在不发作时可如常人。

(三)治疗原则

基本治疗原则为理气开郁,既是郁病初起的主要治法,又是贯穿郁病治疗过程中的基本法则。

实证阶段可根据兼夹不同的病理因素,配以活血、降火、化痰、祛湿、消食等法。

虚证则宜配合养心安神、补益心脾或滋养肝肾。

精神治疗对郁病的治疗康复有重要意义。

（四）证候诊断

（1）肝气郁结证：精神抑郁，情绪不宁，胸部满闷，胁肋胀痛，痛无定处，脘闷嗳气，不思饮食，大便不调，苔薄腻，脉弦。

（2）气郁化火证：性情急躁易怒，胸胁胀满，口苦而干，或头痛、目赤、耳鸣，或嘈杂吞酸，大便秘结，舌质红，苔黄，脉弦数。

（3）痰气郁结证：咽中如有物梗塞，吞之不下，咯之不出，精神抑郁，胸部闷塞，胁肋胀满，苔白腻，脉弦滑。

（4）心脾两虚证：多思善疑，头晕神疲，心悸胆怯，失眠，健忘，纳差，面色不华，舌质淡，苔薄白，脉细。

（5）心肾阴虚证：情绪不宁，心悸健忘，失眠多梦，五心烦热，盗汗，口咽干燥，舌红少津，脉细数。

三、治疗方法

（一）辨证论治

1.肝气郁结证

证机概要：肝郁气滞，脾胃失和。

治法：疏肝解郁，理气和中。

方药：柴胡疏肝散（柴胡、香附、柴胡、川芎、陈皮、枳壳、芍药、甘草）加减。

2.气郁化火证

证机概要：肝郁化火，横逆犯胃。

治法：疏肝解郁，清肝泻火。

方药：丹栀逍遥散（栀子、丹皮、柴胡、薄荷、当归、白芍、白术、茯苓、甘草）加减。

3.痰气郁结证

证机概要：气郁痰凝，阻滞胸咽。

治法：行气开郁，化痰散结。

方药：半夏厚朴汤（半夏、茯苓、厚朴、紫苏、生姜）加减。

4.心脾两虚证

证机概要：脾虚血亏，心失所养。

治法：健脾养心，补益气血。

方药：归脾汤（人参、龙眼肉、黄芪、白术、当归、茯神、酸枣仁、远志、木香、炙甘草）加减。

5.心肾阴虚证

证机概要:阴精亏虚,阴不涵阳。

治法:滋阴养血,补心安神。

方药:天王补心丹合六味地黄丸(生地、天冬、麦冬、酸枣仁、柏子仁、当归、人参、五味子、茯苓、远志、玄参、丹参、朱砂、桔梗)加减。

（二）护理调护

（1）正确对待各种事物,避免忧思郁怒,防止情志内伤,是防治郁证的重要措施。

（2）医务人员深入了解病史,详细进行检查,用诚恳、关怀、同情、耐心的态度对待患者,取得患者的充分信任。

（3）应做好郁证患者精神治疗的工作,使患者能正确认识和对待疾病,增强治愈疾病的信心,并解除情志致病的原因,以促进郁证的完全治愈。

四、护理调摄措施

（一）病情观察

医护人员应评估患者生活自理的程度,睡眠、进食、排泄情况,注意观察精神状态,有无意识障碍,有无心情抑郁、情绪不宁等症状,有无人际交往能力,有无自杀、自伤情况,有无暴力行为发生,观察其心理、思维、行为活动变化等。

（二）起居护理

病区环境布置要雅静舒心,病室环境安静,空气新鲜,温湿度适宜,光线宜暗,避免强光、噪声的不良刺激,保证患者有足够的睡眠时间;嘱患者注意个人卫生,衣物及床铺柔软舒适。

（三）饮食护理

饮食以易消化而富含营养为宜。忌食烟、酒、葱、椒等刺激性食物,多食水果及绿色蔬菜。拒食者,应耐心劝说,保证患者摄入充足的营养和水分,不要强制进食。可辨证进食,对于脾虚血亏,心失所养证者,应加强饮食调补,经常吃红枣桂圆汤、百合莲子汤、桂圆参蜜膏。气郁痰凝,阻滞胸咽者,可食香橼醴、茯苓饼或萝卜丝饼,以助化痰理气。

（四）运动护理

家人多陪伴患者参加室外活动,积极参加体力劳动及体育活动,加强体育锻炼如打太极拳等,以增强体质。出院时帮助患者制订工作、生活作息计划,按时遵医嘱规范药物治疗,配合劳动锻炼,促进疾病康复。

（五）用药护理

中药汤药早晚温服,宜饭后1小时左右用药;督促患者按时按量服药,不可自行增减药物或停药;注意观察用药反应。

（六）情志护理

护士应注意陪护郁证患者,时刻关注患者,耐心细致地与患者沟通,了解患者思维问题,设法帮助患者解决问题,使患者情绪放松,减轻患者身心压力。应根据病情,帮助患者具体情况具体分析,认识自己的问题,劝说患者克服性格上的弱点,正确、冷静地对待客观事物和问题,消除其焦虑、烦闷、郁怒、紧张等不良情绪;正确认识疾病,树立战胜疾病的信心。鼓励患者积极参加外界社会活动,可由家属陪同参加,增强患者与外界接触的适应能力,培养多种业余爱好,陶冶情操,以促进患者早日康复。

（七）适宜技术

此病可行针刺疗法疏通经络,调整脏腑阴阳平衡;艾灸疗法温经通络;耳穴贴压法以镇静安神宁心;推拿按摩以疏通经络,行气活血;耳穴综合疗法、中药足浴以温经通脉,活血止痛;拔罐以活血化瘀,通络止痛;中药封包以活血化瘀,温经通络,祛风散寒等。治疗过程中,注意观察患者的病情变化,及时询问患者有无不适,若有不适及时停止操作。

（八）健康教育

医护人员应向患者介绍疾病的相关知识,让患者了解疾病发作的诱因,提前做好预防;指导患者掌握药物应用的不良反应和预防措施;帮助和鼓励患者坚持定时定量用药,定期门诊复查;鼓励患者积极参加家庭和社会活动,外出活动或参加社会活动时可由家属陪同,逐步锻炼自理能力和社会适应能力;帮助患者提高自己处理现实环境中发生的各种应激事件的应对技巧。正确对待各种事物,避免忧思郁虑,要做好患者疏导沟通工作,使患者心情舒畅、精神饱满,正确认识和对待疾病,增强治愈疾病的信心。

经典案例

案例 1

患者女,38岁,2020年8月10日初诊。患者因家庭琐事,长期情志不畅,近3个月余自觉精神抑郁,情绪不宁,胸部满闷,胁肋胀痛,痛无定处,脘闷嗳气,不思饮食,大便不调;舌质淡红,苔薄腻,脉弦。

证机概要:肝郁气滞,脾胃失和。

治法:疏肝解郁,理气和中。

处方:柴胡疏肝散(陈皮9 g,柴胡6 g,枳壳6 g,芍药6 g,炙甘草6 g,香附9 g,川芎9 g,旋覆花9 g,郁金6 g,青皮6 g,佛手9 g,陈皮9 g)加减。

7剂,水煎200 mL,早晚餐后温服。

二诊(2020年8月17日):患者服药后,上述抑郁症状好转,见脘腹痞胀,不思饮食,嗳气频作,胸脘不舒。

处方:上方中加鸡内金30 g、山楂20 g、神曲20 g、砂仁6 g、代赭石20 g、半夏9 g。

7剂,水煎200 mL,早晚餐后温服。

三诊(2023年8月24日):患者服药后,自诉胃脘胀闷明显好转,食欲大增,诸症好转。继服7剂。

按语

本例患者因长期情志不畅,肝气不舒,郁结于内,肝木承脾土,脾胃不和发为本病。治疗以柴胡疏肝散加减以疏肝解郁,理气和中。方中以柴胡疏肝解郁为君药。香附理气疏肝,助柴胡以解肝郁;川芎行气活血而止痛,共为臣药。陈皮、枳壳理气行滞;芍药、甘草养血柔肝,缓急止痛,又兼调诸药,为佐使药。诸药相合,共奏疏肝解郁,行气止痛之功。二诊患者因肝气犯胃,胃气上逆,嗳气频作,胸脘不舒,故加代赭石、半夏平肝和胃降逆;兼有食郁,脘腹痞胀,不思饮食,噫气食臭,故加鸡内金、山楂、神曲、砂仁等消食运脾。诸药合用,疏肝解郁,理气和中,三诊而愈。

◈ **案例2**

患者女,42岁,2021年6月6日初诊。患者自诉自小情志暴躁,急躁易怒,近半年来,症状较过去明显加重。现症:性情急躁易怒,胸胁胀满,口苦而干,头胀痛,目赤,耳鸣,饭后胃脘嘈杂吞酸,大便秘结,2～3日一解,质干,尿黄,舌质红,苔黄,脉弦数。

证机概要:肝郁化火,横逆犯胃。

治法:疏肝解郁,清肝泻火。

处方:丹栀逍遥散(丹皮10 g,栀子6 g,当归9 g,白芍9 g,柴胡6 g,茯苓10 g,甘草6 g,薄荷6 g,龙胆草10 g,黄连6 g,吴茱萸3 g,菊花10 g,钩藤10 g)加减。

7剂,水煎200 mL,早晚餐后温服。

杏林笔录 XINGLINBILU 王素美学术思想及临证经验集

二诊(2021 年 6 月 14 日):患者症状较前好转,口苦口干明显,性情急躁较前好转,胸胁胀满明显好转,头胀痛明显好转,无目赤,未再嘈杂吞酸,大便秘结,1~2 日一解,尿黄,舌质红,苔黄,脉弦数。

处方:上方减龙胆草、黄连、吴茱萸,加生地 10 g,麦冬 15 g。

继服 7 剂,水煎 200 mL,早晚餐后温服。

三诊(2021 年 6 月 12 日):患者诸症状大好,无口苦口干,情志舒畅,无胸胁胀满,无头胀痛,大便每日 1 行,尿清,舌质红,苔薄黄,脉弦。

患者病情好转,停用中药上方,改口服中成药丹栀逍遥散,病愈。

按语

患者长期性情急躁,气郁化火,一派气郁及肝胆火热征象,辨证属于肝郁化火,横逆犯胃,治以疏肝解郁,清肝泻火。方中山栀、丹皮清泻肝经实火;柴胡、薄荷舒肝以增强疏散条达之力,并具升阳散火之性;当归、白芍养血柔肝;白术、茯苓、甘草实土以御木侮。热势较甚,口苦,大便秘结者,可加龙胆草、大黄泻热通腑;肝火犯胃而见胁肋疼痛,口苦,嘈杂吞酸,嗳气,呕吐者,可加黄连、吴茱萸(即左金丸)清肝泻火,降逆止呕;肝火明显,头痛,目赤,面部烘热者,可酌配夏枯草、龙胆草、黄芩;肝火伤阴,口干明显者,加生地、麦冬;失眠者,加枣仁、夜交藤、合欢皮。

案例 3

患者女,54 岁,2021 年 7 月 15 日初诊。患者因婆媳关系不和,平时操劳,见精神抑郁,胸部闷塞,胁肋胀满,咽中如有物梗塞,吞之不下,咯之不出;苔白腻,脉弦滑。

证机概要:气郁痰凝,阻滞胸咽。

治法:行气开郁,化痰散结。

处方:半夏厚朴汤(半夏 9 g,厚朴 9 g,茯苓 10 g,紫苏 10 g,柴胡 6 g,炒白术 10 g,白芍 9 g,当归 9 g,紫菀 10 g,贝母 30 g,陈皮 9 g,生甘草 6 g)加减。

7 剂,水煎 200 mL,早晚餐后温服。

二诊(2021 年 7 月 23 日):患者症状好转,咽喉舒畅,精神较前放松,胸胁胀满好转,自觉五心烦热,夜眠差,入睡困难,烦躁,大便干,舌质红,苔黄腻。

处方:上方加枳壳 6 g、郁金 6 g、黄连 3 g、麦冬 9 g、玄参 9 g。

7 剂,水煎 200 mL,早晚餐后温服。

三诊(2021 年 8 月 1 日):患者症状较前明显好转,五心烦热好转,夜眠改善;大便调,舌质暗红,苔黄。

上方继服7剂。一周后随访,自诉诸症大好,未见明显不适。

按语

患者年过半百,平素操劳,脾胃虚弱,痰湿宿积,兼情志不畅,气滞交织痰凝,发为本病;治以行气开郁,化痰散结;方选《金匮要略》半夏厚朴汤加减。王素美教授指出,本证型患者可以酌加枳壳、桔梗、佛手等调畅气机;痰郁甚者,可加海蛤壳、贝母;痰郁化热,烦躁易怒,舌质红,苔黄腻,用黄连温胆汤加贝母、全瓜蒌、枳壳、郁金;病久伤阴者,加麦冬、玄参、沙参;病久入络而有瘀血征象,胸胁刺痛,舌质紫暗或有瘀点瘀斑,脉涩者,加郁金、丹参、当归、赤芍活血化瘀。

案例4

患者女,20岁,2021年7月20日初诊。患者长期学业压力较大,兼平时住校,饮食不规律,见心悸失眠,前来就诊。症见:头晕神疲,思虑过多,心悸胆怯,失眠,健忘,纳差,面色萎黄,舌质淡,苔薄白,脉细。

证机概要:脾虚血亏,心失所养。

治法:健脾养心,补益气血。

处方:归脾汤(炒白术10 g,茯神20 g,黄芪30 g,党参10 g,龙眼肉10 g,酸枣仁30 g,木香6 g,炙甘草6 g,当归9 g,远志9 g,生姜3片,大枣3枚)加减。

14剂,水煎200 mL,早晚餐后温服。

二诊(2021年8月6日):患者自诉诸症好转,头晕神疲明显缓解,思虑过多改善,心悸胆怯好转,失眠明显好转,记忆力好转,胃口较前好转,面色萎黄,舌质淡,苔薄白,脉细。

方药:炒白术10 g,茯神20 g,黄芪30 g,龙眼肉10 g,酸枣仁30 g,木香6 g,炙甘草6 g,当归9 g,远志9 g,生姜3片,大枣3枚。

14剂,水煎200 mL,早晚餐后温服。

三诊(2021年8月20日):患者自诉诸症明显好转,处方仍不变,上方继服14剂。开学后未再前来就诊,后随访回复诸症明显好转,学业亦较前有进步。

按语

本例患者因学习压力大,兼平时饮食不好,营养不足,思虑又伤脾,发为本病,多见于年轻女学生;治疗以健脾养心,补益气血为主;人参益气生血,养心补脾;龙眼肉补益心脾,养血安神,共为君药。黄芪、白术加强补脾益气之功;当归滋养营血,均为臣药。茯神、酸枣仁、远志宁心安神;木香理气醒脾,使补而不滞,滋而不腻,四药为佐药。炙甘草补气健脾,调和诸药,为使药。煎加姜、枣意在调和脾胃,以资气血生化之源。诸药合用,共奏益气补血,健脾养心之功。《济生方》指出归脾汤"治思虑过度,劳伤心脾,健忘怔忡"。本方的配伍特点:一是心脾同治,重在补益脾气,使脾旺则气血生化有源,脾健则血得统摄,使血有所归,故方名"归脾"。二是气血并补,方中虽有补血之品,但重在补气,益气生血,黄芪配当归,寓当归补血汤之意,使气旺则血自生,血足则心有所养。王素美教授指出,若患者气郁不伸,精神久郁,心胸闷塞,叹息频频,可加郁金、香附、佛手、枳壳;眠差、多梦易惊、心神不宁、心悸胆怯者,可加合欢皮、五味子、夜交藤等。

案例 5

患者男,68 岁,2022 年 3 月 20 日初诊。

患者自诉退休后自感失落,长期情绪不宁,后查心电图提示房性早搏。现症:情绪不宁,心悸,健忘,失眠,多梦,五心烦热,盗汗,口咽干燥,舌红少津,脉细数。

证机概要:阴精亏虚,阴不涵阳。

治法:滋阴养血,补心安神。

处方:天王补心丹合六味地黄丸(生地 15 g,玄参 15,丹参 20,茯苓 10 g,当归 9 g,柏子仁 15 g,酸枣仁 30 g,山药 15 g,丹皮 10 g,泽泻 15 g,山茱萸 10 g,黄连 3 g,桔梗 3 g,煅龙骨 30 g,浮小麦 30 g)加减。

7 剂,水煎 200 mL,早晚餐后温服。

二诊(2022 年 3 月 27 日):患者病情好转,心电图提示窦性心律。未再情绪不宁,无心悸,仍有健忘,记忆力减退,失眠好转,多梦改善,仍有五心烦热,盗汗改善,口咽干燥改善,舌红少津,脉细。

处方:上方继服。

7 剂,水煎 200 mL,早晚餐后温服。

三诊(2022 年 4 月 6 日):患者自诉病情大好,夜眠安,晨起晨练,纳眠可,仍有五心烦热,夜间明显。

处方:嘱上方继服 10 剂后,改长期口服六味地黄丸以滋补肝肾。

按语

本例患者年过半百,心肾阴虚,阴精亏虚,阴不涵阳;治以滋阴养血,补心安神,以天王补心丹合六味地黄丸为法。方中重用生地滋阴养血,为君。麦冬滋阴清热;酸枣仁、柏子仁养心安神;当归补血润燥,为臣。茯苓、远志养心安神;玄参滋阴降火;丹参清心活血,使之补而不滞,共为佐药。桔梗载药上行,使药力上入心经,为使药。诸药合用,共奏滋阴养血,补心安神之功。本证型多见于退休老年人,退休前工作操劳,耗伤心肾阴精,退休后再无工作逼迫,情志放松后诸症显现,治疗要以滋肾清心、养血安神为主。

第十四节　淋　证

淋证是指以小便频数短涩,淋沥刺痛,小腹拘急引痛为主症的病证。

一、病证历史沿革

淋之名称始见于《黄帝内经》,《素问·六元正纪大论》称此病为“淋”“淋闭”。其中“淋”为淋沥不尽,如雨淋而下;“闭”通假“秘”,为不通之意。此时已经明确认为淋证为小便淋沥不畅,甚或闭阻不通之病证。《素问·六元正纪大论》认为病因与“热”有关,“热至则……淋闭之病生也”。《素问·至真要大论》亦曰:“诸转反戾,水液浑浊,皆属于热。”

隋代《诸病源候论·淋病诸候》对本病的病机作了高度明确的概括:“诸淋者,由肾虚而膀胱热故也。”《中藏经》将淋证分为冷、热、气、劳、膏、砂、虚、实八种。《千金要方》与《外台秘要》均将淋分为石、气、膏、劳、热淋五种。《景岳全书·淋浊》提出,治疗时“凡热者宜清,涩者宜利,下陷者宜升提,虚者宜补,阳气不固者温补命门”。《金匮翼·诸淋》认为各种淋证可以互相转化或同时存在,“初则热淋,血淋,久则煎熬水液,稠浊如膏、如砂、如石也”;治疗上提出“散热利小便,只能治热淋、血淋而已,其膏石、砂淋,必须开郁行气,破血滋阴方可也”。

二、淋证与现代医学的关系

淋证包括西医学中的急慢性尿路感染、泌尿系结核、泌尿系结石、急慢性前列腺炎、前列腺增生、乳糜尿以及尿道综合征等。

三、病因病机

(一)病因

外感湿热、饮食不节、情志失调、劳伤体虚。

（二）病机

1.基本病理变化

湿热蕴结下焦,肾与膀胱气化不利。

2.病位

膀胱与肾、肝、脾相关,多以肾虚为本,膀胱湿热为标。

3.病理因素

病理因素主要为湿热之邪,但因湿热导致病理变化不同,累及脏腑器官有差异,临床有六淋之分:

（1）热淋:湿热客于下焦,膀胱气化不利,小便灼热刺痛,称为热淋。

（2）血淋:因火热（实火,虚火）灼伤络脉,迫血妄行,血溢脉外,尿中带血者称血淋。

（3）石淋:若湿热久蕴,煎熬尿液,日积月累,结成砂石,则发为石淋。

（4）膏淋:若湿热蕴结,膀胱气化不利,不能分清别浊,或肾元不固,肾失固摄,不能制约脂液,脂液随小便而出,则发为膏淋。

（5）气淋:肝气失于疏泄,气火郁于膀胱。

（6）劳淋:久淋不愈,湿热留恋膀胱,由肾及脾,脾肾受损,正虚邪弱。

4.病理性质

该证有实有虚,且多见虚实夹杂之证。

5.病理演变

初起多属实证。淋久湿热伤正,每致脾肾两虚,由实转虚。如邪气未尽,正气渐伤,或虚体受邪,则成虚实夹杂之证。

6.病机转化

病机转化表现在转归上,首先是虚实之间的转化,其次是某些淋证间的相互转换或同时并见。若病久不愈,或反复发作,不仅可转为劳淋,甚则转变成水肿、癃闭、关格等证。石淋因结石过大,阻塞水道,亦可成水肿、癃闭、关格。膏淋日久,精微外泄,可致消瘦乏力,气血大亏,终成虚劳。

四、诊断依据

（1）病证主症:小便频数,淋沥涩痛,小腹拘急,腰部酸痛。

（2）伴随症状:病久或反复发作后,常伴有低热、腰痛、小腹坠胀、疲劳等症状。

（3）病因:多见于已婚女性,每因疲劳、情志变化、房事不洁而诱发。

五、病证鉴别

（一）淋证与癃闭

二者都有小便量少、排尿困难之症，但淋证尿频而尿痛，且每日排尿总量多为正常；癃闭则无尿痛，每日排尿量少于正常，严重时甚至无尿。

（二）血淋与尿血

血淋与尿血都有小便出血，尿色红赤，甚至溺出纯血等症状。其鉴别的要点是有无尿痛。

六、证治分类

（一）热淋

主症：小便频数短涩，灼热刺痛，溺色黄赤，少腹拘急胀痛，或有寒热、口苦、呕恶，或有腰痛拒按，或有大便秘结，苔黄腻，脉滑数。

治法：清热利湿通淋。

代表方：八正散加减。有瞿麦、萹蓄、车前子、滑石、萆薢、大黄、黄柏、蒲公英、紫花地丁。

（二）石淋

主症：排尿涩痛，尿中夹砂石，或排尿时突然中断，尿道窘迫疼痛，少腹拘急，往往突发，一侧腰腹绞痛难忍，甚则牵及外阴，尿中带血，舌红，苔薄黄，脉弦或带数。

治法：清热利湿，排石通淋。

代表方：石韦散加减。常用药有瞿麦、萹蓄、通草、滑石、金钱草、海金砂、鸡内金、石韦、穿山甲、虎杖、王不留行、牛膝、青皮、乌药、沉香。

（三）血淋

主症：小便频急，热涩刺痛，尿色深红，或夹有血块，小腹胀满疼痛，舌尖红，苔黄，脉滑数。

治法：清热通淋，凉血止血。

代表方：小蓟饮子加减。常用药有小蓟、生地黄、白茅根、旱莲草、生草梢、山栀、滑石、当归、蒲黄、土大黄、三七、马鞭草。

（四）气淋

主症：郁怒之后，小便涩滞，淋沥不畅，少腹胀满疼痛，苔薄白，脉弦。

治法：理气疏导，通淋利尿。

杏林笔录
XINGLINBILU
王素美学术思想及临证经验集

代表方:沉香散加减。常用药有沉香、青皮、乌药、香附、石韦、滑石、冬葵子、车前子。

(五)膏淋

主症:小便混浊,乳白或如米泔水,上有浮油,置之沉淀,或伴有絮状凝块物,或混有血液、血块,尿道热涩疼痛,尿时阻塞不畅。口干,苔黄腻,舌质红,脉濡数。

治法:清热利湿,分清泄浊。

代表方:程氏萆薢分清饮加减。常用药有萆薢、石菖蒲、黄柏、车前子、飞廉、水蜈蚣、向日葵心、莲子心、连翘心、丹皮、灯心草。

(六)劳淋

主症:小便涩痛不甚,但淋沥不已,时作时止,遇劳即发,腰膝酸软,神疲乏力,舌质淡,脉细弱。

治法:补脾益肾。

代表方:无比山药丸加减。常用药有党参、黄芪、淮山药、莲子肉、茯苓、薏苡仁、泽泻、扁豆衣、山茱萸、菟丝子、芡实、金樱子、煅牡蛎。

七、预防调护

淋证应以预防为主,消除外邪入侵和湿热内生的易感因素。避免外邪入侵,如避免忍尿、纵欲过劳、外阴不洁等,注意妊娠及产后卫生,避免不必要的导尿及泌尿道器械操作。积极治疗消渴等,减少淋证发生机会。增强体质,防止情志内伤。淋证应多喝水;不可憋尿;饮食宜清淡,忌肥腻香燥,辛辣之品;患病期间禁房事;注意适当锻炼,有助于早日恢复健康;注意外阴部清洁。

经典案例

案例 1

患者男,31岁,2022年7月14日初诊。

患者从就诊前一日开始出现小便频数短涩,灼热刺痛,溺色黄赤,少腹拘急胀痛,口苦,呕恶,大便秘结,苔黄腻,脉滑数。

中医证候诊断:热淋。

辨证:湿热蕴结下焦,膀胱气化失司。

治法:清热利湿通淋。

处方:八正散[瞿麦 15 g,萹蓄 10 g,车前子 30 g(包煎),滑石 30 g(包煎),草薢 15 g,大黄 6 g,黄柏 9 g,蒲公英 10 g,紫花地丁 10 g]加减。

5 剂,水煎服,每日 1 剂,早晚分服。

二诊(2022 年 7 月 20 日):患者病情好转,小便无频数短涩,无灼热刺痛,溺色黄赤较前好转,无少腹拘急胀痛,无口苦,无呕恶,大便秘结较前好转,苔黄,脉滑。

处方:上方继服 3 剂,水煎服,每日 1 剂,早晚分服。

三诊(2022 年 7 月 23 日):患者痊愈,无小便症状,未处方。

按语

八正散出自《太平惠民和剂局方》,组成为车前子、瞿麦、萹蓄、滑石、山栀子仁、炙甘草、木通、大黄(面裹,煨,去面,切,焙),各 500 g,入灯心草。八正散有清热泻火、利水通淋之功,常用于湿热淋证。主治:湿热淋证,尿频尿急,溺时涩痛,淋沥不畅,尿色浑赤,甚则癃闭不通,小腹急满,口燥咽干,舌苔黄腻,脉滑数。王素美教授常用此方治疗热淋证,其中伴恶寒发热者合用小柴胡汤。热结腑实:症见大便秘结,甚则热结旁流,重用生大黄、枳实、芒硝等。热毒弥漫三焦:症见壮热口渴、面红目赤、便秘尿黄,用黄连解毒汤合五味消毒饮以清热泻火解毒。湿热伤阴:症见口干口渴,喜冷饮,加生地黄、白茅根之类。

案例 2

患者男,62 岁,2021 年 6 月 5 日初诊。

患者从昨日夜间突然出现一侧腰腹绞痛难忍;排尿涩痛,小便淋沥不畅,牵涉外阴,少腹拘急。尿中带血,舌质红,苔薄黄,脉弦。

中医证候诊断:石淋。

辨证:湿热蕴结下焦,尿液煎熬成石,膀胱气化不利。

治法:清热利湿,排石通淋。

处方:石韦散[石韦 15 g,冬葵子 10 g,瞿麦 15 g,滑石 30 g(包煎),车前子 30 g(包煎),草薢 15 g,小蓟 10 g,旱莲草 10 g,生地 10 g,王不留行 10 g,白芍 15 g,甘草 6 g]加减。

3 剂,水煎服,每日 1 剂,早晚分服。

二诊(2021 年 6 月 8 日):患者自诉服用第二剂后,小便排出砂石 2 粒,小便通畅,腰腹、外阴、少腹未再疼痛拘急。尿黄赤,舌质红,苔薄黄,脉弦。

处方:石韦散[瞿麦 15 g,萹蓄 10 g,滑石 30 g(包煎),车前子 30 g(包煎），旱莲草 10 g，生地 10 g，白芍 15 g，黄柏 9 g，紫花地丁 10 g，甘草 6 g]加减。

3 剂，水煎服，每日 1 剂，早晚分服。

3 日后未复诊，回访患者病情痊愈，小便正常，无不适。

按语

石韦散出自《鸡峰普济方》，别名石韦瞿麦散。原方如下：石韦 60 g（去毛），瞿麦 30 g 滑石 150 g，车前子 90 g，冬葵子 60 g，上五味，捣筛为散，清热利水通淋，治淋病、小便不利、溺时刺痛。王素美教授常用此方治疗石淋之证，其中腰腹绞痛者合芍药甘草汤缓急止痛。尿中带血可加小蓟、生地、藕节、旱莲草等凉血止血。瘀滞明显者加桃红、穿山甲、皂角刺、王不留行等活血散结。日久神疲乏力，面色少华，甚或少腹坠胀者为气虚，合补中益气汤。腰膝酸软，腰部隐痛，手足心热者为肾阴伤，加杜仲、续断、补骨脂、地黄、麦冬、鳖甲。肾阳虚者加巴戟天、肉苁蓉、肉桂以温肾化气。

案例 3

患者女，54 岁。2022 年 8 月 12 日初诊。

患者小便灼热刺痛 3 天余，尿色深红，小腹坠疼，心烦，口苦，舌尖红，苔黄，脉滑数。

中医证候诊断：血淋。

辨证：湿热下注膀胱，热甚灼络，迫血妄行。

治法：清热通淋，凉血止血。

处方：小蓟饮子[小蓟 10 g，藕节 10 g，蒲黄 10 g（包煎），小通草 6 g，滑石 30 g（包煎），生地 10 g，当归 9 g，甘草 6 g，炒栀子 6 g，淡竹叶 15 g]加减。

6 剂，水煎服，每日 1 剂，早晚分服。

二诊（2022 年 8 月 18 日）：患者症状明显好转，小便灼热感减轻，已无刺痛、尿黄，小腹偶有坠疼，心烦、口苦明显改善，舌尖红，苔黄，脉滑。

处方：上方减小蓟、藕节、蒲黄，加瞿麦 15 g、萹蓄 10 g、知母 6 g、黄柏 9 g。

6 剂，水煎服，每日 1 剂，早晚分服。

三诊（2022 年 8 月 24 日）：患者诸症痊愈，未再给处方。

按语

小蓟饮子功用为凉血止血，利水通淋；主治热结下焦之血淋，尿血。王素美教授用此方通治血淋之证，根据症状加减药味，其中血溢脉外，瘀血较重者加三七、牛膝、桃仁以活血（化瘀）止血；出血不止者加仙鹤草、琥珀粉等收敛止血;阴虚内热动血者加知柏地黄丸(加减)以滋阴清热,补虚止血;气不摄血之出血者换以归脾汤加仙鹤草、泽泻、滑石等益气养血通淋。

案例 4

患者女性,68 岁。2022 年 10 月 12 日初诊:患者长期小便涩滞,自觉排尿淋沥不畅,用力时少腹胀满隐痛,每于生气后加重,苔薄白,脉弦。

中医证候诊断:气淋。

辨证:气机郁结,膀胱气化不利。

治法:疏肝理气,利尿通淋。

处方:沉香散[沉香 6 g,青皮 6 g,乌药 6 g,香附 9 g,石韦 10 g,滑石 30 g(包煎),冬葵子 10 g,车前子 30 g(包煎),川楝子 15 g,小茴香 10 g,广郁金 9 g,甘草 6 g]加减。

6 剂,水煎服,每日 1 剂,早晚分服。

二诊(2022 年 10 月 18 日):患者症状明显好转,小便涩滞感改善,排尿通畅,少腹胀满隐痛明显缓解,苔薄白,脉弦。

处方:上方减青皮、冬葵子,滑石改 15 g,继服 6 剂。

水煎服,每日 1 剂,早晚分服。

三诊(2022 年 10 月 24 日):患者小便症状明显好转,自诉痊愈,无明显不适。

处方:嘱自购逍遥丸服用,保持情志舒畅,注意个人卫生。

按语

王素美教授以沉香散加减治疗气淋,方中常以沉香、青皮、乌药、香附疏肝理气;石韦、滑石、冬葵子、车前子利水通淋;少腹胀满,上及于胁者,加川楝子、小茴香、广郁金疏肝理气;兼有瘀滞者加红花、赤芍、益母草活血化瘀利水。常取得良好疗效。

案例 5

患者男,72 岁,2022 年 2 月 3 日初诊:患者近半月来小便浑浊,乳白色,上有浮油,尿时阻塞不畅,口干、口苦,舌质红,苔黄腻,脉濡数。

中医证候诊断:膏淋。

辨证:湿热下注,阻滞络脉,脂汁外溢。

治法:清利湿热,分清泌浊。

处方:程氏萆薢分清饮[萆薢 15 g,益智仁 15 g,石菖蒲 15 g,乌药 6 g,茯苓 15 g,甘草梢 9 g,黄柏 6 g,车前子 30 g(包煎),莲子心 6 g,丹皮 10 g]加减。

6剂,水煎服,每日1剂,早晚分服。

二诊(2022年2月9日):患者症状明显好转,小便排尿通畅,小便症状好转,形体消瘦,腰膝酸软,舌淡红,苔薄黄,脉濡。

处方:上方加炒山药15 g、芡实10 g、党参10 g。

6剂,水煎服,每日1剂,早晚分服。

三诊(2022年2月15日):患者小便症状明显好转,无明显不适。

处方:上方继服。

6剂,水煎服,每日1剂,早晚分服。

按语

膏淋病久不已,反复发作,淋出如脂,涩痛不甚,形体日渐消瘦,头昏无力,腰膝酸软,舌淡,苔腻,脉细无力,为脾肾两虚,气不固摄。宜补脾益肾固涩,用膏淋汤(生山药、生芡实、生龙骨、生牡蛎、大生地、潞党参、生杭芍)。上例患者二诊时湿热症状好转,虚证显现,因此二诊时合炒山药、芡实、党参;三诊时患者症状好转,无明显其余不适,守方继服。王素美教授指出:脾虚中气不足者用补中益气汤,偏于肾阴虚者用七味都气丸,偏于肾阳虚者用金匮肾气丸。

参考文献

[1]孙广仁.中医基础理论[M].北京:中国中医药出版社,2017.

[2]迟家敏.实用糖尿病学[M].北京:人民卫生出版社,2005.

[3]仝小林.糖络杂病论[M].北京:科学出版社,2010.

[4]仝小林.名老中医糖尿病辨治枢要[M].北京:北京科学技术出版社,2017.

[5]庞国明.糖尿病诊疗全书[M].北京:中国中医药出版社,2016.

[6]姜建国.中医经典选读[M].北京:人民卫生出版社,2005.

[7]巢原方.诸病源候论[M].北京:中国医药科技出版社,2011.

[8]焦树德.用药心得十讲[M].北京:人民卫生出版社,2015.

[9]秦伯未.中医临证备要[M].北京:人民卫生出版社,2014.

[10]田代华.黄帝内经素问[M].北京:人民卫生出版社,2005.

[11]施今墨.施今墨对药[M].北京:人民军医出版社,2005.

[12]焦树德.方剂心得十讲[M].北京:人民卫生出版社,2018.

[13]马远征,王以朋,刘强,等.中国老年骨质疏松诊疗指南(2018)[J].中国老年学杂志,2019,39(11):2557-2575.

[14]代谢综合征病证结合诊疗指南[J].世界中医药,2023,18(22):3157-3166.

[15]肖承悰.国际中医临床实践指南 更年期综合征(2020-10-11)[J].世界中医药,2021,16(2):190-192.

[16]孙秋华.中医护理学[M].北京:人民卫生出版社,2017.